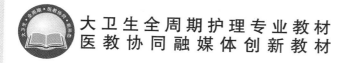

大卫生全周期护理专业教材
医教协同融媒体创新教材

护理管理学

（第3版）

主编◎张红梅　赵美玉

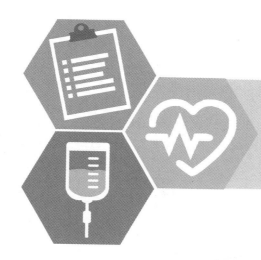

U0340549

郑州大学出版社

图书在版编目(CIP)数据

护理管理学 / 张红梅,赵美玉主编. -- 3 版. -- 郑州:郑州大学出版社,2024. 3

大卫生全周期护理专业教材

ISBN 978-7-5773-0183-9

Ⅰ. ①护… Ⅱ. ①张…②赵… Ⅲ. ①护理学 - 管理学 - 教材 Ⅳ. ①R47

中国国家版本馆 CIP 数据核字(2024)第 035182 号

护理管理学

HULI GUANLIXUE

策划编辑	李龙传 薛 晗		封面设计	苏永生
责任编辑	董 珊		版式设计	苏永生
责任校对	薛 晗 张馨文		责任监制	李瑞卿

出版发行	郑州大学出版社		地 址	郑州市大学路 40 号(450052)
出 版 人	孙保营		网 址	http://www.zzup.cn
经 销	全国新华书店		发行电话	0371-66966070
印 刷	河南大美印刷有限公司			
开 本	850 mm×1 168 mm 1 / 16			
印 张	15		字 数	416 千字
版 次	2017 年 10 月第 1 版		印 次	2024 年 3 月第 6 次印刷
	2024 年 3 月第 3 版			
书 号	ISBN 978-7-5773-0183-9		定 价	39.00 元

本书如有印装质量问题,请与本社联系调换。

作者名单

主　编　张红梅　赵美玉

副主编　寇　洁　刘纬华　王淑粉

编　者　(以姓氏笔画为序)

王淑粉(河南省人民医院)

毋婧茹(河南理工大学)

邢丽媛(河南省人民医院)

刘纬华(河南省人民医院)

李　柳(河南省人民医院)

李　慧(郑州卫生健康职业学院)

李玉芹(河南省人民医院)

张　裴(商丘工学院)

张红梅(河南省人民医院)

卓莉俊(嘉应学院)

赵美玉(广州松田职业学院)

秦鸿利(河南省人民医院)

寇　洁(河南省人民医院)

景孟娟(河南省人民医院)

前　言

护理管理学是根据护理工作的特点,运用管理学的理论和方法形成的实践性较强的学科,旨在提高护理工作效率,以满足人民群众日益增长的健康需求和经济社会发展对护理事业提出的新要求。随着我国医疗卫生服务体制改革以及现代管理科学技术更新,亟需专业化、高素质的护理管理人才。为此,我们编写了本教材,供全国高职高专院校护理学专业学生使用,也可作为临床护理人员继续教育的教材和护理管理工作者的专业参考书。

本教材共分为十二章。第一章为管理学导论,主要介绍管理、管理学和护理管理学基本概念、基本理论等内容,以此奠定学习该课程的理论基础。第二章至第九章,主要围绕管理的职能,包含计划、组织、领导、控制、创新,介绍了相关理论和技能,以及在护理管理实践中的应用。第十章和第十一章介绍了信息化技术在护理管理实践中的应用及护理管理与医疗卫生法律法规。第十二章则结合我国护理管理面临的挑战,介绍护理管理实践的改革变化和发展趋势,以促使学习者不断学习及创新,培养具有前瞻性的护理管理人才。

本教材内容涵盖了管理学和护理管理学基本理论、知识及技能,简要介绍了护理管理领域的热点问题,深入融合管理学与护理专业实践,不断开阔学习者的视野和思路。在章节结构方面,开篇以案例导入,提出问题,引导学习者带着问题进行理论学习;每章绘制思维导图,帮助学习者构建系统的知识体系。在章节内容方面,增加思政元素,体现课程建设新要求,以更好地培养学习者的职业素养及高尚情操。同时,根据知识点设计思一思、练一练、记一记等,在课后设置简答题和选择题,旨在巩固专业知识和技能,提高学习者分析和解决问题的能力。

本教材在编写过程中参考、借鉴了有关著作和文献资料,在此谨向所有作者致以诚挚的谢意!同时也衷心地感谢各位编委所在单位给予的大力支持和帮助!由于编者水平有限加之时间紧张,疏漏之处,恳请读者批评指正!

编　者

2023 年 10 月

目 录

第一章 管理学导论

学习目标

1. **掌握**：管理、护理管理学相关概念，管理的内容，护理管理学的特点。
2. **熟悉**：管理的基本特征、基本原理、基本原则。
3. **了解**：主要管理理论。
4. **应用**：能够根据管理职能，结合临床实际，对护理管理者的工作进行评价和分析。能够结合临床实际工作，分析影响护理管理发展的因素。
5. **素养**：具有主动提升身体素质、政治素质、知识素质、能力素质和心理素质的管理意识。

案例思考

某民营二甲医院，由于经营管理不善，临床一线医护人员流失严重，医患和护患纠纷不断，医疗质量中存在较多的安全隐患，医生、护理人员每个月仅能拿到基本工资，医院濒临破产与倒闭。对此，当地政府在给予撤销"二甲医院"等级的同时，令其停业整顿，并制定了以下整顿措施：重新任命医院领导班子成员；对医院现有资产清查并合理配置；奖惩分明，创造良好的人文环境，重视调动医务人员的积极性、主动性和创造性；设置新的机构和岗位，明确部门职责，根据职责授予权限；将符合工作要求的人员配备到有关岗位上；明确成员间的分工协作关系，并配置所需要的其他资源；集权与分权相适应；明确等级制度；维持良好的工作秩序；公平公正的领导方法；人员任用稳定；对医务人员定期培训，鼓励医务人员勇于创新；增强团体合作和协作精神；根据医院内、外环境的变化，适时变革。

经过整顿，1 年后，该医院走上了良性发展的轨道。针对此案例，请思考：

1. 该医院在整顿过程中，重点强化了管理的哪一项职能？

思路提示：组织职能。

2. 该医院在整顿过程中，践行了哪几种管理原理？

思路提示：系统原理、人本原理、动态原理等。

3. 该医院的整顿过程集中体现了哪几种管理理论思想内涵？

思路提示：泰勒的科学管理理论和法约尔的管理过程理论；团队管理理论、企业再造理论、企业能力理论。

第一节 概　述

　　管理作为人类活动中最基本、最重要的活动之一,其历史作用已得到社会的公认和人们的重视,且随着人类社会的发展而发展。特别是在当今社会经济和科学技术高速发展的时代,人们更是把管理、科学、技术誉为现代文明的三鼎足,广泛应用于不同的行业和领域。护理管理学作为管理学的分支学科,是管理学在护理管理过程中的具体应用。因此,各级各类医院的护理管理工作者,也必须通过学习管理的涵义、内容、方法,并结合护理管理的特点加以研究,掌握护理管理的科学规律,且不断地总结前人的管理经验,在管理学原理和原则指导下,对医院的护理工作实施有效管理,才能不断地提高自己的管理能力和水平,做好护理管理工作。

一、管理和管理学的概念

(一)管理

　　管理是人类组织社会活动的最基本手段之一。人类的过去、现在和未来的生存与发展,均需要进行分工和协作,共同劳动(活动)。因此,管理作为一种社会活动,也将普遍存在于各个领域的各项活动之中。

　　关于管理的概念,由于研究者的文化背景和管理实践不同,研究管理问题的立场、角度、方法等不尽相同。因此,在不同的社会发展时期以及不同的学术流派,其对管理的表述各不相同。

　　1. 不同的管理学派对管理的表述　①管理职能学派认为:管理就是计划、组织、人员配备、指导、领导以及控制。②管理决策学派认为:管理就是决策,管理就是领导。③行为科学学派认为:管理是由一人或多人协调他人的活动,以便收到个人单个活动不能收到的效果。④现代管理学派认为:管理是创造和保持一种环境,在这个环境中使人们共同为达到一个群体目标而有效地工作等。除上述不同管理学派对管理的概念解释各异外,一些管理学家还从不同的角度对管理的概念进行了不同的概括。

　　2. 从不同角度对管理概念的概括　①功效角度:管理是通过一系列有效活动,提高系统功效的过程。②资源利用角度:管理是有效分配和利用组织中的人力、财力、物力、时间、信息资源等,以达到组织目标的过程。

　　目前,国内外管理界比较公认的观点是:管理是管理者与被管理者共同实现组织目标的活动过程,是一切有组织的活动必不可少的要素。

　　管理的概念包括以下几个基本点:①管理的宗旨是实现组织目标。②管理的核心是计划、组织、领导、控制和创新五大职能的实现。③管理的基础是对人、财、物、信息、时间和空间各种资源的合理使用与分配。④管理的作用是同样的投入获得最大的社会效益和经济效益。⑤管理的重点是明确目标和正确决策。所以,管理是一门科学,其应用又是一种艺术;既具有自然属性,又具有社会属性;既具有普遍性与目的性,又具有一致性。

(二)管理学

　　管理学是一门系统研究管理过程的普遍规律、基本原理和一般方法的科学,是自然科学和社会科学相互交叉形成的一门综合性的学科。管理学学科内涵,由经济学、数学、心理学、工程技术学、行为科学等学科,以及运筹学、系统论、信息论、控制论、电子计算机等构成。因此,也是一门实用性较强的学科,具有广泛性、综合性、实践性的特点,适用于不同行业的各个研究领域。故有关学者认为,如果经济学是解释问题,那么管理学就是解决问题。

二、管理的内容与特点

> 记一记
> 1. 管理学的概念。
> 2. 管理的内容。
> 3. 管理的特点。

(一)管理的内容

管理的内容也称为管理的对象、管理的要素。具体而言,管理的内容是指管理者实施管理活动的对象,包括人、财、物、信息、时间、空间等一切资源,其中最重要的是人力资源。

1. 人力资源　人是任何组织活动中最具有活性、最重要的资源,也是可以重复利用的资源。人是社会系统中最基层的子系统,对人的管理是所有管理的核心。高效的管理不仅强调以人为本,把握好识人(招聘、考核、选拔等)、用人(配备、潜能、机制)、育人(培养、教育)、发展人的各个环节,使人尽其才、才尽其用、用人所长,更重要的是通过有效的人力资源的开发和人员职业生涯规划达到提高人力资本价值的目的。

2. 财力资源　财力资源是指组织对所拥有和支配的物质资源的价值体现。对财力资源的管理应该遵循经济规律,合理使用资金,实施有效管理,做到财尽其力、以财生财,用有效的财力资源为组织创造更大的社会效益和经济效益,保证管理计划的完成。

3. 物力资源　物力资源是指对设备、材料、仪器、能源以及物资的管理,合理配置物力、开源节流、物尽其用、避免浪费,以提高其利用率。

4. 信息资源　信息资源是指具有价值的新内容、新知识的消息。在整个管理过程中,信息是不可缺少的要素。保障信息及时、准确,同时在组织内广泛地收集信息、精确地加工信息和提取信息、快速地传递和处理信息,有效地利用信息,充分地实现信息共享以适应信息社会化的发展需要。管理者保持对信息的敏感性和具有对信息迅速做出反应的能力,是提高管理效能的重要部分。

5. 时间资源　时间资源是物质存在的一种客观形式。时间被视为一种特殊的有价值的资源,其价值分别被誉为生命、效率、金钱、财富等。高效能的管理应该考虑如何在尽可能短的时间内做更多的事情,充分利用时间,创造更多的财富。

6. 空间资源　空间资源主要包括高度资源、环境资源和物质资源。研究和开发空间资源,是为了更好地利用空间资源弥补地球资源不足的缺陷、优化资源配置、提高资源的综合利用水平,以拓展人类生存的空间与发展空间。因此,管理者要重视空间资源的研究对象、范围、内容等,进一步加强人类对空间资源的利用。

(二)管理的特点

1. 实践性　管理学所具有的实践性特点,是因为管理学的理论直接来源于管理的实践活动,并且直接为管理实践活动提供指导。管理学是通过对众多的管理实践活动进行深入的分析、总结,并在此基础上形成理论的学科。

2. 综合性　人类所进行的所有的管理活动,除了生产力、生产关系、上层建筑等是主要的影响因素外,还要受到自然、心理甚至感情等因素的影响。因此,要做好管理工作,提高管理的效率,管理者必须对组织的内外环境进行评估、分析,综合考虑组织内外存在的各种影响因素,掌握多学科知识,并综合运用现代自然科学、社会科学的理论和方法,对社会发展给管理活动带来的各种复杂性难题进行分析与解决。

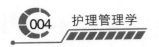

3. 社会性　从管理的内容而言,人无论作为管理的主体,还是管理的客体,均是社会群体的组成部分。组织是社会系统的子系统,组织中人际关系与管理活动有效性的关系是管理学研究的重点内容,这就决定了管理学必然带有很强的社会性。

三、管理的基本原理与原则

管理的基本原理是对管理工作的本质及其基本规律的科学分析与概括。现代管理的基本原理有许多种,主要包括系统原理、人本原理、动态原理、效益原理等。

原则是根据对客观事物的基本原理的认识,要求人们共同遵循的行为规范。管理原则是根据对管理原理的认识和理解而引申出的在管理活动中所必须遵循的行为规范。主要有:整分合原则、相对封闭原则、能级原则、动力原则、弹性原则、行为原则、反馈原则、价值原则等。

(一)系统原理及相对应的管理原则和应用

1. 系统原理　系统原理是重要的、基本的管理科学原理和指导思想。系统原理是运用系统论的基本思想和方法指导管理实践活动,解决和处理管理过程中的实际问题。

(1)概念:系统是指由存在于环境中若干相互联系、相互作用的要素构成的,具有特定功能的有机整体。系统是一个相对概念,许多系统可以组成一个大系统。相对独立的系统均有自己的构成要素,一个系统又可以有许多子系统,每个子系统也有自己特有的要素,而要素则是系统进行管理的基础。例如医院就是一个有特定功能的系统,医院内护理系统是其中的一个子系统,护理系统内的各子系统同样也相互联系、相互制约,是一切组织活动的开始;而医院又是卫生系统中的一个分系统。

(2)系统的基本属性:系统可以从不同角度和层次理解,其种类繁多、形式多样,但均具有 5 种基本属性,即整体性、相关性、动态性、目的性和层次性。

1)整体性:是指系统将各要素按一定的方式有机组织起来,各要素间、整体和环境间的相互作用、相互融合、协调一致,从而构成系统的整体功能。系统整体的功能大于各要素功能的总和。但系统的整体功能是建立在各要素功能基础之上的,只有提高各要素的功能,充分发挥其作用才能增强系统的整体功能。

2)相关性:系统的各要素间既相互独立,又相互关联,其中任何要素的性质或功能发生变化均会影响其他各要素的性质或功能,甚至引起系统整体性质或功能的改变。因此,管理者必须学会整体地看待各系统间的关系。

3)动态性:系统的任何要素发生变化都会影响系统的其他要素,系统同时与所处环境相互作用、相互影响。因此,系统随时间的变化而变化,系统的运动、发展与变化过程是动态性的具体体现。系统通过内部各要素的相互作用,不断地调整其内部结构,以达到最佳功能状态,同时又与环境进行物质、能量和信息的交换,维持自身的生存与良性发展。

4)目的性:系统的目的就是维持系统内部的平衡和稳定。系统通过与环境相互作用及系统内各要素间的相互作用与协调,不断进行调整,以适应环境及环境的变化。因此,无论是打破旧系统,还是建立新系统均非易事。每个系统均具有明确的目的,系统根据目的和功能设立各要素并建立各要素之间的关系。

5)层次性:绝对独立的系统是不存在的。对于某系统来说,它既是由一些要素(又称子系统)组成,又是一个更大系统的要素。这样不同系统就构成了层次性。系统的层次间存在着支配与服从的关系,系统的高一级层次往往起主导作用,低一级层次则是基础结构。

2. 系统原理相对应的管理原则

（1）整分合原则：是对某项管理工作进行整体把握、科学分解、组织综合。管理者的责任在于从整体要求出发，制定系统的目标，进行科学的分解，明确各子系统的目标，按照规范检查执行情况，处理例外和考虑发展措施。因此，分解是关键，分解正确，分工才合理，规范才明确、科学。

（2）相对封闭原则：对于一个系统内部，管理的各个环节必须首尾相接，形成回路，使各个环节的功能作用都能充分发挥；对于系统外部，任何系统必须具有开放性，与相关系统有输入输出关系。既然管理在系统内部是封闭的，管理过程中的机构、制度和人也应该是封闭的，如管理中的人要一级管一级，一级对一级负责，形成回路才能发挥各级的作用。

3. 系统原理在护理管理工作中的应用　从整体出发，制定护理管理系统的目的和战略措施；通过科学的分解，明确各科室和各部门的目标，进而在合理分工的基础上进行总体综合，从而保证护理管理目标的顺利实现。这是系统原理对管理活动的基本要求。在护理管理活动中，坚持系统原理要做到以下几个方面。

（1）拥有全局观念：拥有全局观念是充分发挥护理管理系统整体功能、实现整体效应的前提条件。这就要求护理管理工作者在烦琐、复杂的护理实际工作中，不能孤立地看待护理工作中出现的问题，必须把握整体和全局，用系统分析的方法，分析判断实际问题。要正确处理护理系统内部和外部、局部与全局、眼前与长远利益的关系。这也是衡量护理管理者能否做好管理工作的基本标志之一。

（2）关注护理系统结构的状况：系统的结构在护理管理系统的整体性能发挥中起着重要的作用。护理管理工作必须根据面临的不同环境、不同任务、不同内部条件，适时、适当地进行结构的调整，这是保证护理管理系统整体性能优化的重要条件之一，也对护理管理系统更加科学合理地运用所需各种要素和资源起到良好的指导作用。护理管理必须在整体规划下有明确的分工，又在分工的基础上有效地合作。

（3）处理好管理宽度和管理层次之间的关系：由于管理者本身能力以及权限范围的限制，当护理管理者直接领导的下属人员超过一定数量时，就不能对其有效管理。所以必须划分管理层次，逐级进行管理。护理管理需要合理、适度的管理层次和宽度。

（二）人本原理及相对应的管理原则和应用

1. 人本原理的含义　人是具有多种需要的复杂的"社会人"。"人本"就是"以人为本"，人本原理就是以人为本的原理，把人的因素放在第一位，重视发挥人的作用，重视如何处理人与人的关系，即一切管理均应以调动人的积极性、做好人的工作为根本。

现代管理学认为，在管理和系统的诸多要素中，人是最主要的要素，也是生产力发展最活跃的因素，管理要以人为主体。人是具有多种需要的复杂的"社会人"，只有充分调动人的积极性、主动性、创造性，才能充分发挥其他管理要素的作用，达到管理的目标。

2. 人本原理相对应的管理原则

（1）能级原则：能级原则强调按一定标准、一定规范、一定秩序将管理中的组织和个人进行分级管理。管理能级不以人们的意志为转移，是客观存在的。管理的任务是建立一个合理的能级，使管理内容能够处于相应的能级中。但遵循能级原则运用人本原理进行管理时，应注意：①管理能级必须具有分层、稳定的组织形态。管理层次既不能随便划分，各层次也不可随便组合。②不同能级应该表现出不同的权利、物质利益和精神荣誉。权利、物质利益和精神荣誉只有与能级对应，才符合封闭原则。有效的管理必须对应合理的能级给予相当的待遇。③各类能级必须动态地对应，相应人才处于相应能级的岗位上，管理系统才处于高效运转的稳定状态。

（2）动力原则：管理活动必须有强大的动力，管理动力是管理的能源。常见的管理中的动力有3种，即物质动力、精神动力、信息动力。其中：①物质动力是通过一定的物质手段，推动管理活动向特定方向运动的力量。②精神动力是在长期管理活动中培育形成，大多数人认同和恪守的理想、奋斗目标、价值观念和道德规范、行为准则等，对个体行为推动和约束的力量。③信息动力：信息作为一种动力，是组织经营中关键性资源，是推动组织发展的动力。上述3种动力同时存在于所有的管理系统之中，应注意综合、协调运用。

（3）行为原则：指管理者要掌握和熟悉被管理对象的行为规律，继而进行有效的管理。深入认识和掌握人的行为规律，必须注意两个方面。①激发人的合理需要和积极健康的行为动机，及时了解并满足人们的合理需要，充分调动人的积极性。②注意不同个体的个性倾向和特征，积极创造良好的工作和生活环境，以利于人们良好个性的形成和发展。同时用人之所长，避人之所短，科学地使用人才、激励人才、培育人才，形成群体的优化组合，从而提高管理效果。

3. 人本原理在护理管理中的应用　管理中应遵循"人本"原理，反对和防止在管理中见物不见人、见钱不见人、重技术不重视人、靠权力不靠人等错误的认识及做法。事实证明，人的主观能动性发挥的程度与管理效应成正比。护理管理也是如此，首先要实行民主管理，在拟订护理管理计划时，要多方面地听取意见，使各级护理管理人员树立主人翁的思想意识，加强贯彻执行计划的责任心和自觉性及积极性。

同时，由于护理工作的科学性和工作环境的特殊性，以及护理行为和手段所具有的艺术性、服务对象及服务范围的广泛性、护理形式和技术的科学性，越来越需要激发护理人员的潜力，强调人的主动性、创造性和自觉性，这是现代管理发展趋势的要求及做好护理工作的需要。因此，作为一个优秀的管理者必须充分掌握和善于运用"人本"原理来指导管理的实践活动，并切实注意以下几个方面的问题。

（1）在护理管理中，要及时地制定和引入激励机制，建立以人为本的绩效考评制度。并注意给予护理人员精神鼓励和物质鼓励，重视激励护理人员的积极性和主动性。

（2）重视护理人才的培训与合理使用。

（3）重视护理人员的在职教育与培训。

（4）同时还要重视授权，使护理人员充分发挥其聪明才智，重视护理人员的积极参与和民主管理，继而调动其工作积极性和主动性，激发工作热情。

（三）动态原理及相对应的管理原则和应用

1. 动态原理的含义　由于管理本身是一个过程（即计划、组织、领导、控制、创新），同时管理的主体、管理的对象、管理的手段、组织目标均处于动态变化之中，管理的动态原理成为基本的管理原理。动态原理就是必须注意现代科学管理的动态特性，遵循在动态中做好管理工作的规律。注意把握管理对象的运动、变化情况，不断调节各个环节，以实现整体目标。动态原理要求管理者应学会适应，不断地更新观念，避免僵化的、一成不变的思想和方法，不能仅凭经验和主观想法行事。随着系统内外条件的变化，人们对问题的认识也不断地深化，不仅对提出的目标及时更新，而且还能对目标制定截然不同的衡量准则，"计划赶不上变化"也形象地反映了管理工作动态变化的程度。例如，随着改革开放和护理事业的高质量发展，医学对护理工作提出了新的要求，护理理念、服务对象、护理人员知识结构等均已经发生了很大变化，并且还会发生更大的变化。这就要求护理管理者正视这种变化，重视收集信息，注意反馈，对护理管理目标及护理管理方法进行调节，保持充分弹性，进行动态的、有效的管理。

2. 动态原理相对应的管理原则

（1）反馈原则：是指管理者及时了解发生指令的反馈信息，及时做出应有反应，并提出相应建议，以确保管理目标的实现。反馈是由控制系统把信息输送出去，又将作用结果发送回来，以便对信息的再输出产生影响，从而起到控制作用。因此，在现代管理中，无论实施哪一种控制，为使系统达到既定目标，必须贯彻反馈原则。鉴于此，在管理过程中任何环节、任何手段和方法以及结构的动态的调整，只要能够很好地贯彻反馈原则，就可以在不断调节中，促使整个管理过程逐步趋于完善，直到处于优化状态。

（2）弹性原则：是指任何管理活动均要有适应客观情况变化的能力，均必须留有余地。管理过程中必须遵循弹性原则，一是管理过程中所遇到的问题，涉及多因素复杂问题。人不可能完全掌握所有因素，管理者必须如实承认自己认识上的缺陷和误区，正视管理过程中有可能出现的偏差，留有余地。二是管理活动具有很大的不确定性，管理的各要素之间以及管理者和被管理者的思维活动等均处于不断变化之中。所以，管理方法僵化，处理问题的方式一成不变，就不可能收到良好的管理成效。三是管理是行动的科学，且管理因素多变，任何一个细节的疏忽，均可能对组织目标的实现产生巨大的影响。因此，管理从始至终均要保持可调节的弹性。

3. 动态原理在护理管理中的应用　护理管理活动千头万绪，具有复杂性、不确定性、突发性、风险性等特点。针对这些特点进行有效的预见性管理，可以帮助护理管理者在管理活动中对内外环境变化做出适应性反应，避免由于其他因素变化给护理管理者带来的被动局面。在护理管理中实施动态管理的主要措施包括：依据动态管理理念，应用动态管理原理指导具体的管理实践，增强护理组织各部门的适应能力。同时，护理管理者在制订护理工作计划、做出护理管理决策、配置护理人力资源、执行护理改革创新等方面的工作时，均应该遵循弹性和随机应变原则，保持组织的稳定和发展活力。

（四）效益原理及相对应的管理原则和应用

1. 效益原理的基本含义　效益是指人们从事活动得到的有益的效果。效益包括经济效益和社会效益。效益原理就是在管理中讲求实际效益，以最小的消耗和代价，获取最佳的、有益的效果，是组织活动的综合体现。影响效益的因素是多方面的，如科学技术水平、管理水平、资源消耗和占用的合理性等。因此，管理工作的根本目的在于创造更多、更好的、有形可见的社会效益和经济效益。在管理中只讲动机不讲效果的"原则领导者"，或忙忙碌碌而不见成效的"事务工作者"都是违背效益原理。护理工作是以社会效益为最高准则，且讲求经济效益。因此，护理管理过程中各项任务的完成均要以实现更高质量的护理服务为最终目的。

2. 效益原理相对应的原则　效益原理相对应的原则是价值原则。价值原则是指在管理工作中通过不断地完善组织结构、组织目标，科学、有效地使用人力、物力、财力、智力和时间资源，为创造更大的经济效益和社会效益而尽心工作。现代管理工作如果不重视和不考虑智力及时间的耗费，就不可能正确地运用价值原则。

3. 效益原理在护理管理中的应用　要区别效益和效率的概念，效益=正确的目标×效率。由此公式可以看出，提高护理管理效益不仅要有高的工作效率，而且必须有正确的工作目标。可见效益体现了效果与效率的统一。其次，加强护理活动的科学管理。管理者要根据具体的内外部环境的变化情况，把护理工作中的各种要素、关系以最佳的方式组合起来，使其协调有序地朝着预期的目标发展，达到提高护理工作效益的目的。再次，遵循效益管理原则，从管理者、管理对象、管理环境3个主要方面分析影响组织效益的因素，采取相应措施提高组织效益。管理者方面可以从提高管理者决策质量，科学的管理计划和安排，有效的护理人力资源组合、利用和开发，合理使用组织资

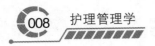

源,护理活动成本控制等方面进行改革,提高效率。管理对象方面可从人员的培训和整体素质提高、岗位职责的落实、规章制度的有效执行、工作行为规范、资源节约等方面着手提高效率。有利于提高组织效益的管理环境方面的改革包括:组织政策和制度、组织支持系统工作流程、技术开发、科技成果转化等。

四、管理的基本职能

管理职能是管理或管理人员所应发挥的作用或承担的任务,是管理活动内容的理论概括。20 世纪初,法国管理学家亨利·法约尔(Henri Fayol)提出,所有的管理者均履行着 5 种管理职能:计划、组织、指挥、协调和控制。至 20 世纪 50 年代中期,美国的两位管理学家哈罗德·孔茨(Harold Koontz)和西里尔·奥唐奈(Cyril O'Donnell),采用计划、组织、人员配备、领导和控制 5 种职能作为管理教科书的框架。目前,管理学界更多的学者则认为,管理的职能应包括计划、组织、领导、控制和创新。本书则以此框架为主。上述五大管理职能循序完成,循环往复,其中每项职能之间相互联系、相互影响,以构成统一的有机整体。

1. 计划职能 是全部管理职能中最基本的职能,是进行管理的基础。指的是为实现组织既定目标而对未来的行动进行规划和安排的工作过程。包括组织目标的选择和确立,实现组织目标方法的确定和抉择,计划原则的确立,计划的编制,以及计划的实施。制订计划包括分析形势、确定目标、考虑计划工作的前提、选择方案、比较各种方案、选定方案、制订辅助计划、编制预算 8 个步骤。

2. 组织职能 是为实现管理目标和计划所必需的各种业务活动进行组合分类,把管理每一类业务活动所必需的职权授予主管这类工作的人员,并规定上下左右的协调关系。为有效实现目标,还必须不断对这个结构进行调整,这一过程即为组织。组织为管理工作提供了结构保证,它是进行人员管理、指导和领导、控制的前提。主要环节包括:①明确哪些部门承担,设置新的机构、岗位。②确定各个层次和部门的职责,根据职责授予权限。③将符合工作要求的人员配备到有关岗位上。④明确成员间的分工协作关系。⑤调配所需要的其他资源。⑥根据内外环境变化,适时变革。

在组织职能中,除上述各环节外,还有人力资源管理。人力资源管理是对各种人员进行恰当而有效的选择、培训,以及考评,其目的是配备合适的人员去充实组织机构规定的各项职务,以保证组织活动的正常进行,进而实现组织既定目标。人力资源管理与其他职能有密切的关系,直接影响到组织目标能否实现。

3. 领导职能 领导作为名词是指领导者,指实行领导行为的人;作为动词是指领导活动,是指通过指导、鼓舞、激励等方式带领、引导被领导者为实现组织目标的实践活动。是对组织内每名成员和全体成员的行为进行引导和施加影响的活动过程,其目的在于使个体和群体能够自觉自愿而有信心地为实现组织既定目标而努力。指导与领导所涉及的是主管人员与下属之间的相互关系。

4. 控制职能 控制职能是按既定目标和标准对组织的活动进行监督、检查,发现偏差,采取纠正措施,使工作能按原定计划进行,或适当调整计划以达预期目的。控制工作是一个延续不断的、反复发生的过程,其目的在于保证组织实际的活动及其成果同预期目标相一致。控制职能是进行有效管理的关键。

5. 创新职能 创新是一种思想及在这种思想指导下的实践,是一种原则以及在这种原则指导下的活动。创新是管理的基本职能之一。创新职能是指不断调整系统活动的内容和目标,以适应环境变化的要求。创新职能的主要内容:包括目标创新、技术创新、产品创新。技术创新是企业创新的主要内容,企业中大量创新活动都是有关技术方面的,甚至把技术创新视为企业创新的同义语。其详细内容将在本书第九章"管理创新"中阐述。

总之,现代管理的五大职能是一个整体,缺一不可,但在管理过程中地位不同,各自发挥着不同的功能。计划职能是全部管理职能的基础,组织职能是管理的重要前提,领导职能是进行管理的保证,控制职能是有效管理的关键,创新职能则是管理的核心。至于上述五大职能以及在护理管理工作中的应用的具体内容详见本书有关章节,在此不作详细阐述。

第二节　管理理论及发展

管理理论的形成与发展经历了一个漫长的过程,主要经历了古典管理理论、行为科学管理理论和现代管理理论3个阶段,且各种管理理论相互作用、相互影响。

一、古典管理理论

古典管理理论阶段是管理理论最初的形成阶段。此阶段侧重于从管理职能、组织形式等方面研究工作效率问题。其观点注重管理的科学性、准确性、纪律性和法理性,在人的心理因素对管理工作的影响方面研究较少。古典管理理论阶段以泰勒的科学管理理论、法约尔的管理过程理论和韦伯的行政组织理论为代表。

(一)泰勒的科学管理理论

弗雷德里克·泰勒(Frederick Taylor,1856—1915)是美国古典管理学家,科学管理理论的创始人,被管理界誉为科学管理之父。泰勒在他的主要著作《科学管理原理》中阐述了科学管理理论,使人们认识到了管理是一门建立在明确的法规、条文和原则之上的科学。泰勒的科学管理理论主要有两大贡献:一是管理要走向科学;二是劳资双方的精神革命。

1. 泰勒的科学管理理论的主要观点

(1)效率至上:科学管理的中心问题是提高生产率。管理者要通过动作和时间研究,对工人工作过程中的每一个细节进行科学的观察和分析,制定科学的操作方法,用以规范工作活动和工作定额,以谋求最高的工作效率。

(2)劳资双方共同协作:在劳动过程中,雇主关心的是降低成本,工人关心的则是提高工资。劳资双方均应该为提高生产效率而共同努力,确保双方收益。

> **做一做**
> 请上网检索与泰勒的科学管理理论有关的两个试验:
> 1. 什么是搬运生铁块试验?
> 2. 什么是铁锹试验?

(3)挑选一流员工:管理者要细致地挑选工人,并对他们进行专门的培训,使工人能够用标准的操作方法进行工作,提高劳动生产率。

(4)计划职能与执行职能分离:管理者要明确自己与工人各自的工作和责任。管理工作称为计划职能,工人的劳动称为执行职能。管理者应将计划职能和执行职能分开,以科学的方法取代经验的方法对工人进行管理。

(5)实行奖励性报酬制度:在工作制度上实行差别计件制。管理者可以根据工人完成工作定额的多少,支付工资,采用刺激性的工资报酬制度,激励工人努力完成工作。

2. 科学管理理论在护理管理中的应用

(1)在护理分工方式上,护理管理者可以运用科学管理理论的观点提高护理工作效率,节约护

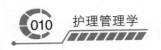

理人力。

（2）在护理技术操作方面，护理管理者应制定护理技术操作标准和规范，并对护理人员进行操作标准和操作规范方面的培训和监督，通过提高护理人员护理技术操作的标准化来提高护理服务工作效率。

（3）在护理质量方面，护理管理者应在全国推行标准化的管理方式。

（4）护理管理者应按照护理工作内容分配护理人员的工作，发挥每一位护理人员的特长和自身优势，分工明确，以提高护理工作的效率。

（二）法约尔的管理过程理论

亨利·法约尔（Henri Fayol，1841—1925），法国人，出生于法国的一个小资产阶级家庭。继泰勒的科学管理理论之后，他从更广泛的角度研究如何通过管理职能，提高劳动生产率，被称为"管理过程之父"。

1. 管理过程理论内容　该理论多数包含在他 1916 年的著作《工业管理和一般管理》一书中，其主要内容可概括为 3 个方面。

（1）任何企业的经营都有 6 种基本活动，即管理活动、技术活动、商业活动、财务活动、会计活动及安全活动。

（2）管理活动处于 6 种基本活动的核心地位，它有别于其他活动，由 5 种职能组成，即计划、组织、指导、协调和控制。

（3）成功的管理应遵循十四条原则，该十四条原则包括：①合理分工。②权利和责任的一致。③严明的纪律。④统一指挥。⑤统一领导。⑥个人利益服从集体利益。⑦个人报酬公平合理。⑧集权与分权相适应。⑨明确的等级制度。⑩良好的工作秩序。⑪公平公正的领导方法。⑫人员任用稳定。⑬鼓励员工的创造精神。⑭增强团体合作和协作精神。

2. 管理过程理论在护理管理中的应用

（1）管理过程理论强调护理管理者必须承担管理活动中的计划、组织、协调和控制、创新等各种工作事宜。

（2）在医院设立的正式护理管理组织系统中，护理管理者应明确不同层级管理者各自的主要职责。

（3）护理管理者应明确权力和职责对等，将分工与责、权、利益相结合。

（4）在护理管理活动中，护理管理者应进行统一的指挥和领导，制定严明的纪律，讲究个人利益服从集体利益、奖罚分明等，这样才能产生良好的管理效果。

二、行为科学管理理论

（一）梅奥的人际关系理论

美国管理学家乔治·埃尔顿·梅奥（George Elton Mayo，1880—1949）是人际关系理论的创始人。梅奥等人发现决定工作效率的不是工作条件和奖励性计件工资，而是人际关系和安全感，于是在 1993 年出版了《工业文明的人类问题》一书，提出了人际关系理论。

20 世纪初，美国西部电器公司的霍桑工厂虽然有完善的设施及福利制度，但生产力仍然低下。为探求其原因，梅奥应邀到该工厂进行研究，这就是著名的霍桑试验。

梅奥的人际关系理论是基于霍桑实验的基础上，霍桑实验对古典管理理论进行了大胆的突破，第一次把管理研究重点转移到研究人的因素，对古典管理理论做了修正和补充，开辟了管理研究的新理论,也为现代行为科学的发展奠定了基础。

梅奥的人际关系理论的主要观点包括以下几个方面。

1.人是"社会人"而不是"经济人"　传统管理理论把人当成"经济人",认为金钱是刺激人的积极性的唯一动力。梅奥认为:人们的行为并不是单纯地由追求金钱的动机而引起的,还有社会方面、心理方面的需要,即追求人与人之间的友情、安全感、归属感和使自己受人尊敬等,其中心理方面的需要更为重要。

2.企业中存在非正式组织　企业中除为了实现企业目标而明确规定各成员相互关系和职责范围的正式组织外,还存在非正式组织。这种非正式组织的作用在于维护其成员的共同利益,使之免受因内部个别成员的疏忽或外部人员的干涉而造成的损失。

3.新型领导应重视提高工人的满意度　在决定劳动生产率的诸多因素中,处于首位的因素是工人的满意度,而生产条件、工资报酬只是第二位的。工人的满意度越高,其工作积极性就越高,从而促使生产效率得以提高。而较高的满意度来源于工人个人需求的有效满足,不仅包括物质需求,还包括精神需求。例如,对医院护理管理者而言,最重要的是在管理工作中,注意情感投资,对护理人员的奖罚要分明,采用各种方式和手段增加护理人员的职业获益感、职业幸福感和职业认同感,只有这样才能激发护理人员自觉主动做好护理工作的积极性,保证优质护理服务质量。

(二)马斯洛的需要层次理论

美国心理学家亚伯拉罕·哈罗德·马斯洛(Abraham Harold Maslow,1908—1970)把人类需要分为5个层次,在晚年又提出7个层次的需要,即:①生理需要,②安全需要,③归属需要,④尊重需要,⑤寻求知识、探索的需要,⑥美的需要,⑦自我实现需要。他认为,人只有在较低层次的需要获得了相当程度的满足之后,其较高层次的需要才能显示出来,成为行为的激励因素。

人的生理需要、安全需要、归属需要,是在"互信"的基础上由"外来的"奖励得到的。而自我实现需要,一部分通过"外来的"奖励得到,如赏识、地位等;大部分则由"内在的"奖励得到。所谓"外来的"奖励,指金钱、提升、表扬、福利、称赞、地位、受人尊敬等;"内在的"奖励则指学习新的知识和技能,获得自主、自重等。

马斯洛把各种需要的产生看作是人的自然属性所决定,认为人的需要都是以"自我"为中心的,否定了人的需要的阶级内容和社会内容。在低层次需要和高层次需要之间,并不存在不可逾越的鸿沟。在低层次需要未满足的情况下,仍然可以为高层次需要而努力。

护理过程可以看作是满足人类需要的过程。护理是满足一个人生活的需要、康复的需要、适应社会的需要,心理上、精神上平衡和快乐的需要等。因而,大部分护理理论的框架是建立在人类的需要之上。可依据马斯洛的需要层次理论拟定出护理的优先顺序,见表1-1。

表1-1　建立在需要层次理论基础上的护理先后顺序

需要层次	内容
生理需要	氧气,循环,液体-电解质平衡,食物的平衡,酸碱平衡,废物代谢,正常体温,睡眠,休息,娱乐活动,喜欢新鲜事物,运动,舒适,刺激,清洁,性要求
安全需要	身体免受伤害,保护患者免受心理上的威胁,免除疼痛,生活、工作稳定,有依赖,有寄托,社会安定
归属需要	被接纳,良好的人际关系,他人的认可,与所爱的人和睦相处,与他人建立友谊,爱得到满足,情感得以交流

续表 1-1

需要层次	内容
尊重需要	自我有价值,有用的感觉,技术上有专长,有能力、有独立感,被人肯定和尊敬,受他人赏识,在社会上有重要性和影响力,有一定的地位,受人瞩目,比别人优越
自我实现需要	不断成长和成熟,了解自己的潜力,提升价值观,理想、哲学上的满足感,创造力的提高,发现及解决问题能力提高,不拘泥于惯例,不因循守旧,品德良好,不墨守成规,审美满足感,不断学习的愿望

人的需要得不到满足,将导致疾病。造成无法满足从而致病的因素很多,主要是疾病、疼痛、缺少活动的生理障碍;焦虑、恐惧、抑郁等情绪障碍;文化素质低的知识障碍;不良人际关系导致的社会适应障碍;不适当的外界温、湿度和不洁净空气所致环境适应障碍;自身习惯、价值观、信仰等方面的自我完善障碍;风俗、传统的文化接受障碍等。护理正是要从上述不同的方面采取"干预"措施,消除障碍,满足人们的合理需要,保持心身健康。

三、现代管理理论

(一)需要-动机-行为-目标理论

人的行为一般而言都是有目的的。未达目标前,行为一般不会终止。行为产生的原因称为动机。动机的来源,一是内在条件,一是外在条件,均由"需要"而萌发。管理者要使被管理者朝着既定目标前进,关键是行为导向。为此,需经常分析研究护士行为与动机之间的内在关系。动机与行为之间的关系是错综复杂的,同一动机可引起种种不同的行为,同一行为也可由种种不同的动机所引起。例如有 3 名护士,其动机都是读大学,但行为各不相同:甲护士的行为是努力学习,考上大学;乙护士是千方百计"靠关系"去读大学;丙护士是在考场作弊混入大学。又如有 3 名护士在临床护理工作中均非常积极,即行为是相同的,但各人的动机不一样:甲护士的动机是以患者早日康复为目的,全心全意为患者服务;乙护士是为了多拿奖金,一旦奖金分值下降,则情绪波动,积极性受影响;丙护士是为了受领导赏识重用,爱做表面工作。可见,动机和行为之间的关系很复杂。

(二)双因素理论

继"需要层次理论"之后,美国心理学家弗雷德里克·赫茨伯格(Frederick Herzberg,1923—2000)提出了"激励-保健因素"理论,简称"双因素"理论。这种理论认为,激发人的动机有两类因素:保健因素和激励因素。保健因素,如职工伙食、工资水平、劳动保护、住房条件、子女入托、生活力、环境卫生等。这些条件满足,就能消除职工的不满意情绪,防止产生不利于工作和生产的消极怠工行为,但不一定能调动积极性。激励因素,如委托重大责任、职务的晋升、评选先进、工作成就的认可等。只要满足,就可以调动职工积极性。护理管理者要更多地为护士排忧解难,激发护理人员的主观能动性和责任、担当及奉献意识。

(三)期望值理论

期望值理论是美国心理学家维克托·弗鲁姆(Victor Vroom,1909—1964)提出来的。此理论认为一个人积极性的高低,取决于他所努力实现的目标的效价和实现目标的期望值两者之间的关系,用公式表示如下。

$$M(激励力量) = V(效价) \times E(期望值)$$

护士工作的积极性,取决于其对护理专业价值观及其对在护理事业上取得成就的期望值的大小。把护理视为一门学科,是保护和增进人类健康事业的医学专业,其价值观越高,积极性就越大;相反,认为护理工作社会地位低下,则价值观越低且工作消极。所以,不断进行护理人员的职业认同感和职业获益感教育具有十分重要的现实意义。

(四)公平理论

公平理论由美国心理学家理查德·亚当斯(Richard Adams,1920—2016)于1965年提出。这种理论认为,人的积极性与付出的劳动、取得的绩效同得到的报酬和奖励是否公平合理有关。这种合理性的比较,既有与他人的,也有与自己以前的比较。如果当人们发现自己的收入和支出的比例与他人的收入和支出的比例相等,或者现在的收入和支出的比例与过去的收入和支出的比例相等时,便认为是应该的、正常的,因而心情舒畅、努力工作。但如果当人们发现自己的收入和支出的比例与他人不相等,或现在的收入和支出的比例与过去不相等时,就会产生不公平感,就会有满腔怨气。这一理论提示管理者在处理人和人的关系时,凡涉及对工作的评价、奖励、惩罚等问题时应当努力做到公平合理。

四、管理理论新发展

(一)新管理理论丛林

从20世纪末至今,国内外管理领域出现了新的发展趋势。主要包括科学化趋势、人性化趋势、整体化趋势、柔性化趋势、专业化趋势和国际化趋势,科学地分析和把握上述管理理论新的发展趋势,并研究实施,对于促进我国护理管理的改革与创新,不断提高护理管理质量具有十分重要的意义。

同时,20世纪末至今管理理论的新发展也为我国护理管理的发展起到了很好的促进和借鉴作用。我国东北大学工商管理学院的张兰霞博士对20世纪80年代以来,特别是20世纪90年代以后出现的管理理论进行了系统的研究,并相对于孔茨的"管理理论丛林"称为"新管理理论丛林"。主要分为以下几类:①侧重于科学化趋势的管理理论,包括权变理论、系统理论、决策理论、数量管理理论。②侧重于人性化趋势的管理理论,包括人际关系学派、群体行为学派。③侧重于创新趋势的管理理论,包括学习型组织理论、企业能力理论、变革理论、企业再造理论、团队管理理论。

(二)新管理理论丛林的主要特征

新管理理论丛林的主要特征主要有12个。①管理思维:从常规管理到创新管理。②价值取向:从有形资产到无形资产。③管理导向:从企业主体性到市场与社会主体性。④管理目标:从追求经济指标到创造整体价值。⑤管理中心:从物本管理到人本管理。⑥市场竞争:从你输我赢到竞争合作。⑦管理边界:从清晰到模糊。⑧业务流程:从分工到再造。⑨管理视角:从实物到知识。⑩管理技术:从单一管理到集成管理。⑪管理方式:从突出刚性特性到柔性管理。⑫管理维度:从理性与非理性管理的震荡交替到两者深度融合。

第三节　护理管理

一、护理管理的概念与内容

(一)护理管理的概念

1. **护理管理**　护理管理是以提高护理质量和工作效率为主要目的的活动过程。

世界卫生组织(World Health Organization,WHO)将护理管理定义为:"护理管理是发挥护士的潜在能力和有关人员及辅助人员的作用,或者运用设备和环境、社会活动等,在提高人类健康过程中系统地发挥这些作用。""护理管理是促使护理人员提供良好护理质量之工作过程。"1989年美国护理专家吉

记一记
1. 护理管理的概念。
2. 医院护理管理、护理管理者和护理领导者的概念。

利斯(Gillis)认为,护理管理过程应包括:资料收集、规划、组织、人员管理、领导与控制的功能。他认为卓越的护理管理者若能具备规划、组织、领导、控制的能力,对人力、物力、财力、时间等做出经济有效的运用,必能达到最高效率、收到最大效果。

2. **医院护理管理**　医院护理管理是医院管理的一个组成部分。是在医院总系统的制约下,使护理系统得到最优化的运转,也就是运用管理学科学理论和方法,对医院护理工作进行有效管理,从而提高护理质量,更好地为患者服务的活动过程。

3. **护理管理者**　护理管理者是从事护理管理活动的人或人群的总称。具体是指那些为实现组织目标而负责对护理资源进行计划、组织、人事、领导、控制的护理人员。护理管理者的基本要求包括:①具有丰富的临床和管理经验;②掌握护理管理实践领域的知识和技能。

4. **护理领导者**　护理领导者指的是职位由上级任命或在医院护理群体内部产生的,在护理管理过程中,运用其影响力、人际关系、领导才能与艺术,指导、帮助护理人员完成组织目标,并不需要以正式职位为基础,致力于实现领导过程的人员。

(二)护理管理的内容

1. **护理管理的任务内容**　护理管理的任务内容包括设计和组织高效运行的护理组织系统;建立适应护理工作需要的心理素质和技术素质均过硬的护理队伍;实施符合当代护理要求的科学的护理服务体制和护理制度;建立护理服务目标体系和评估体系;实施护理项目成本核算,实现护理成本核算标准化、系统化、规范化管理;护理预算管理;探寻护理管理工作规律,向患者提供高品质的护理服务和知识密集型护理服务。

2. **护理管理的过程内容**　护理管理的过程内容包括护理行政管理、护理业务技术管理、护理教育管理、护理科研管理几个方面。

(1)护理行政管理:护理行政管理是指遵循国家的方针政策和医院有关的规章制度,对护理工作进行组织管理、物资管理、人力资源管理和经济管理等。同时,护理行政管理又属于体制管理、机制管理、政策管理。通过护理行政管理,达到制定完善的工作计划与方案,合理分配和使用人力,有效提高护理组织和部门的绩效之目的。

(2)护理业务技术管理:护理业务技术管理是指为保持和提高护理工作效率和质量而进行的活

动,是护理管理的基本内容,也是护理管理的核心和衡量医院护理管理的重点,包括护理规章制度、技术规范、质量标准的制定、执行和控制,护理新业务、新技术推广,护理科研的组织管理等。通过护理业务技术管理,达到提高护士的专业服务能力,保证护理工作质量,提高工作效率,满足社会健康服务需求之目标。

(3)护理教育管理:护理教育管理是指为了培养高水平的护理人才,提高护理队伍整体素质而进行的管理活动,护理教育管理应适应现代护理教育社会化、综合化、多样化、终身化的发展趋势。完整的护理教育体系主要包括:中专、大专、本科、研究生学历教育;新技术的岗前培训;在职护士的规范化培训;护生的见习、实习;毕业后护士继续教育、专科护士培训、护理进修人员培训等内容。宗旨是提高护理人力资源的重复利用、人力资本和价值的积累,这是护理专业得以顺利发展的重要保证。

(4)护理科研管理:护理科研管理是指运用现代管理的科学原理、原则和方法,结合护理科研规律和特点,对护理科研工作进行领导、协调、规划和控制的过程。护理科研管理的主要内容包括规范科研管理流程,健全科研管理制度,指导科研开展方向,保证科研流程的可持续发展。通过管理,达到科研计划顺利落实、科研过程井然有序进行、科研经费合理使用、科研成果及时申报和评奖、科研档案资料妥善保管的目标。

(三)影响护理管理发展的因素

1. 护理管理的宏观和微观环境　任何组织均处在一定的环境之中。环境既可为组织活动提供必要的条件,又对组织活动起制约作用。就护理管理的宏观环境而言,一方面国家的路线、政策、法规等作为外环境因素对医院有直接的推动和制约作用。随着我国法律法规体系的日益完善,与医院和护理管理有关的法律越来越多。特别是护理管理模式不断创新,建立了医院内的护理"垂直"系统,健全了医院内的护理管理制度和护理质量标准。护士执业注册制度、继续教育制度等日趋完善。在护理管理者的选拔任用上也由原来的论资排辈逐步转变为按照民主、公开、平等、择优的原则引入竞争机制,公开竞选护士长,为具有护理管理才能的人员搭建了一个施展才华的平台。但就护理管理的微观环境而言,随着人们法律意识和维权意识的增强,以及对健康需求和服务质量需求水平的提高,医疗护理一度成为高风险职业。特别是职场上暴力事件的不断发生,医患和护患纠纷的增多,使护理人员在工作中如履薄冰,转岗和离岗等现象导致每年流失大量的护理人才,这一现象对护理管理工作增加了一定的难度。

> **思一思**
> 影响护理管理发展的因素。

2. 医院护理管理的组织机构　护理部是医院管理中的职能部门,在院长或主管护理的副院长领导下,负责组织和管理医院的护理工作。它与医务行政、教学、科研、后勤管理等职能部门并列,相互配合共同完成医院的各项工作。护理部在护理垂直管理中的管理职能,对加强护理管理、提高管理效能有重要意义。

3. 护理管理的宗旨、目标和人员因素　在管理工作中,护理管理者明确组织目标,实行目标责任管理制,可帮助护理人员明确岗位责任;做好行动计划准备;利于激发护理人员自我价值实现意识,增强职业获益感和职业认同感,为职业生涯的发展做好规划。明确目标宗旨可对管理活动做到心中有数,对管理对象做到知己知彼,有利于及时地制订工作计划及进度安排,客观地分析员工绩效以及目标和效果之间的差距,继而实施预见性管理、细节管理和无缝隙管理,确保组织目标的实现。

人员因素是医院护理工作不断发展、提高组织人才竞争力和医院核心竞争力的关键。管理者如何使每位护理人员发挥积极性,提高工作效率,做到人尽其才、才尽所用,对于医院的生存和发展

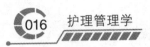

也是至关重要的。所以,优秀的护理管理者应该学会充分地运用管理艺术来保证护理管理活动的高效率,有敏锐的思维和准确的判断能力,及时发现问题,做出正确的决策,保证护理系统的良性循环。同时还要做到不断地创新思维、创新管理实践,优化管理,提高管理效能。影响护理管理发展的因素,如图1-1所示。

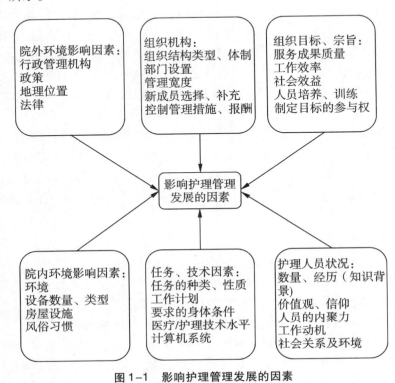

图1-1 影响护理管理发展的因素

二、护理管理学的概念与特点

(一)护理管理学的概念

护理管理学是管理科学在护理工作中的具体应用,属于专业领域管理学学科的一个分支。现代护理管理学是在总结护理管理发展的历史及经验的基础上,应用现代社会科学、自然科学和技术科学所提供的理论和方法,研究现代护理管理规律、基本原理、方法和技术的学科。护理管理学对医院护理管理的具体实践具有重要的指导作用,其研究的范围非常广泛,涉及护理领域的所有内容。其研究的目的就是寻找护理领域内护理管理活动的基本规律和一般方法,提高管理水平,改善护理管理现状,提高护理工作的效率,进而提高护理质量,推动护理学科的发展。

思一思
护理管理学的特点和研究的范围。

(二)护理管理学的特点

1. 具有与护理学科相适应的特点

(1)适应护理学作为独立学科的要求:现代护理学综合应用了自然科学、社会科学、人类科学方面的知识,帮助、指导人们保持或重新获得体内外环境的相对平衡,以达到心身健康、精力充沛。护理工作除有与医生协作进行诊断、治疗的任务以外,主要是要独立地进行护理诊断和处理人们现存的和潜在的健康问题,与医疗实践有所区别。由于医学模式的转变,促使护理工作发展更具有独立性、规律性的特点,这就要求在管理中与之相适应。例如对患者的分类与护理和工作人员的分工及培养,均应适应采取护理程序的方法与整体护理的需要;管理体制和管理方法均需要适应其要求。

（2）适应专业对护士素质修养的特殊要求:护理工作的主要对象是患者这个职业特点对护士素质修养提出了特殊的要求。①安心本职工作,树立革命的人道主义精神。②有高度的责任感和认真细致的工作作风。③业务技术上要精益求精,执行严格的操作规程和严谨的科学态度。④仪表整洁、举止大方,使患者感到亲切、信赖、安全,并能充分与之合作。培养和保持护士的良好素质修养是护理管理建设的重要内容之一。

（3）适应护理工作的科学性和服务性的要求:现代护理理论的发展,新技术、新知识的引入,加强了护理的科学性。护理是为人类健康服务的工作,临床护理以患者为中心,应有较强的科学性、服务性、技术性。

（4）适应护理人员人际沟通广泛性的要求:护理工作在医院内与各部门广泛交往与协作,与医生、后勤人员和社区人员的人际关系沟通技巧甚为重要,也是护理管理建设的重要内容。

（5）适应护理工作的连续性和性别特点的要求:护理工作连续性强,夜班多,护理人员中女性占绝大多数,操作技术多,接触患者密切,精神紧张,工作劳累,生活不规律。护理管理者必须重视解决护理人员的各种困难,保证其安心本职工作。

2. 具有综合性和实践性的特点　管理学是一门综合性的科学,应用了多学科的研究成果,如经济学、社会学、心理学、行为科学、运筹学、系统工程学、电子计算机等。护理管理学是以管理学为基础,除具有管理学的特点外,还受护理学科的多种因素的影响,见图1-1。因此,护理管理要考虑多方面因素,并综合利用有关的知识和理论。

护理管理的实践性即具有的可行性,能够结合实践并加以应用,真正发挥护理管理学科的作用。其可行性标准是通过社会效益和经济效益进行衡量。

3. 具有广泛性的特点　护理管理涉及范围广泛,包括组织管理、人员管理、业务管理、质量管理、病房管理、门诊管理、经济管理、物资管理、科研管理、教学管理、信息管理等。由于管理内容广泛,管理人员应掌握相关的管理理论和较广泛的知识。

在医院内,护理管理人员可分为几个层次。主管护理的副院长、护理部主任的职责主要是建立全院的护理工作目标、任务和有关标准,组织和指导全院护理工作,控制护理服务质量等;科护士长主要是组织贯彻执行上层管理部门提出的决策、任务,指导和管理本部门护理管理人员及所管辖的护理工作;基层护士长主要是管理和指导护士及患者工作。护士所担任的工作中也有参与管理患者、病房、物品等职责,也进行一定的管理活动。由于护理工作的以上特点,要求护理管理知识的普及性及广泛性。

三、护理管理学研究的范围

根据管理学的研究内容和特点,凡护理学研究的领域或护理活动所涉及范围均属护理管理学的研究范围。根据美国护理专家 Barbara J. Stevens 博士提出的护理管理模型以及当前护理管理的发展趋势,可将护理管理作为一个过程所涉及的研究范围和内容概括如下。

1. 护理管理资源研究　主要包括人、财、物、信息、时间、空间等。其中人力资源包括工作人员的数量、智力和类型,也包括服务对象及亲友;物质资源包括仪器、设备、物资和工程应用技术;空间资源包括建筑设计布局和规模;信息资源将提供社会和环境对护理服务的影响及反应等。

2. 护理管理过程研究　包括计划工作、组织工作、领导工作、控制工作、创新工作等。

3. 护理管理模式研究 传统的护理管理属于行政事务管理,注重对事控制。现代护理管理强调以人为中心,注重人与事相宜,以达到人、事、职能效益最大化。在护理实践中用护理理念引导护士转变观念、凝练护士的职业精神、构筑高质量的护理服务品质、规范护士工作的行为标准均是护理管理研究的内容。护理管理者从依据命令、决定、通知、条例、章程等规章来实施管理,转变到依靠激励来调动护理人员的积极性,以经济为杠杆去调控各方利益来实施管理。"以人为本"的管理模式是现代管理科学发展和研究的必然趋势。

4. 护理管理质量研究 护理质量是衡量医院护理服务水平的重要标志,也是护理管理的核心。我国医院普遍实行质量分级负责制,通过自我控制、同级控制、逐级控制、前瞻性和回顾性控制等方法,研究各种护理质量、管理方法和手段,以保证优质高效的护理服务。护理管理质量具有护理的专业特点,故护理管理质量的模式、标准和方法等方面应与现代医学模式及现代护理观相匹配。

5. 护理服务内容研究 包括护理实践、护理教育、护理科研、护理理论等。

6. 护理经济管理研究 随着全球经济一体化的发展,护理经济管理的研究成为护理领域一个新的课题,护理相关的经济政策、护理成本、市场需求、护理薪酬及预算管理等方面的研究逐渐受到关注。因此,护理管理者要具有护理经济管理的意识,对护理成本和预算、护理人员的薪酬等,进行评估、控制和科学分配,重视成本效益,通过成本核算合理使用护理资源,解决护理资源浪费和不足的问题。

7. 护理文化建设研究 现代医院服务中的文化含量及文化附加值越来越高,经济与文化"一体化"是医院发展趋势中的重要内容。医院护理文化内涵包括了人文科学、思想意识、人际沟通技巧、礼仪与行为规范等,体现了医院护理的文化素质、护理特色和服务意识。护理管理者的任务是要根据护理专业实践特点和护理发展形势的变化以及护理管理的前沿趋势,确立、传承并不断优化护理文化,把护理文化作为组织目标进行管理,发挥护理文化对护理管理的推动作用。

8. 护理管理环境研究 当前护理管理者应该主动适应医院内外环境的变化,掌握国内外护理管理的信息和发展动态,吸取国内外先进的管理方法,大胆研究与实践,勇于创新,逐步建立适合我国情的护理管理体系,使我国的护理管理向"思想现代化、组织高效化、人员专业化、方法科学化、技术电子化、信息资料数据化"方向发展。

9. 护理安全与护理风险管理研究 护理安全管理内容详见本书第七章"护理质量与安全管理",在此不做详细阐述。

四、学习护理管理学的意义

著名的管理学家彼得·德鲁克认为:管理是一种实践,其本质不在于"知"而在于"行";其验证不在于逻辑,而在于成果;其唯一权威就是成就。也有学者将科学技术和管理科学比喻为推动现代社会发展的车轮,二者缺一不可。无数的事实也证明,管理的潜力比技术潜力更大。鉴于此,学习护理管理学对进一步丰富护理学科内涵、更好地指导临床护理管理实践,具有十分重要的现实意义和深远的历史意义。具体而言,体现在以下几个方面。

1. 有助于提高护理管理质量 医院是个比较复杂的系统,护理工作以及护理人员在医院中均占很大的比重,特别是在医、教、研及预防保健工作中,护理人员承担着重要任务。护理工作质量的优劣直接影响到整个医院的医疗质量,护理管理的水平反映了医院管理的水平。因此,护理管理应以严格的质量控制为根本,要着眼于各要素质量,以统筹全局;具体抓环节质量,重视终末质量,进行质量的反馈控制。反馈内容包括工作的态度、效率和质量,把评价结果进行分析并反馈给护士,肯定成绩,表扬优秀,纠正偏差,达到改进护理工作、提高质量的目的。

2.有助于提高护理管理效率　一位每年均能够勤奋工作的护士长,可以当选劳模,但却不一定是合格的护士长。而能调动护士积极性,把护理工作管理得井然有序,得到广大护士的认可才是一名合格的护士长。任何一项工作,均要靠团队成员共同努力完成。一名护士长不可能,也不应该事必躬亲,她(他)应该起"参谋长"和"统帅"的作用,这就要求护理管理者掌握一定的管理学知识。

3.有助于培养高素质护理人才　护理管理工作的范围较广泛,要提高护理管理水平,应该从每一个护理管理人员均应该掌握的科学管理知识入手,使护理管理知识成为各级护理人员和护理管理者必备的知识。护理管理工作贯穿于护理工作的整个过程,涉及护理工作的方方面面,各层次护理人员均负有管理的责任,均应知晓基本的管理知识,使之与护理事业的发展相适应。

4.有利于护理学科本身的发展　护理管理的科学化、现代化对于提高护理人员素质、促进医院建设和推动护理学科的发展起到了不可低估的作用。因此,护理人员应该系统而科学地掌握相关的管理学知识,提高管理能力。

五、护理管理者的角色与基本素质

(一)护理管理者的角色

1.明茨伯格的管理角色模式　加拿大管理学家亨利·明茨伯格(Henry Mintzberg,1939—)提出,护理管理者的工作可归纳为三大角色:即人际关系角色、信息传递角色和决策制定角色。

(1)人际关系角色:具体包括代表人角色、领导者角色、联络者角色。其中,代表人角色:又称为挂名首脑、象征性首脑,必须履行许多法律性和社会性的例行义务,也称代表人。领导者角色:负责激励下属;负责人员配备、培训以及有关的职责。联络者角色:维护自行发展起来的外部关系和消息来源,从中得到帮助和信息;向外界发布组织的计划、政策、行动、结果等。

(2)信息传递角色:具体包括监督者角色、传播者角色、发言人角色。其中,监督者角色:又称为监听者,主要寻求和获取各种内部和外部的信息,以便透彻地理解组织与环境。传播者角色:将从外部人员和下级那里获取的信息传递给组织的其他成员。发言人角色:维护自行发展起来的外部关系和消息来源,从中得到帮助和信息。

(3)决策制定角色:具体包括企业家角色、资源分配者角色、冲突管理者角色、谈判者角色。企业家角色:寻求组织和环境中的机会,制定"改进方案"以发起变革。资源分配者角色:负责分配组织的各种资源,制定和批准所有有关的组织决策。冲突管理者角色:又称为混乱驾驭者,当组织面临意外的混乱时,负责采取纠正行动。谈判者角色:在主要的谈判中作为组织的代表。

2.现代护理管理者的角色认知

(1)既是管理者又是领导者:如护士长在医院的角色层面属于基层管理者,而在科室层面里属于多层的角色,既是管理者,也是领导者。

(2)护理学科的带头人:医学科学的进步和发展,新的诊疗技术和现代化仪器广泛应用于临床,护理领域也随之产生了许多新技术和新业务,这就迫使护理人员探索和寻求相应的护理技术和临床经验,来指导临床实践、改进护理工作、提高工作效率。护理管理者大部分是从临床一线优秀护士中选拔出来的,他们具有扎实的专业理论知识、娴熟的操作技能和较广泛的医学、预防保健、心理学等相关知识,积累了丰富的临床资料。因此,护理管理者要善于捕捉工作中的科研信息,运用科学创新的思维,发现问题、提出问题、解决问题,使临床经验上升为具有科学依据和实用价值的新技术,推动我国护理事业的发展。

(3)"纽带"和"桥梁"作用:医院核心领导层制定的决策需要护理管理者及时观察执行,而执行后的效果反馈又需要护理管理者及时上传汇报,故护理管理者在临床一线护理人员之间起到的是"纽带"和"桥梁"作用。

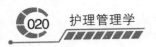 思政课堂

优秀的护理管理者——李秋洁

李秋洁——哈尔滨医科大学附属第二医院(简称哈医大二院)原护理部主任,第38届南丁格尔奖获得者,有着30多年的护理生涯,20多年的护理管理经验,她借鉴发达国家的先进经验,对护理模式进行了积极的探索和实践,带领哈医大二院近千名护士用两年的时间完成了国外发达国家近10年的发展历程,新的整体护理模式,并策划出一套关于护理工作的改革措施和管理办法,使哈医大二院的整体护理工作走在了全国护理的前列。

1. 注重护士长的选拔和护士长队伍的建设 护士长是基层的护理管理者,对全院的整体护理水平起着关键的作用。在选拔护士长过程中,除德才兼备外,李秋洁主任尤其注重应聘者的管理愿望和创新意识。因此,她充分利用定期召开的护士长例会来传授和灌输新的管理理念。她反复强调的观点是"二院非我发展,我靠二院生存",以此调动护士长,并通过她们调动全院护士的主人翁精神。同时,李秋洁主任重视目标管理和计划工作,使全院科室的护理工作能够按计划、有目标、有步骤地开展。对于聘任期满的护士长,考核合格者继续聘用,不合格者立即淘汰,在哈医大二院"能者上,庸者下"的理念已蔚然成风。

2. 意识超前,带出高外语水平的护理队伍 早在20世纪80年代初,李秋洁主任就强调护理队伍外语水平的重要性,并着手提高护士队伍的外语水平。她经多方协商开设了业务英语培训班和英语脱产学习班,选拔由各科室外语基础较好的护士作为学员进一步提高,并定期举办英语论文报告会和护士英语竞赛活动。目前,哈医大二院的很多科室的护士可以用英语进行交班及查房。

3. 营造积极向上的文化氛围 李秋洁主任定期举办哈医大二院各种形式的护理文化活动,如举办论文交流会、举行以爱岗敬业为主题的护士培训报告会,年终从服务态度、服务质量、业务能力等方面进行护士业绩综合考核,进行"十佳"护士评选和各科室护士竞赛活动,激发护士积极向上的工作和生活热情。

4. 落实整体护理,推行"以患者健康为中心"的服务理念 在推行整体护理的过程中,李秋洁主任不断调整护理服务的内容和方式,使患者满意度有了明显提高,这种动态的管理方式体现了质量改进的思想。在她带领下,哈医大二院护理部建立了一整套整体护理监控系统,成立各种监控小组,监督和检查护理的全过程,从而使护理质量得到不断提升。

(二)护理管理者的基本素质

1. **身体素质** 身体素质是管理者最基本的素质。护理管理者每日面对繁重的工作,没有健全的体魄和良好的身体素质,管理者就失去了事业成功最起码的条件。身体素质主要包括体质、体力、体能、体型和精力。

2. **政治素质** 护理管理者的政治素质主要体现在:护理管理者要爱党、爱国,拥有社会主义核心价值观、荣辱观和大局观。护理管理工作的复杂性、长期性和繁重性决定了护理管理者所从事的工作的艰苦性。这就要求护理管理者要具备不计得失、勇于牺牲和乐于奉献的精神。高度的责任感和强烈的事业心,能够正确处理国家、组织和个人之间的利益关系,不断提高自身的政治修养和

道德水平。

3.能力素质　能力是管理者把各种理论和业务知识应用于实践,解决实际问题的本领,是护理管理者从事管理活动必须具备的、直接影响工作绩效的基本素质。护理管理者的能力素质是一个综合的概念,包括以临床护理技能、护理工作程序管理技能以及护理风险管理技能等为主的技术能力;以处理人际关系、识人用人、调动人的积极性等为主的人际能力;以发现并解决问题、决策、应变等为主的概念能力;充分运用管理艺术包括决策艺术、指挥艺术、交谈艺术、激励艺术、协调艺术等能力,激发护士的工作热情和创造力。

不同层次护理管理者的能力要求并不相同。一般而言,高层护理管理者重在培养概念能力,中层护理管理者主要加强人际能力和运用管理艺术能力,而基层护理管理者则更偏重于技术能力。

4.知识素质　知识是提高管理者素质的源泉和根本。护理管理者不仅要具备医学、护理等区别于其他专业领域的理论知识和技术方法,还要掌握现代管理科学知识以及与护理、管理相关的社会、人文科学知识,以适应高速发展的、日趋复杂的综合性护理工作和管理活动的需要。此外,除了对知识的掌握外,管理者更重要的是运用这些理论、知识和方法解决护理管理中遇到的实际问题。

5.心理素质　心理素质是一个广泛的概念,涉及人的性格、兴趣、动机、意志、情感等多方面内容。良好的心理素质是指心理健康或具备健康的心理,能够帮助护理管理者在面对繁重工作时保持稳定的情绪和工作热情。优秀的护理管理者要学会扬长避短,具备好心态、好习惯、好性格、好修养、好口碑;既要培养、增强优良的心理素质,如事业心、责任感、创新意识、心理承受能力、较高的逆商和情商,也要注意克服挫折心理、从众心理、偏见、急功近利等负面心理,不断提高护理队伍的凝聚力和核心竞争力,带领团队成员很好地完成各项工作。

（赵美玉）

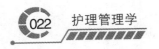

思维导图

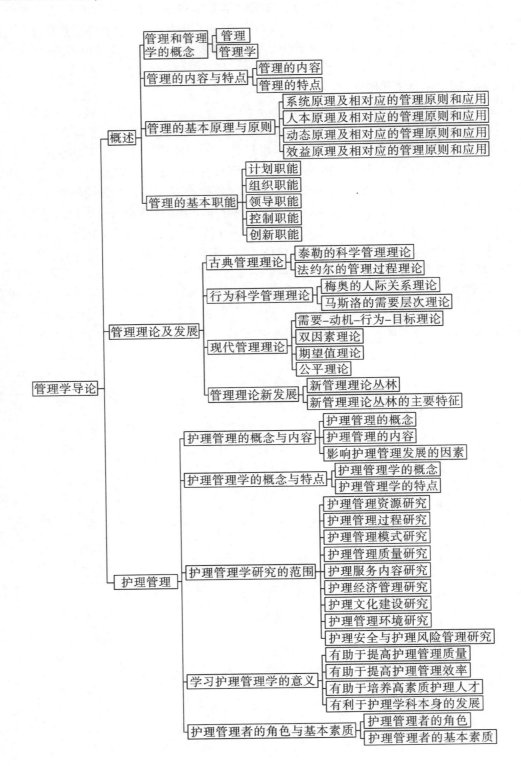

思与练

简答题

1. 简述管理学的基本职能、基本原理和相对应的基本原则。
2. 简述管理的对象与特点。
3. 简述护理管理学的概念。
4. 简述护理管理学的特点和研究范围。
5. 结合影响护理管理学发展的因素,谈谈学习护理管理学的意义。

第二章　计划职能

案例思考

南辕北辙是中国家喻户晓的成语。这个成语讲述了一个因为缺乏计划而导致目标难以达成的故事。这个故事的主人公满载着路途的补给,乘着速度最快的千里马,向着与自己目的地背道而驰的方向日夜兼程,当有人问他去哪里,质疑他的方向正确性的时候,他说我有充足的食物和最快的马匹,不愁到不了目的地。结果可想而知,他的马匹越快,他离目的地越远,甚至永远都到不了目的地。针对该故事情节,请思考:

1. 故事中主人公的行为为什么不能获得有效的结果?

思路提示:行动和目的相抵触。

2. 他在行动上缺乏什么?

思路提示:缺乏计划和明确的目标。

3. 如何看待和纠正主人公的这种表现?

思路提示:做什么事情之前,要根据实际情况,运用科学预测手段,通过全面分析和权衡,提出在未来一定阶段要达到的目标,并设定实现目标的途径。只有先找准目标和方向,制订详细的计划,有了明确的走向和路线,才能一路畅通无阻,最终实现既定目标。

第一节 概 述

计划职能是管理的首要职能。古人云:"凡事预则立,不预则废。"做任何事情均要谋划在先,行动在后,这是成功的保障,是实现目标的依据。计划为各项活动有条不紊的开展起到保证作用。计划管理的核心问题是通过方案择优实现组织目标,是利用管理的计划职能来实现组织目标的管理,是在未来活动的目标及通向目标的多种途径中,择优选出一种最符合客观规律以及当时实际情况的方案来实施的管理。因此,从本质上讲,制订计划的过程也是一个决策过程。

一、计划相关概念

1. 计划 计划是指组织根据社会环境的需要和自身的能力,确定组织在一定时期内的目标,并通过计划的编制、执行和监督,协调和合理安排组织中各方面的活动及种类资源,以顺利达到预期目标的过程。

2. 计划职能 计划职能就是明确管理的总体目标和各分支目标,并围绕这些目标对未来活动的具体行动任务、行动路线、行动方式、行动规则等方案进行规划、选择、筹谋的活动。

广义的计划职能是指管理者制订计划、执行计划和检查计划执行情况的全过程;狭义的计划职能是指管理者事先对未来应采取的行动所做的谋划和安排过程。

二、计划的特征

1. 目的性 各种计划及其辅助计划的制订都是为了完成组织的目标。因此制订计划时应把握组织的目标,使行动方案有利于实现组织目标。

2. 普遍性 一方面,计划工作是每位管理者必须进行的活动过程,只是根据各级管理者的层次、部门、职权不同,所进行的计划工作的侧重点有所不同。另一方面,计划渗透到其他各项管理职能中,既相互联系,又相互影响,共同发挥管理作用。

3. 效率性 通过制订计划不仅可以防止组织活动偏离组织目标从而确保实现组织目标,还可以预先选择最优的资源配置方案保证组织工作高效运行。

4. 前瞻性 计划工作是其他管理职能的前提,针对需要解决的问题和可能发生的变化等做出的预先设计方案,是一种创造性的管理活动。

5. 适应性 组织的内外环境不断变化,制订计划时要充分考虑各种影响因素,在实施计划阶段要对计划做相应的调整,使计划能适应环境的变化。

三、计划的分类

按照计划的层次、时间、重复性、范围、约束程度分为以下几种类型。

(一)按照计划的层次分类

按照计划的层次可分为战略计划、战术计划和作业计划3种类型。

1. 战略计划 指的是决定整个组织的目标和发展方向的计划。战略计划是如何实现战略目标

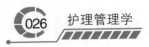
所进行的谋划,也是制订其他计划的依据。一般由高层管理者制订,时间跨度较大,对组织影响深远,涉及的职能范围较广。

2.战术计划 是战略计划的实施计划,较战略性计划更加具体。一般由中层管理者负责制订,通常按照组织的职能进行制订,涉及范围是指定的职能领域,时间跨度较短。

3.作业计划 作业计划是战术计划的具体执行计划。作业计划是为各种作业活动制订的详细具体的说明和规定,是实际执行和现场控制的依据,一般由基层管理者负责制订。

(二)按照计划的时间分类

按照计划的时间可分为长期计划、中期计划和短期计划3种类型。

1.长期计划 一般是指5年以上的计划,是建立在对未来发展趋势的一定预测、评估论证的基础上,规定了组织的各个部门在较长时期内从事某种活动应达到的目标和要求,制定了组织长期发展方向、方针和蓝图。长期计划由高层管理者制订,对组织具有一定的战略性、纲领性和指导性。

2.中期计划 一般介于长期和短期计划之间,是根据组织总体目标的完成要求进行制订,衔接短期计划和长期计划。

3.短期计划 一般指1年或1年以内的计划,是具体的工作部署、活动安排和应达到的要求,为各组织成员在近期内的行动提供了依据。

(三)按照计划的重复性分类

计划是为了完成目标而设置的,按照目标使用的次数可把计划分为持续性计划和一次性计划。持续性计划是为了重复完成某些目标而进行重复行动的计划;一次性计划是为了完成某一特定目标而制订的计划,目标完成后即废止。

(四)按照计划的范围分类

根据计划的范围可把计划分为整体计划和职能计划。整体计划是整个组织范围的全面计划,又称总计划;职能计划是各个职能部门以其业务为范围进行的计划。

(五)按照计划的约束程度分类

按照计划的约束程度可分为指令性计划和指导性计划。指令性计划是由主管部门制订,以指令的形式下达给执行单位,要求严格按照计划的方法和步骤执行,具有强制性的计划。易于执行、考核及控制,但缺少灵活性。指导性计划是由上层管理层下达下级单位,按照计划完成任务、目标和指标,对完成计划的具体方法不作强制性规定。

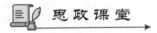
思政课堂

立鸿鹄志,做奋斗者

2018年5月2日,在五四青年节和北京大学建校120周年校庆日即将来临之际,习近平总书记来到北京大学考察,同师生座谈并发表重要讲话。习近平总书记说:"广大青年既是追梦者,也是圆梦人。追梦需要激情和理想,圆梦需要奋斗和奉献。广大青年应该在奋斗中释放青春激情、追逐青春理想,以青春之我、奋斗之我,为民族复兴铺路架桥,为祖国建设添砖加瓦。"青春理想、青春活力、青春奋斗,是中国精神和中国力量的生命力所在。结合习近平总书记重要讲话,有目的地引导护理专业学生用计划来指导自己的学习和生活,同时从"凡事预则立"的角度向学生讲明,计划对于其大学生涯、职业生涯的重要性。

四、计划的内容与步骤

（一）计划的内容

计划工作的内容非常广泛，计划工作的内容主要包括以下几个方面。

1. **宗旨**　宗旨表明了社会赋予一个组织机构的基本职能及使命。它规定了一个组织做什么及应该怎样做。组织的宗旨是制定具体计划的前提条件。宗旨要清楚而明确地阐述一个组织的服务对象是谁，他们的需要是什么，对组织的希望是什么等。例如，医院的宗旨是救死扶伤、治病救人等。

2. **任务**　任务是组织机构的作用，是社会赋予组织机构的基本职能，一个组织应该具有一个以上的任务。如WHO规定护士的任务是："保持健康、预防疾病、减轻痛苦、促进康复。"这是各国护理组织均应该完成的任务，并根据具体情况制定目标。

3. **目标**　目标是在宗旨、任务的指导下，整个组织活动要达到的具体效果。目标是最终的、可测量的结果。例如，某医院本年度护理文书书写合格率要求达到95%以上；我国预计到2025年，所有三级综合医院健全新入职护士培训机制，参加培训人员比例不低于95%。

4. **策略**　策略是实现目标而采取的具体谋略。策略是指管理者对未来行动的总体构想与实现目标的一整套具体谋略方案，是实现目标的指导方针。组织机构要制定切合实际的、有效的策略，首先必须进行自我评价。如医院为了发展某学科，制订调整人、财、物等资源的计划。

5. **政策**　政策是组织机构在决策或解决问题时用来指导和沟通思想与行动方针的规定或行为规范。组织的不同层次可以相应地制定不同层次的政策，用于规范各个职能部门的工作。用统一的政策指导，才能保证策略及整个计划体系的一致性。例如，国家卫生和计划生育委员会、国家中医药管理局制定的《医疗机构病历管理规定（2013版）》、医院内护士的资金分配政策等。

6. **程序**　程序是完成未来某项活动的方法和步骤，是将一系列行为按照某种顺序的排列安排。程序是通过对大量日常工作过程及工作方法的总结、提炼而逐渐形成的，对组织的例行活动具有重要的指导作用。例如，各项护理技术操作规程、护理程序等。

7. **规则**　规则是一种最简单的计划。它是在具体场合和具体情况下，允许或不允许采取某种特定行动的规定。规则一般不允许有灵活性及自由处理权，对执行者有较强的约束力。例如，超负荷运转技术操作原则、病区内要求"禁止吸烟"等。

8. **规划**　规划是为了实施既定方针，针对目标、政策、程序、规则、任务分配、执行步骤、使用的资源等而制订的综合性计划。规划可大可小，不同级别的组织都可以有自己的规划。规划一般是粗线条的、纲要性的。例如，护理人员在职培训计划包括培训目标、培训方法、培训要求、时间安排、经费等。

9. **预算**　预算是用数字表示预期结果的报告书，也可以称为"数字化"的规划。预算是组织对各类、各项可支配资源的使用计划。预算能使计划工作做得更细致、更精确，它包括人员、时间、设备、经费等方面的内容。例如，护士长年度管理岗位培训项目的经费预算，护理部制定的护理人员教育经费预算等。

> **记一记**
> 1. 计划的概念和分类。
> 2. 制订计划的步骤。
> 3. 计划在护理管理中的应用。

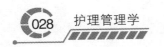

（二）制订计划的步骤

1. 分析形势　分析形势是计划工作的起点，能否制定切实可行的目标取决于对形势的分析是否全面客观。通常包括探讨未来可能出现的机会；明确自身的优势、短板，以便扬长避短；展望预期成果。例如，外部环境中社会发展的需求、行业竞争的态势、组织内部环境的实力（自身管理水平及资源储备）、服务对象的需求高低等。

2. 确定目标　在分析形势的基础上为组织工作机构或个人下一步工作制定目标，目标是组织行动的出发点和方向，决定着各种管理活动的内容、管理方法、管理结构的层次和人员的配备等。例如，医院管理者需在服务目标的方向指引下、明确事件完成的优先次序、预计完成计划时间和目标的结构基础上，进行下一步工作部署。

3. 评估资源　根据确立的目标及拟订完成目标需要的条件，分析本组织内现有和潜在条件的有利及不利因素，如组织机构的人力资源丰富程度、相关政策宽松程度，设备物质资源充足与否、技术力量是否雄厚、经费物资环境宽松程度及与相关部门的关系融洽与否等；对组织外部社会大环境的有利及不利因素，如人口、政策、法令、法规等进行全面分析。通常可以用 SWOT 分析法进行分析，其中 S（strength）指组织内部的优势，W（weakness）指组织内部的劣势，O（opportunity）指来源于组织外部可能存在的机遇，T（threats）指来源于组织外部可能的威胁或不利影响。例如，医院护理资源评估通常包括目前医院中护理部门承担临床工作量的轻重，工作人员编制数的多少，护士长学习时间的安排，医院及科主任的支持程度，护理培训场所、师资、教材、经费、护士长自身学习热情等方面。

4. 拟定备选方案　在评估组织现状和条件的基础上，根据目标提出多个备选方案。一个计划工作配有多个备选方案，可使计划工作更具有合理性和灵活性。管理者一定要充分发动组织成员，鼓励他们发挥创造性思维，认真听取他们提出的任何意见或建议，集思广益，发扬集体智慧，利用集体优势创造出尽可能多的备选方案。拟定备选方案应考虑到：①方案与组织目标的相关程度；②可预测的投入与效益之比；③公众的接受程度；④下属的接受程度；⑤时间因素等。

5. 比较方案　备选方案拟定后，认真考察、分析、论证每一个方案，对每个方案的评价与组织目标的衡量标准进行比较。可以采取专家论证、同行评议、群众评定等方式；对每种备选方案进行比较、分析、评价。为了能够客观评价每个备选方案，可以按拟定备选方案步骤中所提及的 5 个应考虑因素，给予一定的量化评分，也可以用优、良、中、差的等级评定。总之，在比较各方案中，应注意分析实现预期目标的可行性、社会和经济效益、时间成本等各种影响因素。

6. 选定方案　这是计划工作的关键。对各个备选方案进行充分的分析、比较、评价后，选择一个得分最高的或等级为优的方案为最佳方案。这个方案必须是可行性、满意性和效益性三者结合最好的方案。

7. 制订辅助计划或派生计划　选定了基本方案后，将总体计划进行分解，列出单项计划或辅助计划，例如，人、财、物等单项计划，以辅助和扶持该方案。如在提高护士科研能力的总计划中，举办护理科研学习班计划、组织成员查阅文献计划、申请专家辅导计划等均属辅助计划。

8. 编制预算　这是计划工作的最后一步，是对选定方案中所涉及的有关经费进行测算，使之数字化，包括业务活动、人员培训、护理设备等专项和综合经费，并报医院领导审批。预算是衡量计划工作进度和完成程度的重要标准。

五、计划在护理管理中的应用

护理管理中的计划涉及护理业务的诸多方面，主要包括以下几点。

1. 护理安全质量及服务计划　主要是围绕保障患者安全,提高护理专业能力和服务水平,提升护理质量方面的计划。如医疗护理服务行动改善计划、优质护理服务计划、患者及陪护管理计划、降低不良事件发生率计划、质量控制计划、突发事件应急及风险应对计划等。

2. 护士管理计划　主要是为了实现目标所必需的优质人力资源计划,以促进专业发展、学科建设方面的计划。如护士的甄选与招聘、继续教育、培训、晋升晋级、考评、奖惩计划;中长期专科护士培养计划;人才梯队建设计划等。

3. 预算计划　包括人力预算、物资预算、日常护理运转预算、教育经费预算、科研经费预算等。

第二节　目标管理

目标管理是由组织中的管理者和被管理者共同参加目标制定,在工作中实现自我控制,并努力完成工作目标的一种管理思想和方法。目标管理既是一种控制手段,也是一种激励方法。目标管理方案中包括目标具体性、参与决策、明确的时间期限和绩效反馈 4 个基本要素。目标管理具有以下几个方面的特点。

一、目标管理的特点

1. 强调"参与式"管理　目标管理要求上下级之间通过充分沟通,共同参与具体目标、行动计划和奖惩事宜的制定,同时在目标的实施和评价过程中也要共同参与。在目标管理的过程中始终强调目标执行者参与管理。这种"参与式"的管理激发了员工的责任感和创造性,有利于员工潜能的发挥。

记一记
目标管理的概念。

2. 强调"自我"管理　目标管理是一种民主的、强调员工自我管理的管理制度,用自我管理代替"压制性管理",这种自我管理可以成为更强烈的动力,促进员工经常对照标准"自我评价",改进工作中的错误和不足,尽自己最大努力把工作做好。

3. 强调"自我评价"管理　目标管理强调自己对工作中的成绩、不足、错误进行总结,经常自检自查,不断提高工作效率与质量。

4. 强调"整体性"管理　目标管理把组织的总体目标层层分解,各分解目标要以总目标为依据,方向要一致,每个部门、每个成员需要相互合作、共同努力、协调一致,保障完成总体目标。

二、目标管理的过程

目标管理的基本过程划分为 3 个阶段,即制定目标、实施目标、考核目标,形成循环周期,三者互相制约、周而复始。

(一)制定目标

制定目标阶段主要是建立一套完整的目标体系,是实施目标管理的第一步,也是最重要的一步。如果目标设置合理、明确,则以后各阶段的实施和评价就容易进行。此阶段可分为 3 个步骤。

1. 制定总目标　制定总目标一般由高层管理者根据组织的长远规划和所处的客观环境,结合自身组织的情况,确立一个暂时性的组织总目标,再在组织中共同讨论后,修改、调整、确立一个明确的组织总目标。

2.确立下级目标 确立下级目标一般由下属及个人负责,根据组织结构和职责分工,确立各级部门的分目标,并经过充分讨论确立分目标的责任主体。在制定具体目标时应注意:①下级目标或分目标在总目标指导下制定,分目标要支持总目标,个人目标要与组织目标协调。②目标必须有重点,不宜过多。③目标尽量具体化、定量化,以便测量。④对具体目标进行认真审核,审核内容是否清晰和明确、目标的高低是否适当、目标的分解是否客观、有无时限和主次等。

3.建立协议 建立协议是指上下级之间就实现目标所需要的各项条件,物质保证、权利保障及实现目标后就相应的奖惩达成协议,使目标与责任、权利、利益相一致。

(二)实施目标

完成目标主要由执行者自我管理,自行决定完成目标的方法和手段。目标执行者按照目标总体要求,调动各种积极因素,发挥自己的聪明才智,确保目标实施。由于形成了目标体系,一环失误,可以牵动全局。因此,管理者应对目标实施工作进行定期指导、协助、咨询、监督、检查,同时提供支持和良好的工作环境和信息情报。必要时及时调整各级目标。

(三)考核目标

在规定的期限内,上下级共同对目标完成情况进行检查和考核,是目标管理的特点。考核方法可依目标的性质而异,一般可按下列程序进行目标实施的考核和评价。

1.自检 自检是指由实施者自我检查目标完成结果。

2.商谈 商谈是指上级检查目标完成情况后采取商讨形式,对自检结果提出看法,为再次制定更高目标提供参考依据。

3.评价 评价是指目标实施最终结果要与成绩或不足结合进行评价,给予相应的奖惩,评价可分为4个等级:超过预期目标为A级;完成预期目标为B级;未达到预期目标为C级;结果与预期目标相反为D级。评价方法可通过自评后再进行评议,经上级核实确定。

4.再次制定 再次制定是指通过评价目标实施结果后,对于不达标项目进行重新调整,再次制定另一目标,进入目标管理另一循环。

三、目标管理在护理管理中的应用

1.制定目标科学合理 科学合理的目标是目标管理的前提和基础,在护理部制定总任务目标后,作为科护士长、病区护士长,要对护理部提出的总目标有充分的理解和认识,在此基础上可以对总目标提出不同见解,以期目标更加合理和可行。总目标一旦确定,科室和病区制订分目标以及每一位护理人员的个人目标。用总目标指导分目标,用分目标保证总目标的实现。

2.加强管理体系的控制 在进行目标管理过程中,要建立完善的指导及管理体系,协调落实实现目标的人、财、物、技术及信息等各类资源,指导落实目标管理的内容、方法、任务,对时间进度进行把控,掌握管理方向,督促检查及考核,跟踪每一个目标的进展。实施目标管理期间,应定期召开会议,了解进度,发现问题及时分析、协商和处理,鼓励下属并给予正强化刺激,确保目标运行方向正确、进展顺利。

3.发挥全员"自我控制管理" 目标管理是管理者与员工在具体、特定和明确的目标上达成协议,并定期以目标为依据来检查和评价自身工作的一种管理方法。员工必须要根据实现目标的要求来约束自己和完成工作,因此只有提高和发挥员工的自我控制管理能力,才能有效实现共同的方向和目标。

4.明确目标责任主体 各层级责任目标制定后,护理部应组织全院各护理相关科室或病区建立完整的目标实施体系,责任到人,使每位护理人员的工作直接或间接地同护理部、科室总目标联系起来,明确各层级护理人员实施目标管理的任务和进展,充分发挥自身价值,增强护理团队凝聚力,有效提高工作效率。

5.强调人人参与 目标管理非常重视上下级之间的协商、共同讨论和意见交流。通过协商,加深对目标的了解,消除上下级之间的意见分歧,取得上下目标的统一。各级管理者应将目标层层分解,适当授权,做到责权一致。由于目标管理强调医院或科室全体人员的共同参与,尊重员工的个人意志和愿望,充分发挥员工的自主性,强调自我控制和自我管理,改变了由上而下分派工作任务的传统做法,有助于调动护士们的工作主动性、积极性和创新性。

6.注重对结果进行绩效考核 目标管理属于结果导向型的考核评估方法之一,以实际成果或结果为基础,考核评估的重点是员工工作的成效和劳动结果。实施目标管理,要建立一套完善的绩效考核体系,从而能够按照护士的实际贡献大小和工作成就客观地评价每一个人。任何一个目标的达成和实现,都必须有一个严格的考核评估计划和方案。考核评估工作必须选择执行力强的人员进行,必须严格按照目标管理方案,逐项进行考核并做出结论。对完成目标管理成效显著、成绩突出的科室或个人进行奖励,对未达到目标、失误多、影响整体工作的团队或个人进行处罚,真正达到表彰先进、鞭策落后、奖优罚劣的目的。

7.做好宣传教育 实施目标管理前,管理者应加强宣传教育工作,清晰地说明护理部实施目标管理的目的,让各级人员了解目标管理方法、作用、意义和内涵,明确护理部的任务、工作标准、资源及限制条件等,统一认识,上下一致,共同完成目标。

8.提高护理管理者的认知 高层护理管理者要对目标管理有全面统一的认识,理清目标管理与护理活动的关系及在绩效评价时的作用,并且对实施目标管理给予支持,保证总体目标的实现。

第三节 决策管理

管理者在管理过程中要履行计划、组织、领导、控制等各种职能,这些均需要做出决策。决策普遍存在于社会生活的各个领域,贯穿于领导和管理过程的始终。美国管理学家赫伯·西蒙就曾说过:"管理就是决策。"决策理论认为,决策是管理活动的核心,决策贯穿于管理活动的全过程。这一论述已充分说明了决策在管理中的重要地位和作用。决策正确与否直接关系到工作的成效,甚至关系着组织的兴衰存亡。目前,决策作为管理学的重要内容之一,已逐渐发展成了一门独立的学科——决策学。护理管理者必须充分认识到决策的重要性,掌握科学决策的程序和方法,才能做出正确的决策,提高管理水平和质量。

一、决策的概念及类型

(一)决策的概念

决策就是决定策略。简而言之是领导者经过研究和思考,从几种方案、几种计划、几种意见或几种安排中,选择出一种最好的方案、计划、意见或安排的过程就是决策。具体来说,决策有广义和狭义之分,广义上的决策可以理解为做出决定,是指决策者在管理活动中,为了实现预定目标而制定、选择、实施行

记一记
1.决策的概念。
2.决策管理的过程。

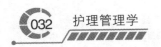

动方案,做出各种选择和决定的过程。狭义的决策专指决策者对行动方案的最终选择,是组织为实现一定的目标,制定两个或两个以上的备选方案并从中选择一个合理方案的分析判断过程。

(二)决策的类型

决策管理的类型多种多样,按照不同的分类依据可以将决策分为不同类型。如按决策主体可分为集体决策和个人决策;按决策的范围可分为宏观决策和微观决策;按决策的重要性可分为战略决策和战术决策;按决策的性质可分为规范性决策和非规范性决策;按决策的环境因素可控程度可分为确定型决策、风险型决策和不确定型决策;按照对决策问题的了解程度可分为常规性决策和非常规性决策。尽管决策种类多样,但较为重要的类型有以下几种。

1. **集体决策** 集体决策是由管理者集体做出的决策。在我国,各级组织普遍实行集体领导与个人分工负责相结合的民主集中制。因此,凡是重大的问题,均由集体商讨后共同做出,每个管理者都不能独断专行。

2. **规范性决策** 规范性决策又称常规性决策或确定型决策,就是那些带有常规性、反复性的例行决策,这种决策可以按照既定的程序、模式和标准来进行,所以又称为程序性决策。通常用于解决一般性问题。基层管理者一定要掌握这种程序化决策的方法,对经常出现、有固定的处理规范、有章可循的问题按常规做出决策,如护理部根据医院护理发展的需要,每年有计划地引进护理人才、办公室定期订购办公用品、护士按常规先处理病情最重的患者等。

3. **非规范性决策** 非规范性决策又称非常规性决策或非确定性决策,是指对那些过去未曾发生过的、偶然出现的、一次性的、史无前例的、非例行的问题所做的决策,也称非程序化决策。非规范性决策一般要体现决策者的创造性,风险较高,所以一般高层管理人员必须掌握。但是规范性决策和非规范性决策有时很难区分,如某一决策从未出现过,当它首次出现时肯定属于非规范性决策,但当随后多次重复出现,它就变成了规范性、常规性决策。非规范性决策又包括风险型决策和博弈型决策。当存在两种以上的备选方案,而选任何一种方案均有利有弊,这时的决策就是风险型决策。当决策涉及的是同某一对手竞争的问题时,这一类型的决策就是博弈型决策。

二、决策管理的原则

1. **信息真实全面** 要找出关键性问题,把握问题要害才能做出正确的决策,信息数据的真实性、全面性和准确性至关重要。正确的信息才能得出科学、审慎的决策结果。

2. **明确决策目标** 应明确组织要解决的问题及整体目标,并且组织中的每一项决策应围绕整体目标开展,才能做出符合实际的决策。

3. **对比择优** 方案的可行性是实现预期目标,要考虑各种因素,需要对至少两个的可行方案进行选择和比较,针对各种影响因素及不可控因素进行权衡,择优选择。

4. **综合评价可行性** 对决策方案要进行综合评价,进行可行性研究。要充分评估决策方案完成所要求的主客观条件的承接能力,预测决策结果及实施后的影响,权衡利弊,周密审定和评估实际情况,进行可行性分析后审慎选择。把握和控制风险决策要尽量收集全面的信息,对未来进行判断和找出妥善的方案,抓住决策时机,敢冒风险又不蛮干,评估各方案的风险程度,并拟定相应对策。

三、决策的程序

决策必须程序化。决策作为管理的一种活动,包含了一定的步骤和程序,虽然各领域决策的具体过程不尽相同,但就一般决策程序而言,主要分为以下八大步骤。

1. **发现问题**　发现问题是决策的起点,是进行科学决策的前提,也是领导者决策的集中反映。决策是为了解决问题而做出的决定和采取的行动。只有发现问题,搞清问题的性质,找出产生问题的原因,才能确定目标,并进行决策。决策者要善于在全面调查研究、系统收集环境信息的基础上发现差距,在众多的问题中,抓住主要问题。

2. **确定目标**　目标是决策的方向,管理者确定了要解决的问题,就要针对问题确定解决问题所要达到的目标,这就是确定目标。确定目标是进行科学决策的重要一步。没有目标的决策,是盲目的决策。目标选择不准确,势必导致决策的失误。好的目标应具备以下4个条件:一是目标内容的含义应十分明确,不能含糊不定;二是应确定实现目标的责任人,不能无的放矢、放任自流;三是应将目标具体化、量化,具有可操作性;四是目标的设置应适当,不能不切实际、好高骛远。

3. **拟定可行方案**　发现存在的问题、确定了正确的目标之后,就要从多方面寻找实现目标的有效途径。这一步工作做到了,目标的实现就有了可靠的基础。绝大多数决策都是在已形成的方案中经过选优而做出的。所以,制定可供选择的各种方案,是决策的重要步骤。科学决策的一个特点就是它的选择性。仅有一个方案,就无从比较,无从选择,也就难以做出"满意"的决策。

4. **提供备选方案**　一个备选方案的产生,至少要经过两步。一是初步设计。所谓初步设计,就是根据目标,大致勾勒出各种不同的方案,提出轮廓的设想。其基本做法是,先从已知条件中做出简单方案,在简单方案的基础上,再拟定较复杂的方案;先考虑易于控制的有把握实施的方案,再考虑较难控制的、把握不大的方案。二是具体设计。所谓具体设计,就是对初步设计出来的方案进一步修改、补充、完善,拟定出具备执行条件的各种方案。这一步还应包括四方面的内容,即本方案的各个构成要素;本方案中各要素之间的相关性分析;实施本方案所需要的条件;对可能产生的实施结果做综合评估。只有具备以上内容的方案,才能提供给领导者选优。

5. **评估方案**　在这一步骤中,领导者凭借自己的经验、才能,对提供选择的几种方案,从总体权衡利弊,进行综合评价,最后选出"满意"方案,或者在诸方案的基础上,归纳出一套"满意"的方案。方案要选择得好,必须具备两个条件:一是要有一个合理的选择标准;二是要有一个科学的选择方法。为了追求优化的"满意"方案,应有一个统一的选择标准。"满意"的决策应当符合以下3个标准:①全局性标准,这是选择方案的首要标准。②适宜性标准,方案选择时不能一味追求最优、最佳的决策,而是首先选择合理、适宜、满意的方案。③经济性标准,任何决策都要从经济方面进行评估和比较,争取以最少的投入获得最大的效益。对于风险型决策,还应有动态性标准,因为风险型决策的主要特征是不确定性。因此,对于这类决策应当制定出具有不同决策变量的各种备选方案。

6. **选择方案**　综合对比评价是选择、优化方案的有效方法,具体挑选方案的方法包括:①经验判断法,即对各个备选方案选择、优化的标准,经过反复的对比、筛选,逐步缩小选择范围,最后确定"满意"方案,这种方案常用于以定性为主的决策选择;②数学模型法,这是一种定量分析的方法;③模拟试验法,如实验室试验、计算机模拟等。

7. **实施方案**　方案的实施是将决策意图传递给有关人员并得到他们采取行动承诺的过程,做出的决策是否科学,有待于在实施过程中检验。一般情况下,人们的认识只能大致而不能完全同客观实际相一致,领导者所做的决策在实施过程中不可避免地要根据实际情况的变化而不断地进行调整、修改,甚至作大的改变。这一步骤应包括:组织发动、落实责任、监督检查、反馈评价。

8. **评价决策效果**　决策实施的过程,又是信息反馈的过程。领导者在确定方案时,尽管已经尽可能地对实际情况作了评估,但实际情况是丰富的、多变的。实际情况与方案的关系,大体上有这样几种可能:①实际情况与决策方案在方向、途径方面基本一致,只是在个别问题上有一些偏差。

领导者只要对方案做一些局部的调整即可。②偏差较大，如果坚持既定决策方案，就会产生较严重的不良后果。此时领导者应对方案做重大修正。③实际情况发生了重大变化，使既定方案不可能继续实施。此时领导者应该寻找新的决策方案。因此，在方案的实施过程中，领导者要注意收集有关信息，了解反应和动向，对决策的实施情况进行追踪评价，根据信息反馈，及时做出调整和修正。管理者的行为是要掌握全部的管理技能，在适当的场合加以应用，并把注意力投入需要思考的新问题上。对于一个合格、优秀的决策者，熟练运用程序化决策是基本前提；而往往如何运用非程序化决策更能考察决策者的决策水平。决策者要在熟练运用程序化决策的前提下，运用直觉、判断和创造性提高自己非程序化决策的能力。

四、决策管理在护理管理中的应用

护理管理者应掌握科学决策的基本程序与方法，在结合护理工作的实际情况下，集思广益，不断提高决策能力与管理水平。在管理决策的过程中，常用的方法有以下几种。

1. 头脑风暴法　头脑风暴法指为了发挥集体决策的作用和创造性，提高决策的质量所采取的一种常用方式。通过共同讨论具体的问题，产生尽可能多的设想、意见和建议，并不需要考虑其质量，主要用于收集新设想和创造性建议。一般是将参与成员集合在一起，提出需要解决的问题，在充分开放的氛围下，成员独立思考，广开思路，畅所欲言，激发创造性，每个人的建议越多越好，成员间互相不作任何评价，对彼此的想法可以相互补充和完善。

2. 德尔菲法　德尔菲法是采用匿名发表意见的方式，通过多轮次对专家进行调查，获取对问卷所提问题的看法，并经过反复征询、归纳、修改，最后形成专家一致性的内容，作为预测的结果。具体实施步骤包括：①根据预测问题和涉及面的要求，确定专家人数。②向所有专家提出问题及背景材料，由专家作书面答复。③各专家根据自己的判断独立给出预测结果和意见。④将各位专家的第一次判断意见汇总后，进行归纳对比，再发回各位专家。⑤每位专家在第一次结果的基础上，再提出修改意见和方案。⑥可重复收集意见和信息反馈，直至专家间的意见基本一致。德尔菲法是一种成本较低、效果较好的决策方法，具有一定的科学性和实用性。本方法采用背对背的方式，每位专家能够独立做出自己的判断，避免受到各种因素的影响，结论更具有可靠性。逐轮收集意见和反馈信息是德尔菲法的主要环节，通过充分发挥个人的经验和学识，广泛吸收归纳不同专家的意见，使专家的意见逐渐趋同，保证最终结论的客观性和一致性。但此方法受主观因素影响较大，也难以进行专家间思维启迪探讨。

3. 专家会议法　专家会议法指选定一定数量的专家，按照一定方式组织专家会议，充分利用专家群体的创造性思维和专业特长，集合集体智能资源，相互交换意见，互相启发，通过信息交流产生创造性思维活动，为决策提供有成效的成果。专家会议法的不足之处是，要避免固执己见以及对权威和大多数意见的附和与屈从。

4. 名义群体法　名义群体法是在集体决策中，如对问题的性质不完全了解且意见分歧严重，可采取限制讨论的名义群体法。通常把参与决策的成员集中在一起，但成员间不讨论，互不沟通，针对要解决的问题独立思考，召集人要求每个成员把自己的方案和意见写下来，作为备选方案，所有成员进行投票，并根据投票数量确定最后方案。

5. 互动群体法　互动群体法指通过会议的形式，参与的成员聚集在一起，面对面讨论所要解决的问题，相互启发，共同决策形成可行的方案。此种方法简单易行，成为常用的管理决策方法。

6. 调查研究方法　调查研究方法指人们有目的、有意识地认识事物和现象的做法。护理管理者要做好工作决策就要把握好所面临的问题，应进行深入调查研究，了解事实、要求及状况，为制定相应的举措提供依据。调查研究方法包括问卷法、观察法、访谈法及文献调查法等。

第四节 项目管理

项目管理是指项目管理者在有限资源的约束下,运用系统的方法和理论,对项目涉及的全部工作进行有效的管理,使项目从决策到实施全过程进行计划、组织、指挥、协调、控制和总体评价,以实现项目的特定目标。

一、项目管理的要素

为有效地完成项目,实现良好的项目管理过程,项目管理与多个要素相关联,包括项目、活动、项目相关人、项目进度、目标、计划、资源与需求等。

1. 项目　是为创造独特的产品、服务或结果而进行的一次性努力。

2. 活动　是项目执行的工作元素。一个活动通常涉及预计的时间、成本和资源需求。活动有起点和终点,通常与任务相互通用。

3. 项目相关人　是通过合同和协议联系在一起的参与项目的各方人员。

4. 项目进度　是执行项目各项活动的计划日期。按照日期先后顺序排列活动启动和完成的日期。如果进度延期,成本将不可能控制;如果将成本维持不变,产品性能将不可靠。

5. 目标　是项目需要达到的最终结果。是为了完成项目必须做出的可测量的、有形的或可验证的任何成果、结果或事项。可分为必须满足的规定目标和附加获取的期望目标。前者包括质量目标、时间目标、利润成本目标等;后者包括有利于开拓市场、正确支持及减少阻力等目标。

6. 计划　是指未来行动过程中的预定路线。是为了达到特定目标预先策划好的具体方法。项目计划和调度是项目成功的最重要的因素。

7. 资源　是一切具有现实和潜在价值的物质,分为自然资源和人造资源、内部资源和外部资源、有形资源和无形资源。

8. 需求　是项目发起人或顾客的要求,是制定项目目标的前提。由于对项目的需求和期望不同,要求项目管理者统筹兼顾和密切配合,保证项目顺利完成。

二、项目管理的过程

项目管理的过程包含5个阶段:项目的提出和选择、项目的确定和启动、项目的计划和制订、项目的执行和实施、项目的追踪和控制。

1. 项目的提出和选择　首先根据临床工作提出需要,然后进行项目识别,也就是根据实际需求,明确做什么项目可以满足需求。项目选择是在综合分析多种因素,对项目设想进行比较、筛选、研究后,最终付诸实践的过程,这个过程分为3个阶段:①项目构思的产生和选择。项目构思主要指借鉴他人经验提出项目,包括创新和突破两种方法。创新是将新技术运用到项目中,但仍生产原产品或提供原服务。如医院已经开展经外周静脉行中心静脉置管(PICC)的护理项目,在此基础上,引进新技术开展超声引导下的置管方式以提高置管率和安全性;突破则是应用新技术生产新产品或者提供新的服务项目,如专科护士在门诊开展 PICC 维护等的服务项目。②建立项目的目标和明确项目的定义。即通过制定项目目标并对目标加以说明形成项目定义,包括项目的构成和界限的划定以及项目说明。③项目的可行性。需要针对实施方案进行全面的论证,以确定立项的依据。除上述 3 个阶段外,还需要遵循以下原则进行项目的选择。项目选择的原则:①科学化原则,项目选择要以科学理论为指导,尊重客观规律。②民主化原则,项目选择要广泛征求意见,反复论证,避免凭个人主观经验决策。③系统性原则,全面考虑和协调处理与项目有关的各方面信息。④效益性原则,项目选择要追求项目效益最优,获得微观效益与宏观效益的统一,近期效益和远期效益的统一。

2.项目的确定和启动　针对拟定的项目,以书面形式说明项目目标、项目的必要性、可产生的效益、需要投入的资源,并申报权力部门批准。书面文件包括项目建议书和可行性研究报告。通常情况下,项目建议书包括项目的必要性、市场状况和发展趋势、项目方案、所需要的资源和条件、优劣分析、效益评估等。可行性报告包括一般技术、组织体系、财务及经济 4 个方面的可行性。可行性报告一般包含实施要点、项目背景和历史、现有需求和服务能力、资源投入、项目设计、项目实施后的组织结构和管理、项目执行、效益评价。也可归纳为技术可行性、组织体制可行性、财务可行性、经济可行性 4 个方面。

3.项目的计划和制订　项目计划是项目组织根据项目目标的规定,对项目实施工作所进行的各项活动作出的周密安排。项目计划围绕项目目标来系统地确定项目的任务、安排任务进度、编制完成任务所需要的资源预算等,从而保证项目能够在合理的工期内,用尽可能低的成本和尽可能高的质量完成。项目计划的形式包括概念性计划、详细计划及滚动计划等。项目计划的种类包括工作计划、人员组织计划、技术计划、文件控制计划、应急计划及支持计划等。项目计划的内容包括项目范围计划、项目进度计划、项目费用计划、项目质量计划、沟通计划、风险应对计划、项目采购计划、变更控制计划等。

在项目计划制订过程中必须明确 5 个基本问题:①项目做什么,即项目要实现什么样的技术目标。②如何做,即制订工作分解结构图,将技术目标分解到具体可实现的工作清单中。③谁去做,即明确人员使用计划,并在工作分解图中注明。④何时做,即明确进度计划,在何时实施、需要多长时间、需要哪些资源等。⑤用什么方式做,即明确费用计划,实施项目需要多少经费。项目计划是项目实施和完成的基础和依据,其质量是决定项目成败、优劣的关键性因素。

4.项目的执行和实施　首先要进行项目实施准备,进行计划核实和签署,并实施动员,激发员工的工作热情。然后进行项目执行,由项目管理人员管理各种技术和组织机构,协调项目内各子系统和项目内外的关系,保证项目顺利执行。为保证项目按计划进展,要对项目进行控制,也就是建立项目管理组织机构,负责组织工作及协调项目内各子系统和项目内外关系和衔接,以保障项目的顺利实施和完成。项目管理者应定期了解项目进展情况并提供项目进展报告。同时还需要随着对项目内容认识的加深、个人能力的提高和环境条件变化,制定和修改控制标准,持续监测项目进度,注重采取预防性控制。

5.项目的追踪和控制　为保证项目按照计划完成,必须要对项目进行控制。项目控制过程就是项目管理者制定项目控制目标,建立项目绩效考核标准,根据项目进展的状况,对比目标计划,衡量实际工作状况,获取偏差信息,分析偏差产生的成因和趋势,研究纠偏对策并采取适当的纠偏措施。项目控制是跟踪实际绩效,持续监测项目进度和分析项目进展情况,根据需要重新计划的过程。项目控制方式包括前馈控制(事先控制)、过程控制(现场控制)和反馈控制。控制的内容包括进度控制、费用控制及质量控制等。

三、项目管理在护理管理中的应用

项目管理作为一种全新的管理模式,为护理管理人员提供了具体的管理工具和管理思路。护理管理者在运用项目管理时需要把握以下几个关键点。

(一)掌握项目管理内容

设定好项目管理内容是做好项目管理的基础和保障。项目管理内容包括以下几个方面。

1. 项目管理范围　是为了实现项目的目标,对项目范围的界定、规划及调整等工作内容进行控制的管理过程。

2. 项目时间进度管理　是为了确保项目最终按时完成所采取的一系列管理过程。包括项目活动排序、时间估计、进度安排及时间控制等具体活动。

3. 项目成本费用管理　是为了能够按照预算完成项目,保证实际成本和费用不超过预算成本和费用的管理过程。包括资源合理配置和使用,成本、费用预算分析及控制等工作。

4. 项目质量控制管理　是为了确保项目达到目标所规定的质量要求,对质量规划、质量控制和质量保证所实施的一系列管理过程。

5. 项目人力资源管理　是为了保证所有项目关系人充分发挥作用,达到最大工作效能的管理过程,包括组织的规划、团队的建设、各类人员的选聘和合理使用等一系列工作。

6. 项目沟通管理　在项目管理过程中,对项目规划、进度报告及各类管理措施等进行适时沟通,以确保项目信息的合理收集和传输,保障信息准确及畅通。

7. 项目风险应对管理　是对项目可能遇到的各种不确定因素进行管理。它包括风险识别、风险量化、制订对策和风险控制等。

8. 项目采购管理　是对项目实施的资源和服务需求采取的管理措施。包括采购计划、采购与征购、资源的选择以及合同的管理等方面。

9. 项目集成管理　是为了整体掌控项目的进展,确保项目各项工作能够协调、配合开展,要对项目的实施和变化做出全局性的管理和控制。

(二)设置项目管理专门机构和人员

针对项目的规模、复杂程度、潜在风险等因素设置项目管理的专门机构及项目专职人员,对项目进行专门管理,加强组织协调与配合,对任务进行联系、督促和检查,不断处理和研究解决新技术、新状态和新问题。必要时设置项目主管,对项目进行临时授权管理。主管部门或主管人员在充分发挥原有职能作用或者岗位职责的同时,全权负责项目的计划、组织与控制。

(三)明确目标和计划

项目的目标是完成项目的指南,理解和明确目标是首要任务。在目标细化、技术设计和实施方案的确定后做出周全的计划是项目成功的基础。周全的计划是相对应阶段的目标和工作精准定义,包括对项目范围、质量要求、时间进度和支配、工作量计算、预算费用、管理支持性工作等详细的实施方案进行思考和制定。明确目标和计划是避免走弯路和造成资源浪费的保证。

(四)明确和了解项目管理者的角色

在项目管理中不同职能部门的成员因为某一个项目而组成团队,项目经理是项目团队的领导者,所肩负的责任就是领导团队准时、优质地完成全部工作,实现项目目标。项目的管理者是项目执行者,更重要的是了解整个项目需求、项目选择、计划的全过程,并在时间、成本、质量、风险、合

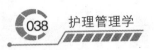
同、采购、人力资源等各个方面对项目进行全方位的管理,还要及时处理需要跨领域解决的复杂问题。

(五)打破传统管理思路

在项目管理中应运用矩阵结构的组织形式,对项目进行综合管理。矩阵结构就是由纵横两套管理系统组成的矩阵组织结构。部门职能系统为纵向的组织,项目系统组成的是横向的组织。在运行中,横向项目系统与纵向部门职能系统两者互动交叉重叠,充分发挥矩阵组织的强大力量。因此要打破传统管理思想中的条块分割、各行其是的局面,使项目在某一职能部门的负责下,做好全方位沟通,部门间协同配合,大力支持,从而共同解决问题来确保项目的顺利完成。比如,医院感染管理科要建立全院院内感染监测系统,需要组成临床科室护士、医生和管理者参与的项目组织。医务部、护理部、医院感染管理科是医院的职能部门,医生、护士是临床科室人员,医生由医务部和科主任管理,护士由护理部管理,在医务部、护理部和医院感染管理科协同下,建立了由医院感染管理科牵头,由各临床科室医生、护士组成的院内感染上报及管理组织,来完成医院的感染控制工作。

(六)加强监测,及时评估

及时定期监测项目实际进程,明确实际进程与计划进程的差距和变化,及时调整是有效完成项目管理的关键。当项目完成后,护理管理者应针对项目团队完成情况进行反馈,对项目绩效进行评估,总结经验,为今后的项目管理提供可借鉴的建议和意见。

第五节　时间管理

时间是一项特殊、不可替代、不可或缺的资源。在历史的长河中,时间是取之不尽、用之不竭的,但对个人而言,时间又是有限的。时间对于每个人都是公平的,过去的时间将不会倒转,不可再生和重新来过。在今天这个信息时代里,人们的工作和生活节奏日益加快,如何抓住转眼即逝的时间,最大限度地提高时间的利用率和有效性,充分地体现生命的存在价值和创造价值,是每个人都要思考的问题。

时间管理是指在同样的时间消耗下,为提高时间的利用率和有效性而进行的一系列活动,它包括对时间进行计划和分配,以保证重要工作的顺利完成,并留有足够的余地去处理那些突发事件或紧急变化。

一、时间管理的过程

1. 评估时间的使用情况　对时间的管理,应从评估时间的使用情况开始。管理者应对所从事的活动按照时间先后顺序进行记录。具体评估的内容应包括:①有哪些护理活动及护理管理活动,每一项活动需要多少时间。②每个日程内做了什么事,做每件事需要的时间是多久,安排的依据是什么。③事情的轻重缓急如何,需要处理紧急事务是什么,处理的方法是什么。④需要增加或减少哪些活动。⑤存在哪些浪费时间的因素。⑥如何才能减少时间浪费。⑦护士最忙及最闲的时间段有哪些。⑧个人每日最佳及最差状态的时间段分别是什么。⑨时间的安排是否符合护理管理者的时间安排标准。

2. 评价浪费的时间并分析影响因素　浪费时间是指花费的时间对实现组织和个人目标毫无意

义。评价浪费的时间是时间管理的反馈,以便有针对性地克服。浪费时间的原因可分为主观和客观两方面因素,见表2-1。

表2-1　浪费时间的常见因素

客观因素	主观因素
意外的电话和来访	缺乏明确目标
无效沟通	工作精力不集中,有拖拉习惯
会议过多	缺乏时间管理的意识和知识
信息不够丰富	未能充分授权
事务性、手续性工作过多	工作日程计划不周全
合作者能力不足,需花时间指导	文件物品管理不当
政策、程序要求不清,需花时间理解	处理问题缺乏决策力
上层领导工作无计划性	缺乏有效利用时间的意识
社交应酬过多	不善于拒绝
突发事件	随时接见来访者

3. 确定个人的最佳工作时间　从生理学角度,一个人的青壮年时期是最佳工作年龄时区,一般35~55岁是效益最佳时区。根据人的生物学说,每个人都有自己的生物钟,应掌握自己每天身体功能的周期性,何时精力最充沛,何时处于低潮。不同时间内,人的脑力、体力不同,其工作效率也是不同的。掌握自己的生物钟周期变化,也就掌握了自己的效率周期,充分利用精力最佳时间做最重要的工作,而把日常事务和次要工作安排在生物钟处于低潮的时段。

二、时间管理的方法

(一)ABC 时间管理法

由美国管理学家艾伦·莱金(Alan Lakin)提出的,他建议为了有效管理和利用时间,按照工作的重要性将其分为 A、B、C 3 类。A 类是最重要的工作(必须完成的目标),B 类是较为重要的工作(很想完成的目标),C 类是不重要的工作(可以暂时搁置的目标)。ABC 时间管理法的核心是抓住主要问题,保证重要工作,有效利用时间,从而提高工作效率。

1. ABC 等级的划分　划分如下。

A 级:最优先目标,指必须在短期内完成的任务。任务完成会产生显著的效果。如果不能完成,则会产生严重的后果。A 级完成的关键是需要立即行动。

B 级:次优先目标,指应该在短期内完成的任务。虽然 B 级不如 A 级任务紧迫,但它仍然很重要。B 级完成的关键是可以在一定时期内相应推迟。

C 级:不重要目标,指推迟完成不会造成严重后果的任务。

2. ABC 类事件的特征及管理要点　见表2-2。

表 2-2 ABC 类事件的特征及管理要点

分类	占总工作量的比例/%	特征	管理要点	时间分配占工作时数比例/%
A 类	20～30	最重要 最紧要 后果影响大	必须管理 现在必须做好 最好亲自去做	60～80
B 类	30～40	较重要 较紧急 后果影响较大	一般管理 最好亲自去做 亦可授权	20～40
C 类	40～50	不重要 不紧急 后果影响小	不必管理 有时间就去做 注意以授权为主	0

3. ABC 管理法步骤

(1)列清单。管理者每天工作开始前,列出全天工作日程清单。

(2)工作归类。对清单上的工作进行归类,分析工作特征、重要性及紧迫性,确定 ABC 顺序。

> **做一做**
> 请将自己每天的日常生活活动按照 ABC 时间管理法进行管理。

(3)制定分类表并实施。按 ABC 顺序安排各项工作的时间,首先抓紧完成 A 类工作,再完成 B 类工作,尽量减少 C 类工作。

(4)总结与评价。工作完成后进行总结评价,不断提高时间管理效率。

(二)"四象限"时间管理法

著名管理学家斯蒂芬·科维(Stephen Covey)提出了一个时间管理的理论,把工作时间按照重要和紧急两个不同程度划分,可分为 4 个象限。见图 2-1。

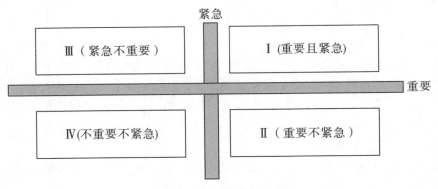

图 2-1 时间管理坐标体系

Ⅰ(重要且紧急):需要马上去处理的工作,如抢救患者、人员短缺、资源缺乏等。

Ⅱ(重要不紧急):对于完成工作目标很重要,但可能不会引起即刻注意的工作,如制订计划、培训新人、建立人际关系等,均需要很好规划。在第二象限花费一定的时间可以减少紧急状态下花费的时间。科维指出:主要的精力和工作应重点放在此类工作上,将收到未雨绸缪、防患于未然的良好效果。

Ⅲ（紧急不重要）：此类工作往往占用管理者大部分时间，如按照上级要求书写报告、建议、接听电话，接待不速之客等。对此，管理者可采取如下措施：即立即办，但花费一些时间；请人代办；集中处理。

Ⅳ（不重要不紧急）：此类工作是浪费时间的主要原因，如查看邮件、处理重复性公文等，可抽出时间再去做。

（三）拟定时间进度表

拟定时间进度表（表2-3）的目的是对时间进行记录和总结，并分析浪费时间的原因，以制定节约时间的措施。时间进度表应力求详细、真实，还要留有余地，防止出现意外事件时束手无策。同时要建立时间管理系统，使用先进的管理方法、现代化办公设备，如计算机、复印机、电话、传真、电子邮件等。

表2-3　时间进度表

日期	上午	工作项目	下午	工作项目
8月1日星期一	9:00		13:30	
	10:00		14:30	
	11:00		15:30	
	12:00		16:30	
8月2日星期二	9:00		13:30	
	10:00		14:30	
	11:00		15:30	
	12:00		16:30	

三、时间管理在护理管理中的应用

（1）养成每天记录的习惯，对自己的时间消耗做到心中有数，记录每天所做事情和消耗时间。

（2）通过记录分析寻找时间浪费的原因，制定消除时间浪费的策略。①缩短电话谈话时间，谈重要的事情时手边准备纸、笔，可随时记录。②尽量不在办公室接待顺道来访者，缩短谈话时间，必要时可预约下次来访。③有计划、有选择地参加会议及社交活动。④保持上下沟通的渠道畅通，有效倾听，管理指示明确等。⑤学会拒绝非职责范围内的工作及责任。⑥改变犹豫不决的性格。⑦制订具体而切合实际的计划。⑧列出管理活动的先后次序。⑨应用备忘录，提醒自己应首先完成的事情。⑩合理而实际地安排管理活动，及时完成各项工作任务，避免拖拉。⑪决策果断，处理问题得当，工作有条不紊。⑫留出自由时间以处理突发事件，并设定突发事件或危机处理机构及预案。⑬利用"10S"技巧，及时整理办公室，丢弃无用文件。⑭文件、案卷及时整理入卷、入柜，并编号目录。

（3）根据合理安排时间的方法做好时间计划，保持时间利用的相对连续性，避免时间浪费。

（4）合理安排时间学会授权，保证时间上的弹性管理。

（赵美玉）

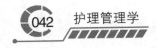 思维导图

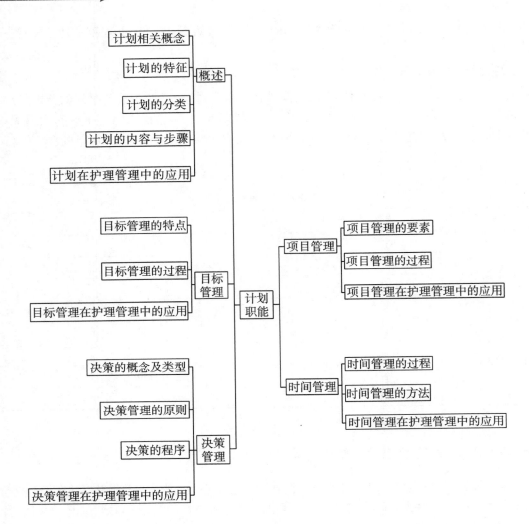

思与练

简答题

1. 简述计划在护理管理中是如何应用的。
2. 简述目标管理在护理管理中的应用主要分为哪几方面。
3. 简述决策管理的程序。

学习目标

1. 掌握:组织、组织结构、组织变革、组织文化相关概念。
2. 熟悉:正式组织与非正式组织的关系,组织设计的基本程序和主要内容。
3. 了解:组织管理的内容和原则,我国医院护理组织管理系统。
4. 应用:能运用三级医院的业务组织结构图解释各部门的相互关系;能运用相关资料,分析医院护理组织文化建设的特色。
5. 素养:具有主动提升组织能力、发展组织文化、敢于实践组织变革的意识。

案例思考

某综合医院心内科护士长抱怨:"在心内科当护士长的半年里,要面对多个领导,经常有不同领导给我安排任务并要求我优先处理。例如昨天早晨七点半,护理部主任要求我上午九点半之前准备一份质量改善项目的汇报,即使在质量改善项目前期工作已经完成的情况下,准备这样一份报告至少要花费2 h。1 h后内科总护士长到病区问我护理查房准备的进度,要求在下午两点进行护理查房。这种事情经常发生,我实在觉得自己不能胜任这份工作。"针对此案例,请思考:

1. 这个医院是哪一种组织结构类型?
思路提示:职能型组织结构。
2. 各级管理人员的层次和职责是否存在不清楚的问题?
思路提示:职能型组织结构的特点。
3. 这种组织结构的优缺点有哪些?
思路提示:管理分工、多头领导、横向联系等。

第一节　概　述

组织职能是管理的基本职能之一,是根据组织的任务和目标,设计及维持合理的组织结构,对组织各项资源进行有效安排,并通过完善的组织运作来实现既定目标。组织职能是进行人员配备、

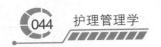

领导、控制的前提,是做好各项护理管理工作的基础。

一、组织

(一)组织的概念

组织一般是指有目的、有系统、有秩序地结合起来的结构严密、制度化的人群集合体。组织是具有明确目的和系统性结构的实体,是实现组织目标的工具,是职、权、责、利四位一体的机构。组织的概念可以从静态和动态两方面理解。从静态方面看,组织即组织机构,是由任务、工作和责任关系以及联系组织各部门的沟通渠道所构成的系统,如学校、医院、护理部、病房、护理小组等。从动态方面看,组织即组织职能,是指为有效实现组织目标,建立组织结构,配备人员,使组织协调运行的一系列活动。综合两方面的内容,组织具体包括以下 4 个层次的含义。

1. 组织是一个人为的系统　组织是由两个或两个以上的人组成的集合,是为了实现既定目标,使组织成员分工协作而建立的某种权责关系,组织不是自然形成的。

2. 组织必须有一个共同而明确的目标　任何组织的存在,首先要具有共同的目标,有了共同的目标,才能有统一的指挥、意志和行动。这种共同目标既是组织上宏观的要求,又是组织内各个成员的意愿,它是组织存在的前提。

3. 组织必须有不同层次的分工与协作　适当的分工与协作是高效地实现组织共同目标的保障。分工之后,规定不同层次的机构或成员职位、职责和分工,并赋予相应的权力和责任,是达成组织目标的必然保证。

4. 组织可以不断变化和发展　组织是为了实现某个目标进行分工与合作、建立某种权责关系而形成的。因此,当目标变动时,组织也将随之而调整,由此才能发挥组织的最大功能。

(二)组织基本要素

组织的基本要素包括资源、精神、时机及任务。

1. 资源　即组织内所需的人员、经费、房屋、设施、仪器设备等。如医院有护理部主任、科护士长、护士长及护士等专业工作者;有完成各项工作所需的预算经费;有办公室、护士站及各个病区的基本设备等,这些均是保证有效实现护理组织目标的必要资源。

> **记一记**
> 组织的基本要素。

2. 精神　是指组织内成员的职责、权力、工作规范、生活准则、服务精神、认同感及归属感等,如医院的服务宗旨、护理团队文化等。

3. 时机　是指组织形成的时间和环境等。组织所处的内外环境在不断变化。因此,在此过程中,组织需要不断地获取信息,依据时间和环境的变化对组织设计做出相应调整,从而维持自身发展,如为了确保临床一线的护理人员将更多的时间用于直接护理患者,许多医院适时建立了静脉输液配制中心。

4. 任务　组织是为实现组织目标的需要而设立的,而组织活动是为实现目标所需要完成的使命与任务。组织目标是组织机构和组织内成员进行活动的行动指南和工作努力的方向。医院的组织工作任务常分为两类:一类是由门诊部、急诊部、住院部、辅助检查等业务部门完成,主要是为满足患者和大众健康需求的任务而设置的服务部门;另一类是由后勤、财务等服务保障部门完成,主要任务是保障业务部门工作能够正常有效地运转。

(三)组织的分类

组织作为一种社会实体广泛存在于整个社会,许多学者依据不同的分类标准对组织进行了分类。常见的分类方法有:①按组织的规模程度可分为小型组织、中型组织和大型组织。如医院组织有个人诊所、小型医院和大型医院之分。②按组织的社会性质可分为政治组织、经济组织和文化组织。如各类学校、企业、国家政权组织等。③按组织形成方式分类,可分为正式组织和非正式组织。本节重点介绍正式组织和非正式组织。

1.正式组织　正式组织是为了实现组织目标,而明确规定组织成员之间的职责范围和相互关系的一种结构,其组织制度和规范对成员具有正式的约束力。正式组织一般有组织系统图、组织章程、职位及工作说明书等正式文件。如世界卫生组织、医院、护理部、党支部等均属于正式组织。

正式组织的特征:①目的性。正式组织是为实现组织的目标而专门建立的,成员间具有一致的活动目标。②正规性。正式组织内成员的职责范围和相互关系需要通过书面文件加以明确,以确保成员行为的合法性、精确性、纪律性和可靠性。组织成员之间有明确的信息沟通系统和组织赋予的正式职权、上下隶属关系,强调专业化的分工与协作。③稳定性。正式组织成立后,将会维持一段较长的时间,以充分发挥组织的效能。正式组织一般不会发生频繁的变动,避免影响工作效率。

2.非正式组织　非正式组织是指没有自觉共同目标的人们,在共同工作和活动中因为具有相同的兴趣和爱好,以共同的利益和需要作为基础而自发形成的非正式关系体系。如同乡会、校友会、健身爱好者联盟等均属于非正式组织。

> **记一记**
> 正式组织与非正式组织的基本特征。

非正式组织的特征:①自发性。非正式组织内的人员在自然的人际交往中自发地产生交往行为,由此形成一种未经刻意安排的组织形态。②内聚性。通过成员的团体意识、团队固有的规范和压力,以及非正式组织领导者的影响作用,成员之间形成较强的凝聚力,并具有行为一致性。③不稳定性。非正式组织是自发产生、自由组合而成的,可随着人员的变动而发生改变,从而表现出不稳定性的特征。

3.正式组织与非正式组织的关系　社会中广泛存在着正式组织与非正式组织。两者既有区别,又有联系。正式组织和非正式组织的形成过程和目的不同。正式组织的活动以成本和效率为主要标准,要求成员为降低成本和提高效率而保持合作形式,根据在活动中的表现给予正式的奖惩,以此引导他们的行为。因此,维持正式组织的是理性因素。而非正式组织则以感性为基础,它要求遵守共同的、不成文的规则,以赞许、欢迎、鼓励为奖励,以嘲笑、讥讽、孤立作为惩罚。因此,维系非正式组织的是接受、欢迎或孤立、排斥等情感因素。

一般情况下,组织管理是针对正式组织而言,侧重研究其结构、章程、规范等。但是,非正式组织对管理工作起着不可忽视的作用,它可以发挥积极作用,有利于组织目标的实现,也可以起消极作用,干扰和破坏正式组织达到既定目标。作为一名有智慧的管理者应能够妥善处理正式组织与非正式组织之间的关系:①管理者在思想认识方面,首先应该正视非正式组织存在的客观重要性和必然性,对非正式组织的领导者给予重视,正确处理组织内的人际关系。②管理者要与广大组织成员沟通与其密切相关的事情,并尽可能地使决策公开化、透明化,使组织中的每个人都有归属感。③管理者在行为上应尽可能地为非正式组织创建存在的必要条件,构建并宣传正确的组织文化,引导非正式组织为正式组织目标的实现做出贡献。

> **思一思**
> 正式组织与非正式组织的区别与联系。

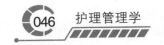

二、组织结构

(一)组织结构的概念

组织结构是指构成组织的各要素之间相对稳定的关系模式。它主要表现了组织各个部分在排列顺序、空间位置、聚集状态、联系方式,以及各要素之间的相互关系,为组织提供一种实现工作目标的框架,从而保证组织工作中的人流、物流、财流、信息流正常流通。组织能否顺利地达成目标,能否促进个人在实现目标过程中做出贡献,很大程度上取决于组织结构的完善程度。

组织结构可用组织图或组织树来描述,以此来表明组织整体结构、各个部门职权关系及其主要职能。纵向形态显示权力与责任的关系,如从组织图可了解纵向的各部门或各职位之间的指导、指挥、管辖等关系。水平形态表示部门划分与分工的情况,如可以了解横向的各部门或各职位的分工和任务,以及人、财、物的流向。

(二)组织结构的类型

管理者在各种类型的组织结构框架中协调着组织内成员间的工作和活动。组织结构的基本类型包括直线型、职能型、直线-职能型、矩阵型等。在现实工作中,大部分组织并不是某一单纯的类型,而是多种类型的综合体且较为复杂。

> **记一记**
> 组织结构的基本类型。

1. 直线型结构　又称单线型结构,以一条纵向的权力线从最高领导逐层到基层一线管理者,是最简单的一种组织结构类型(图3-1)。该组织结构的特点是组织的各层次管理者负责行使该层次的全部管理工作,明确在组织内向谁发布命令、执行谁的命令。

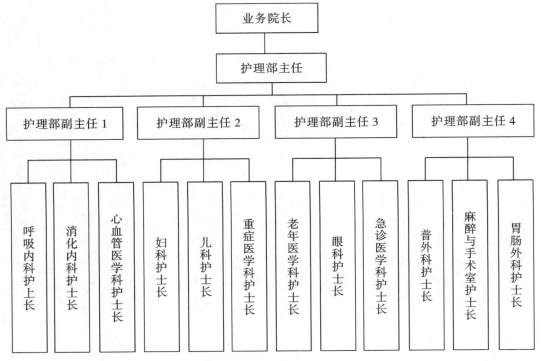

图3-1　直线型组织结构

优点:①组织关系简明,指挥系统清晰、统一。②责权关系明确。③横向联系少,内部协调容易。④信息沟通迅速,问题解决及时,管理效率较高。

缺点:缺乏横向的协调关系和专业化的管理分工,不适用于较大规模、业务复杂的组织。

2. 职能型结构 又称多线型结构,是为分管某项业务的职能部门或岗位而设立且赋予相应职权的组织结构(图3-2)。各职能部门在分管业务范围内直接指挥下属。

优点:①管理分工较细,各职能部门由专门的人员管理和负责,提高了组织专业化管理的程度。②能充分发挥职能部门的专业管理作用,减轻上层管理者的负担。

缺点:①各职能部门各自为政,难以实现横向协调,不利于培养全面型的管理人才。②多头领导,不利于组织统一指挥。③当环境变化时,适应性有一定局限。在实际工作中,纯粹的此类结构较少。

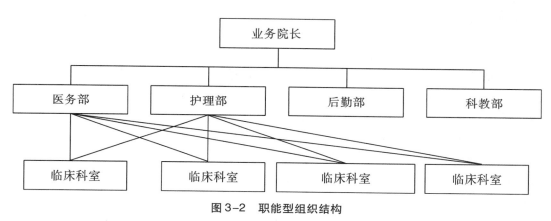

图3-2 职能型组织结构

3. 直线-职能型结构 是一种下级成员除接受一位直接上级的命令外,又可以接受职能部门管理者指导的组织结构(图3-3)。直线指挥人员在分管的职责范围内有一定的职权;职能部门管理者可提供建议与业务指导,在特殊情况下可指挥下属,并对直线主管负责。

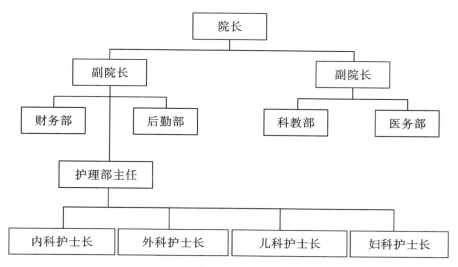

图3-3 直线-职能型组织结构

优点:①既可以实现统一指挥,严格责任制,又可根据分工和授权的程度,发挥职能人员的作用。②此结构职能集中、职责清楚、工作效率较高,使组织有较高的稳定性。

缺点:①权力集中于最高管理层,下级缺乏必要的自主权,使下级部门积极性、主动性会受到限制。②各职能部门之间缺乏横向的联系,容易产生脱节与矛盾。③信息传递路线较长,反馈较慢,不易适应环境变化。④若各职能部门和直线部门间目标不一致,则容易产生矛盾,致使上层管理者的协调工作量增大。

4.矩阵型结构　这种结构既保留了直线－职能结构的形式,又设立了按职能划分的横向领导,是一种组织目标管理与专业分工管理相结合的组织结构(图3-4)。在此种组织结构中,命令路线有纵向和横向两个方面,直线部门管理者有纵向指挥权,按职能分工的管理者有横向指挥权。有的组织可能同时有多项工作任务需要完成,每项工作任务需要配备具有不同专长的人员或其他资源,组织内横向成立工作任务管理协调小组就显得十分必要。如医院感染控制、质量控制工作的开展与推进,需要多个职能部门派出具备不同专长的有关人员或其他资源形成矩阵型组织结构。矩阵型组织结构适用于需要对环境做出迅速、一致反应的组织。

优点:①加强了部门之间的横向联系,克服了各职能部门相互脱节、各自为政的现象,具有较大的适应性和灵活性。②结合了集权和分权的优势。③促进不同专业之间的合作,有利于人才的培养,发挥专业人员的才能。

缺点:①实行纵向、横向的双重管理,容易出现分歧和矛盾。②组织关系、资源管理复杂,权责不清。③稳定性差。

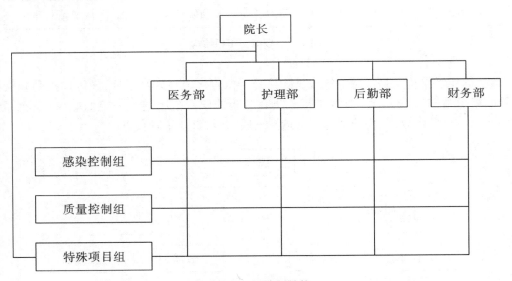

图3-4　矩阵型结构

三、组织设计

组织设计是指设计一套能在客观上反映组织运行规律,符合组织自身需要,适应市场竞争需求,保障组织内部运转有序,有效发挥整体功能的组织结构体系。

组织设计的基本内容主要包括:规定组织内各个成员的工作范围,确定组织内部门和成员间的正式关系,并且使用组织图与职位说明书规定各自的职责;在设计好各种工作职位的基础上,规划出组织最高部门和下属各个部门、人员分配任务和从事各种活动的方式;确定出组织对部门、人员活动的协调方式;确定组织中权力、地位和等级的正式关系。

(一)组织设计的基本原则

为实现组织目标,达到有效配置组织资源以及更好地实施规划与控制,组织设计需遵循统一指挥、专业化分工与协作、有效管理幅度、最少层次、权责一致、集权与分权相结合、稳定性与适应性相结合的原则等。

记一记
组织设计的基本原则。

1. **统一指挥原则** 统一指挥原则对于保证组织目标的实现和组织绩效的提高具有关键的作用。依据此原则建立严格的责任制,可以最大程度地防止多头领导和无人负责现象,保证有效地统一和协调各方面的力量和各部门的活动。

2. **专业化分工与协作原则** 现代组织的管理工作量大、专业性强,分别设置不同的专业部门,有利于提高管理工作的质量与效率。组织结构设计应体现专业分工和协调配合的原则,一是要合理划分组织内部各职能部门的工作范围,并随着组织内外环境变化做出调整,切实反映组织活动的现实需求;二是要明确专业分工之间的相互关系,明确各部门之间的协调方式和控制手段,从而发挥组织的整体功能,促进组织目标的实现。

3. **有效管理幅度原则** 管理幅度是指一个主管人员有效地监督、指挥、管辖其下属人员数量的限度。由于受个人精力、知识、经验条件的限制,一名领导人能够有效领导的直属下级人数是有一定限度的。有效管理幅度不是一个固定值,它受职务的性质、人员的素质、职能机构健全与否等条件的影响。这一原则要求在进行组织设计时,领导人的管理幅度应控制在一定水平,以保证管理工作的有效性。一般来说,高层的控制幅度为4～8人,基层的控制幅度为8～14人。幅度过大,会造成管理者的工作量过多,可能会导致工作的失控;幅度过小,会导致机构部门设置过多,造成人力资源的浪费。

4. **最少层次原则** 层次是从上级到下级建立明确的职责、职权和联系的正式层级。管理层次的多少和管理幅度有密切的关系,管理幅度、管理层次与组织规模存在着相互制约的关系。组织规模越大,层次越多。指令和命令必须通过组织层次逐层下达,下级的报告也要逐层上报。如果层次过多,不利于上传和下达,管理成本也会增加。一般来说,从最高领导层到基层以2～4个层次为宜。

5. **权责一致原则** 职权是管理职位所具有的发布指令并保证指令得到执行的一种权力。职责是指对应岗位应履行的责任。权责一致原则是指为保证组织结构的完善及组织内工作的有效进行,在组织结构的设计过程中,职位的职权和职责要对等一致。首先,要做到因事设岗、因职设岗,并明确规定每个职位或岗位的工作任务和相应的责任,以增强组织内部成员的责任感;其次,要对负有责任的组织成员授予明确的权力,做到责任到人、权力到人;第三,要使权力和责任相适应,有权无责或权大责小常会导致滥用权力,出现盲目指挥和官僚主义;权力过小会使组织成员无法尽职尽责。

6. **集权与分权相结合原则** 集权是指把组织结构中的权力较多地集中在组织的较高管理层;分权是指把组织结构中的权力适当分散到较低管理层。集权与分权相结合原则是指在组织工作中必须正确处理好集权与分权的关系,这样才能保证组织的有效运行。集权应以不妨碍下属履行职责,以有利于调动积极性为准;分权则要充分考虑下属的能力,以下级能够正常履行职责,上级对下级的管理不失控为准。合理分权有利于基层根据实际情况迅速而正确地做出决策,也有助于上层领导减轻日常事务,集中精力抓重大问题。

7. **稳定性与适应性相结合原则** 这一原则要求组织设计时,既要保证组织在外部环境和组织任务发生变化时,能够继续有序、稳定地正常运转;同时又要保证组织在运转过程中,能够根据变化

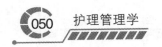

的情况做出相应的变更,组织应具有一定的弹性和适应性。

(二)组织设计的程序

组织设计是一个较为复杂的过程,一般有两种情形:一是对新组建的组织进行组织结构的设计;二是对原有组织结构进行调整和完善。虽然情况不同,设计内容各有偏重,但组织设计的基本程序是一致的。组织设计的基本程序如下。

1. 确立组织目标 组织目标是组织设计的基本出发点,因此组织设计的第一步,是在综合分析组织外部环境和内部条件的基础上,合理确定组织的总目标及各种具体的派生目标。

2. 确定业务内容 根据组织目标的要求来确定为实现这些目标所必须进行的业务管理项目,并按照项目的性质进行适当的分类。例如,医院护理任务可按心血管、消化、呼吸等学科划分成不同病区,护理工作依次分派到群体或个人。

3. 确定组织结构 根据业务工作量的范围来确定组织规模、部门设置、层次结构等。例如,护理组织结构设计时可根据医院规模大小,设立护理部主任、科护士长、病区护士长三级管理体制或总护士长、护士长二级管理体制。

4. 配备职务人员 根据业务工作的要求与所设置的组织机构,挑选与配备称职的人员及其行政负责人,并明确其职务与职称。

5. 规定职责权限 根据组织目标的要求,明确规定各层次、各部门以及每一职位对工作应负的责任及评价工作成绩的标准。同时,还要根据工作的实际需要,授予各单位和部门及其负责人适当的权力。

6. 联成一体 通过明确规定各单位、各部门之间的相互关系,以及它们之间的信息沟通和相互协调方面的原则和方法,把各组织实体上下左右连接起来,形成一个能够协调运作、有效地实现组织目标的管理组织系统。

7. 反馈和修正 将组织运行过程中出现的新问题、新情况反馈回去,定期或不定期地对原有的组织结构设计进行修正,使其不断完善。

第二节　我国护理组织系统

卫生组织系统是指所有以促进、恢复和维护健康为基本目标的组织。护理组织系统是卫生组织系统中的一个重要组成部分,以实现人的健康为中心,满足人们健康需求为目标,将护士按照一定程序和规则组成的一种多层次、多岗位以及具有相应隶属关系的权责角色的特殊集团,在各级卫生组织中发挥着重要作用。

一、护理行政管理系统

1. 组织机构 国家卫生健康委员会的医政医管局护理与康复处是主管护理工作的职能机构,主要负责:①为全国城乡医疗机构制定有关护理工作的政策、法规、人员编制、规划、管理条例、工作制度、职责和技术标准等。②配合教育、人事部门对护理教育、人事等进行管理。③通过国家卫生健康委员会医院管理研究所护理质控中心,进行护理质量控制、技术指导、专业骨干培训和国际合作交流。各省、自治区、直辖市和地级市卫生健康委员会设有医政医管处,分管医疗和护理工作,并有管理专职干部全面负责本地区的护理管理(图3-5)。

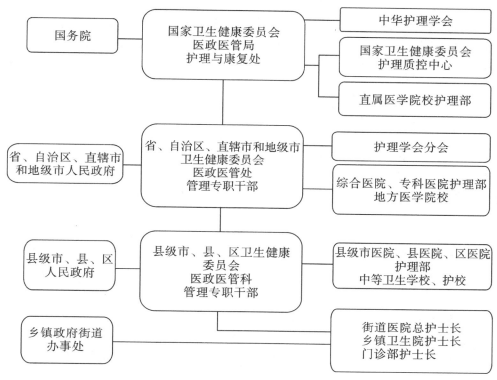

图3-5 我国护理行政管理组织结构模式

2. **组织职能** 各级卫生行政组织中的护理管理机构与人员的职责和任务是在各级主管护理工作的管理者领导下,根据实际情况制定并组织贯彻护理工作的具体方针、政策、法规和护理技术标准;提出并实施发展规划和工作计划,检查执行情况;组织经验交流;听取护理工作汇报,研究解决存在的问题。

二、护理学术组织系统

1. **组织机构** 中华护理学会成立于1909年,是我国自然科学团体中成立最早的学术组织之一,是我国卫生系统中护理专业人员组成的学术性群众组织,接受主管单位中国科学技术协会和社团登记管理机关民政部的监督管理,业务上接受国家卫生健康委员会的指导。总会设在北京,全国31个省、市、自治区和香港、澳门特别行政区均设有地方护理学会。学会的最高权力机构是全国会员代表大会。在会员代表大会休会期间,理事会是执行机构。理事会选举理事长、副理事长、秘书长及常务理事组成常务理事会。总会下设学会综合办公室、学术部、期刊编辑、继续教育和财务管理等职能部门,承担日常工作。

2. **组织职能** 中华护理学会是发展我国护理学科技事业的重要社会力量。学会的宗旨是:遵守国家宪法、法律和法规;执行国家发展护理科技事业的方针和政策;崇尚救死扶伤,以人为本,全心全意为人民健康服务的护理道德,坚持民主办会原则,提高护理科技工作者的业务水平,促进护理学科的繁荣和发展。学会的主要任务包括:开展国内、外护理科技学术交流和护理科技项目论

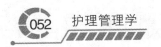

证、科技成果鉴定、科技文献的编审;编辑出版、发行护理学术期刊、书籍及音像制品;推广护理科技知识、先进技术与科研成果;开展在职继续护理学教育,提高护理专业技术水平;对国家有关的护理政策和有关问题开展咨询,提出合理化建议;依法维护护士的合法权益;协助卫生行政部门制定护理实践标准与规范,建立护士培训、考核体系;及时向政府提供反馈意见,为制定护士队伍管理和护理服务管理的政策、法律或法规提供科学依据。

三、医院护理管理组织系统

1. 医院护理管理组织架构　根据2020年国家卫生健康委员会发布的《国家卫生健康委办公厅关于进一步加强医疗机构护理工作的通知》明确规定要完善医疗机构护理管理体系:①医疗机构主要负责人要高度重视护理工作,将护理工作发展纳入本单位医疗卫生工作整体发展规划。②加强护理工作的组织管理,二级及以上医疗机构应当设立护理管理委员会和独立的护理管理部门,二级以下医疗机构应当结合实际指定分管护理管理工作的部门或指定专人负责护理管理工作。③建立和完善护理管理层级,结合医院实际情况建立三级护理管理体制(护理部主任/副主任-科护士长-护士长)或二级护理管理体制(总护士长-护士长)。

2. 护理部的职能　护理部是医院内部机构设置中的一个中层技术和行政职能部门。在院长或主管护理的副院长领导下,全面负责医院护理管理工作。它与行政、医务、教学、科研、后勤管理等职能部门并列,相互配合,共同完成医院各项任务。

护理部的主要职能包括:①制订并落实医院护理工作长远规划、年工作计划及培训计划,并组织实施、定期检查、评价和总结。②设定护理岗位,制定和实施人力资源调配方案,培养选拔护理管理人员,组织和参与护士招聘工作、职称晋升工作。③建立健全各项护理管理制度,以及各岗位护理人员职责等。④建立健全护理质量管理体系,负责全院护理质量督导和评价,实施护理质量持续改进。⑤组织疑难病例护理会诊、查房和危重患者抢救。⑥制定科学、规范化的疾病护理常规、护理技术操作规程、护理工作关键流程、护理质量评价标准等。⑦安排和落实各项护理教学计划。⑧对护理新业务、新技术进行管理,积极开展护理科研。⑨参与护理设施、相关耗材的购置考察与审定工作。⑩对医院护理实施信息化动态管理等,协调护理工作和医院的其他工作。

第三节　组织变革

"十四五"时期,党中央、国务院对全面推进健康中国建设作出了重要部署,要求以人民为中心,为人民提供全方位全周期健康服务。现阶段,护理领域的主要矛盾是人民群众的护理服务需求与供给相对不足之间的矛盾,需要进一步从护理体系、服务、技术、管理、人才等多维度统筹推动护理高质量发展,提高护理同质化水平。在深化医药卫生体制改革政策的推动下,医院的内外环境、目标任务都在不断地发展变化。为了确保医疗体制改革的整体性、系统性和协同性,护理组织管理工作必须作出相应的调整和改革,从而提高组织的效能。

组织变革是指运用行为科学和相关管理方法,对组织的权力结构、组织规模、沟通渠道、角色设定、组织与其他组织之间的关系,以及对组织成员的观念、态度和行为,成员之间的合作精神等进行有目的、系统的调整和革新,以适应组织所处的内外环境、技术特征和组织任务等方面的变化,提高组织效能。

一、组织变革的分类

1. 适应性变革　是指引入经过试点的比较熟悉的管理实践对组织进行小幅度的局部调整,力求通过一个渐进的过程,实现初态组织模式向目的态组织模式的转变。适应性变革属于复杂性程度较低、确定性较高的变革,对员工的影响较小,潜在阻力也较少。

2. 创新性变革　是指引入全新的管理实践,例如,我国在规划护理事业发展过程中,不断优化护理资源布局,依托当地综合实力强、护理学科水平高的三级医院,通过组建城市医联体、县域医共体、专科联盟等形式,健全完善不同医疗机构之间定位明确、分工协作的护理服务体系。这种变革切实发挥大型医院优质护理资源的引领带动作用,提高了管理效能,为患者带来了实惠,但这也对管理理念、组织结构、工作流程、科室管理模式等提出了极大挑战。创新性变革往往具有较高的复杂性和不确定性,容易引起员工的思想波动和担忧。

3. 激进性变革　是一种能够以较快的速度达到目标状态的变革方式,对组织进行大幅度的、全面的、快速的调整。激进性变革的典型代表之一是"全员下岗,竞争上岗"。通过全员下岗,粉碎长期以来形成的关系网和利益格局;然后,再通过公平、公正、公开的竞争上岗,激发员工的工作热情和对组织的关心,从而形成新的吸引力,把组织引向新的稳定态。

二、组织变革的内容

1. 结构变革　是指通过改变组织结构的复杂性、规范化及集权化程度,如几个部门合并且职责融合、对某个纵向层次进行精简、拓宽管理宽度,从而使得组织扁平化,减少官僚机构特征。扁平化护理管理体系可以有效提高管理效率,医院应当建立与医院规模、任务和组织目标相适应的护理管理体系,实行三级或者二级管理层级。

2. 技术变革　无论是管理技术,还是医疗护理技术,都在发生日新月异的变化。《全国护理事业发展规划(2021—2025年)》明确指出,为推进"十四五"时期我国护理事业的高质量发展,主要任务之一需要充分借助云计算、大数据、物联网、区块链和移动互联网等信息化技术,结合发展智慧医院和"互联网+医疗健康"等要求,利用信息化手段,创新护理服务模式,为患者提供便捷、高效的护理服务。新的设备、工具和方法,自动化与计算机化等在医疗护理领域的广泛应用,均会带来组织的技术变革。

3. 物理环境变革　组织的物理环境,如空间结构、内部设计、设备布局等会影响组织运行的效果。如装修医院应充分考虑采光、颜色搭配、冷暖程度、场地清洁、设施摆放等,是否便于保证人员流动、物流、信息流的通畅等,都属于组织环境变革。

4. 人员变革　组织成员应在观念、态度和行为上达成一致,成员之间应相互合作,否则就需要进行人员变革,调整角色设定、分工和授权等,这样才能体现人尽其才,才职相称,提高组织效率。

5. 组织文化变革　组织文化变革是对影响组织成员价值观、工作态度和行为的组织宗旨、规范、规章制度等进行调整,营造组织成员乐于奉献、积极应对挑战、主动参与决策、民主管理的氛围,提高组织成员的工作士气。

三、组织变革的影响因素

组织变革受动力和阻力两方面的影响。

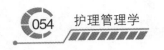

(一)组织变革的动力

组织受内部变革推动力和外部变革推动力的影响,其中内部动力是组织变革的重要原因。

1. **内部变革推动力**　包括组织目标、组织结构、人力资源管理等方面的因素。

(1)组织目标:组织目标的作用,一是引导组织成员行动的方向,维持组织的生存和发展;二是激励作用,提高组织成员的努力与管理活动绩效。组织目标一旦变化,组织的任务、各项工作的进程、组织稳定和决策的依据以及标准都会发生变化,所以组织目标是推动组织变革动力之一。

(2)组织结构:组织内部结构功能障碍是组织变革的重要内部推动力。包括组织要素与组织结构的不完整,以及由此导致的组织功能低下、适应性差等问题。组织要素包括组织的人员、资源、制度和职位,需要不断新陈代谢。组织结构不完整就会影响组织的效能,组织效能包括组织的目标实现能力、组织的集体团结能力、环境的适应能力和维持自身平衡的能力。如核心领导的缺位会减弱组织的团结力,中间层级的沟通不畅有损组织目标的实现力、适应力和平衡力。

(3)人力资源管理因素:由于劳动人事制度改革的不断深入,各级护理管理者和护士的来源和技能背景构成更为多样化,为了保证组织战略的实现,需要对组织的任务做出有效的预测、计划和协调,对组织成员进行多层次的培训。

2. **外部变革推动力**　促进组织变革的重要外部推动力包括政治、技术、市场等方面。

(1)社会政治因素:政治制度的量变和质变可对组织形成强大的变革推动力。①政治制度的量变,是指在根本政治制度不变的前提下,某些具体政治制度的变动,如国有企业转制、外资企业竞争等涌现出的新政策,政治制度的量变引发行政组织的具体职能和机构的变革。②政治制度的质变,即新的政治制度代替旧的政治制度,是制度性质的根本变化,它促使行政组织质的变革,表现为制度的全面重新设计。

(2)技术发展因素:科学技术的发展是促进组织变革的强大动因。计算机数控和网络信息技术的发展对组织的结构、体制、群体管理和社会心理系统等提出了变革的要求,驱使护理管理者重新思考组织的构架和护理人员的胜任力要求。如"互联网+"是知识社会创新催生的经济社会发展新形态,为护理管理的改革、创新、发展提供了广阔的网络平台。

(3)市场竞争因素:市场适应性是组织有效性的评价标准之一。如医院服务质量和医疗质量安全不能适应社会市场需求,医院需进行改革或转型。

(二)组织变革的阻力

1. **组织变革阻力**　组织变革作为战略发展的重要途径,总是伴随着不确定性和风险,并且会遇到各种阻力。常见的组织变革阻力可以分为3类。

(1)组织因素:在组织变革中,组织惰性是形成变革阻力的主要因素,是指组织在面临变革形势时表现得比较刻板,缺乏灵活性,难以适应环境的要求或内部的变革需求。造成组织惰性的因素很多,例如组织内部体制不顺、决策程序不良、职能焦点狭窄、层峰结构和组织文化陈旧等,都会使组织产生惰性。此外,组织文化和奖励制度等组织因素以及变革的时机也会影响组织变革的进程。

(2)群体因素:群体因素主要有群体规范和群体内聚力等。群体规范具有层次性,边缘规范比较容易改变,而核心规范由于包含着群体的认同,难以变化。同样,内聚力很高的群体也往往不容易接受组织变革。

(3)个体因素:个体抵制变革的阻力主要来源于人类的基本特征。一是职业认同与安全感,在组织变革中,人们需要从熟悉、稳定和具有安全感的工作任务,转向不确定性较高的变革过程,其"职业认同"受到影响,产生对组织变革的抵制;二是地位与经济上的考虑,人们会感到变革影响他们在组织中的地位,或者担心变革会影响自己的收入,或者由于个性特征、职业保障、信任关系、职业习惯等方面的原因,产生对组织变革的抵制。

2. 消除组织变革阻力的策略 管理者应针对组织变革阻力的表现,分析阻力的来源和所处阶段,制定出一些应对变革阻力的策略。

(1)沟通宣传,认同变革理念:在改革前加强与员工沟通,广泛地听取员工的意见,创造一种开放的氛围和心理上的安全感,减少变革的心理障碍,表明变革的果敢决心,提高变革成功的信心。宣传旧体制的弊端和建立新体制的好处,让员工了解变革的目的、内容、过程、方式等,激励员工改革的动机,使其感到非改不可的迫切性,从而愿意接受组织变革及新的工作模式。

(2)全员参与,主动推动变革:设置群体共同目标,培养群体规范,创造强烈的群体归属感,鼓励员工参与组织变革的决策,让员工把改革的成败看成是自己的事,变阻力为动力。

(3)重视人才,加快变革进程:即使不存在对变革的抵制,也需要时间来完成变革。加快人才培训计划,大胆起用具有开拓创新精神的人才是加快组织变革的关键。

> **思一思**
> 消除护理组织变革阻力的措施有哪些?

四、组织变革在护理管理中的应用

护理组织系统作为医院组织系统中一个重要组成部分,在组织结构、组织规模、服务理念和行为规范、角色设定等方面均需适应医院整体的要求。组织变革在护理管理中的应用主要体现在以下几点。

1. 调整护理组织系统,适应我国卫生事业发展需求 各级医疗机构中的护理组织系统应根据《"十四五"优质高效医疗卫生服务体系建设实施方案》以及《全国护理事业发展规划(2021—2025 年)》,结合各医院护理工作实际情况,调整组织结构,保障临床护理岗位护士数量,加强护士队伍建设,优化护士队伍结构,全面提升护理服务能力和专业技术水平,改革护理服务模式,加强护理内涵建设等,从而适应卫生事业的发展和人民群众的健康服务需求。

2. 改革临床护理服务模式,深化责任制整体护理 护士要进一步做实责任制整体护理,根据患者的疾病特点、生理、心理和社会需求,运用专业知识和技能为患者提供医学照顾、病情观察、医疗护理、心理护理、健康指导等服务。要增强主动服务和人文关怀意识,加强与患者的沟通交流,尊重和保护患者隐私,关注患者的不适和诉求,并及时提供帮助。要不断优化护理服务流程,积极探索开展"以患者为中心"的医护一体化、多学科合作模式,增强患者获得感。

3. 创新信息化管理机制,提高护理组织效能 医疗机构要借助信息化手段积极优化护理服务流程和服务模式,提高护理工作效率,减轻护士工作负荷,保障护理质量安全。以问题和需求为导向,逐步建立具备护理业务运行、护士人力调配、岗位培训、绩效考核、质量改进等功能的护理管理平台,为实现医疗机构护理管理的科学化、精细化提供信息技术支撑。

4. 提高护理团队士气,创建特色护理组织 组织发展注重强调工作群体的作用,建立一些新型组织,如学习型、创新型、服务型、研究型、节约型等组织,设计新的工作模式,遵循新的工作原则,这种组织发展能够影响群体间的相互关系以及整个组织系统,有利于专业人员的相互合作,形成高凝聚力的工作团队。

5. 拓展护理服务领域,满足健康服务需求 不断丰富和拓展护理服务的内涵,鼓励医疗机构结合实际开展家庭病床、居家护理服务,有效扩大老年护理、康复护理、居家护理等服务供给,增加医疗机构提供安宁疗护等服务的床位数量等,使护理服务更加贴近我国社会和人民群众的需求。

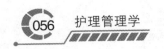

　思政课堂

推进分级诊疗　完善医疗体系

　　2015 年国务院办公厅发布《关于推进分级诊疗制度建设的指导意见》,标志着分级诊疗制度作为新医改的核心内容在全国范围正式推广。2016 年 8 月,全国卫生与健康大会将分级诊疗定位为 5 项基本医疗卫生制度之首。2017 年国务院印发《"十三五"深化医药卫生体制改革规划》明确 2020 年基本建立符合国情的分级诊疗制度。2022 年 4 月国务院印发《"十四五"国民健康规划》,规划继续关注分级诊疗,并提出要加快建设分级诊疗体系。

　　随着国家推进分级诊疗力度的加大,各省市也做出适应性变革,不断完善分级诊疗制度框架,陆续出台医疗机构服务能力标准、指南和规范等指导性文件,推进二、三级医院间顺畅转诊,制定慢性疾病分级诊疗技术方案,明确各级各类医疗机构诊疗服务功能定位,指导医疗机构间建立分工协作关系,构建急慢分治服务模式,为患者提供连续性诊疗服务。

第四节　组织文化

　　文化是人类物质文明与精神文明的结晶。不同的组织有不同的习惯、生活方式、行为模式,有约定俗成的行为规范,有占主导地位的价值观,反映组织的特征和气氛,即特定的组织文化。组织文化是组织的自我意识所构成的精神文化体系。组织文化是组织在长期的运营过程中所形成的价值观、群体意识、工作作风和行为准则的总和,有广义和狭义之分。广义的组织文化是指组织在建设和发展中所形成的具有自身特点的物质文化和精神文化的综合;狭义的组织文化是指在长期的实践活动中所形成的且为组织全体成员共同接受和遵循的价值观念、行为准则、团队意识、思维方式、工作作风、心理预期和团队归属感等群体意识的总和,其中价值观是文化的核心。组织文化建设是现代组织管理的重要内容。

一、组织文化的功能

　　组织文化的功能是指组织文化发生作用的能力,也就是组织这一系统在组织文化导向下进行生产、经营、管理中的作用。

(一)组织文化的正面功能

　　组织文化的功能在于提高组织承诺,影响组织成员,提高组织效能。具体包括以下 6 种。

　　1. 导向功能　导向功能指组织文化能对组织整体和组织每个成员的价值取向及行为取向起引导作用,使之符合组织所确定的目标。组织文化只是一种软性的理性约束,通过组织的共同价值观不断地向个人价值观渗透和内化,使组织自动生成一套自我调控机制,以一种适应性文化引导着组织的行为和活动。

　　2. 约束功能　约束功能指组织文化对每个组织员工的思想、心理和行为具有约束和规范的作用。组织文化的约束不是制度式的硬约束,而是一种软约束,这种软约束等于组织中弥漫的组织文化氛围、群体行为准则和道德规范。

3.凝聚功能 凝聚功能指当一种价值观被该组织员工共同认可之后,它就会成为一种黏合剂,从各个方面把其成员团结起来,从而产生一种巨大的向心力和凝聚力。而这正是组织获得成功的主要原因,凝聚在一起的员工有共同的目标和愿景,推动组织不断前进和发展。

4.激励功能 激励功能指组织文化具有使组织成员从内心产生一种高昂情绪和发奋进取精神的效应,它能够最大限度地激发员工的积极性和首创精神。组织文化强调以人为中心的管理方法。它对人的激励不是一种外在的推动而是一种内在引导,它不是被动消极地满足人们对实现自身价值的心理需求,而是通过组织文化的塑造,使每位组织员工从内心深处产生为组织拼搏的献身精神。

5.调适功能 调适功能指组织文化可以帮助新进成员尽快适应组织,使自己的价值观和组织相匹配。在组织变革的时候,组织文化也可以帮助组织成员尽快适应变革后的局面,减少因为变革带来的压力和不适应。

6.辐射功能 辐射功能指组织文化一旦形成较为固定的模式,它不仅会在组织内发挥作用,对本组织员工产生影响,而且也会通过各种渠道对社会产生影响。组织文化向社会辐射的渠道是很多的,但主要可分为利用各种宣传手段和个人交往两大类。一方面组织文化的传播对树立组织在公众中的形象有所帮助;另一方面组织文化对社会文化的发展有很大的影响。

(二)组织文化的负面功能

尽管组织文化具备上述诸多正面功能,组织文化对组织也有潜在的负面作用。

1.变革的障碍 如果组织的共同价值观与进一步提高组织效率的要求不相符合,它就成了组织的束缚。这是在组织环境处于动态变化的情况下,最有可能出现的情况。当组织环境正在经历迅速的变革时,根深蒂固的组织文化可能就不合时宜了。因此,当组织面对稳定的环境时,行为的一致性对组织而言很有价值。但组织文化作为一种与制度相对的软约束,更加深入人心,极易形成思维定式,这样,组织有可能难以应付变化莫测的环境。当问题积累到一定程度,这种障碍可能会变成组织的致命打击。

2.多样化的障碍 由于种族、性别、道德观等差异的存在,新聘员工与组织中大多数成员不一样,这就产生了矛盾。管理人员希望新成员能够接受组织的核心价值观,否则,这些新成员就难以适应或被组织接受。但是组织决策需要成员思维和方案的多样化,一个强势文化的组织要求成员和组织的价值观一致,这就必然导致决策的单调性,抹杀了多样化带来的优势。

二、组织文化的结构

组织文化的结构可以划分为 3 个层次,即表层文化、中层文化、深层文化。

1.表层文化 这是组织中的物化文化,是现代组织文化结构中最表层的部分,包括组织的工作场所、办公设备、建筑设计、布局造型、社区环境及生活环境等。

2.中层文化 这是由组织制度文化、管理文化和生活文化组成的,对组织和成员产生规范性和约束性。制度文化表现为组织的规章制度、组织机构及在运行过程中的交往方式和行为准则等。管理文化表现为组织的管理机制、管理手段和管理风格与特色。生活文化表现为组织成员的娱乐活动及成员的各种教育培训。中层文化把组织物质文化和组织精神文化有机地结合为一个整体。

3.深层文化 这是一种观念文化,是全体组织成员共同信守的基本信念、价值标准、道德规范

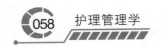

的总和。深层文化是组织文化的核心和灵魂。

三、护理组织文化建设

（一）护理组织文化的概念

护理组织文化是在一定的社会文化基础上形成的具有护理专业自身特征的一种群体文化。它是全体护理人员在长期护理活动过程中创造出来的物质成果和精神成果的集中表现，是全体护理人员共同遵守和奉行的价值标准、道德标准、文化信念和行为准则。护理组织文化可发挥其激励作用、导向作用、约束作用和辐射作用，充分调动护理人员的积极性和潜在能力，将护理组织内的各种力量凝聚于共同的宗旨和哲理中，齐心协力实现组织的目标。

（二）护理组织文化建设的内容

1. 价值观念的建设　是组织成员对组织存在的意义、目的、宗旨的价值评价和为之追求的整体化、个体化的群体意识，是全体员工共同的价值准则。只有在共同的价值准则基础上才能产生组织正确的价值目标。有了正确的价值目标才会有奋力追求价值目标的行为，组织才有希望。因此，组织价值观决定着员工行为的取向，在组织文化建设的过程中，要培育具有优良取向的价值观，塑造杰出的组织精神。

2. 人本管理理念的建设　在组织文化建设的过程中，组织内的成员既是文化建设的主体，又是文化建设的客体，具有双重身份。以人为本，全面提高员工的整体素质是现代管理发展的趋势。组织文化建设过程应努力提高员工的工作积极性和主动性，激励其内在动力，始终保持个人目标与组织目标的一致性。

3. 行为规范与管理制度的建设　先进的管理制度和行为规范是进行组织文化建设的基础。切实可行、行之有效的规章制度是保证护理工作能够正常运行、协调各级各部门、护理组织与其他组织关系的重要纽带，也是护理组织科学管理的反映。在此基础上形成的组织道德规范，对组织内成员具有积极的示范效应和强烈的感染力，应要求组织成员共同遵守、自我约束。

4. 组织形象的建设　组织形象是护理组织的护理质量、人员素质、技术水平、公共关系等在社会大众和护理人员心目中的整体印象和总体评价。良好的护理组织形象，应以患者为中心，坚持质量、利益、社会信誉并重的原则，这样才有利于提高护理组织的知名度，增强护理组织内人员的凝聚力和竞争力。护士服、南丁格尔雕像、医院环境等都是护理组织形象的反映。

（三）创建护理组织文化的措施

1. 创建护理文化环境，培育群体文化氛围　护理文化必须以文化环境为载体来影响人的主观意识，制约人的行为举止，培育人的思想观念。护理文化建设要体现护理特色，根据患者不同的文化背景和需求为他们提供从入院到出院全面的个体化护理服务。创造服务功能环境，通过精心设计创意，使检查、治疗、住院位置相对合理，道路标识、导医等细致明确，护理工作程序及内容公开透明，使护理环境与周围环境协调一致，让患者进入医疗区域，就能领略到浓郁的护理文化气息。

2. 寻找护理文化载体，培育护理文化修养　护理文化建设中的管理哲学、护理质量、护理精神、护理目标、护理道德，乃至于医院护理规章制度、护理组织徽章等都可以用文字、活动等载体表示出来，其目的是指导和规范全体护理人员的思想和行为。

（1）拓展护理文化思路，规范护理服务行为：医院的服务对象是患者，服务的宗旨是顺应生物-心理-社会医学模式的转变，一切以患者的健康为中心。在护理服务中，必须规范护理行为，倡导温馨服务，营造护理文化氛围，突出人文关怀；注重护理服务艺术，重视患者的需求，了解患者对医院护理服务现状及制度的认可程度,尊重患者的权益,加强与患者的沟通,做好健康指导,提高护理的服务品质,不断倡导、扩展和完善护理服务文化。

（2）积极开展形式多样、内容丰富的文化活动:精神文明、物质文明和政治文明程度的提高,促进了护理人员对文化艺术修养的需要。根据护理人员不同阶段的文化需求,适时组织举办各种活动,常变常新。在护理队伍中倡导学知识、比技术、讲素质、争一流的风气,同时注重活跃护士的文化生活,陶冶文化情操,使多数护理人员产生一种不由自主的精神使命上的认同,有共同的归属感和价值观,能自觉地把个人的命运与全局的利益融为一体。增强团队精神和集体荣誉感,增强凝聚力,调动工作热情,通过各种活动,创造高效、和谐的工作节奏,灵活、有序的内部结构和优美、多样的审美心态,以提高护士的文化修养。

（3）加强护理队伍的建设,重视护理人员素质的提高:文化素养和素质需要后天的培养,只有高文化素质的人,才有可能被培养成高层次的护理人才。对一个人来说,文化是事业成功的重要基础,护理文化是职业道德,是文化、艺术、职业的综合形象及服务理念的内涵。要通过各种形式的教育、学术活动、培训以及学术交流等,挖掘护理人员的文化潜力,提高护理人员的整体素质,更好地为人民健康服务。

3. 注重职业道德规范,培育丰润文化沃土　社会主义医学道德规范是医务人员在医学活动中的道德行为规范和道德关系普遍规律的反映,是社会对医学工作者行为基本要求的概括,是医学道德理论变为医学道德实践的中介环节,是护理文化氛围中发挥作用的主要思想工具。因此,要引导广大护理人员自觉执行社会主义医学道德规范,培养高尚的职业道德品质,注重职业道德修养,以文化道德观和社会主义精神文明的要求来规范自己的言行,关爱生命,以德兴护,依法治护。

4. 发展多元文化护理,满足服务对象需求　多元文化是指世界上多种民族各自具有的不同文化。我国是著名的文明古国,具有 5 000 多年的历史和优秀的传统文化,对我国的护理有着广泛而深远的影响。多元文化护理体现了对患者价值观念、风俗习惯、内心体验和感受的尊重,有助于建立符合文化现象的护患关系。现阶段,随着全球经济一体化,护理领域国际化交流合作和跨国护理援助也日益增多,增加了对多元文化护理和跨文化护理的需求。

（刘纬华　邢丽媛）

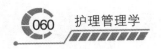
思维导图

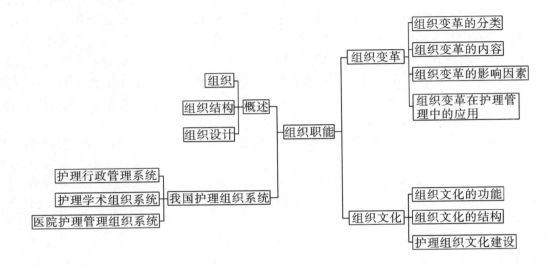

思与练

一、单项选择题

1. 关于正式组织特点的描述,下列哪项不对(　　)
   A. 没有明确的规章制度
   B. 有共同的工作目标
   C. 分工专业化但强调协调配合
   D. 成员的工作及职位不会发生频繁的变动

2. 关于非正式组织,下列哪项不正确(　　)
   A. 自发形成的组织
   B. 不一定有明确的规章制度
   C. 组织的领袖一定具有较高的地位和权力
   D. 有较强的内聚力和行为一致性

3. 关于直线型组织结构,下列不正确的是(　　)
   A. 各级人员知道应该执行谁的命令
   B. 适用于较大组织规模
   C. 组织结构较简单
   D. 信息沟通迅速

4. 组织设计的基本原则不包括(　　)
   A. 统一指挥原则
   B. 专业化分工与协作原则
   C. 最少层次原则
   D. 快速高效原则

5. 当前我国医院护理管理体系是几级负责制(　　)
   A. 二级或一级
   B. 三级或二级
   C. 四级或三级
   D. 四级负责制

6. 组织文化的核心是(　　)
   A. 以人为本
   B. 组织的价值观
   C. 软性管理
   D. 增强群体凝聚力

二、简答题

1. 请结合护理工作的实际情况,举例说明为什么要重视非正式组织的作用。

2. 分析护理组织变革的动力和阻力有哪些及如何克服组织变革的阻力。

3. 医院准备组建一个"爱心服务团队",为养老院的老年慢性病患者提供保健服务。请你按照组织设计的原则和程序,写一份策划书。

第四章 人力资源管理

::::::::::: ▓▓▓ 学习目标 ▓▓▓ :::::::::::

　　1.掌握:护理人力资源、护理人力资源管理、护理人员绩效管理、护士职业生涯的概念及护理人力资源管理的目标。

　　2.熟悉:护理人力资源管理的组织体系、护理人员培训内容、护理工作模式及排班方法。

　　3.了解:护理人力资源配置的方法、护理绩效管理工具和方法、职业生涯规划理论。

　　4.应用:能结合自身特点根据护理人员职业生涯规划的步骤,初步拟定一份个人职业生涯规划。

　　5.素养:具备主动提升专业知识能力、沟通协调能力、战略规划能力、管理变革能力、团队协作能力的意识。

案例思考

　　王同学是2021届护理学专业本科毕业生,性格开朗,成绩优秀,曾代表学校参加省级护理技能大赛并获得一等奖。她的就业目标为一所三级甲等综合医院,为此她参加了学校组织的"双选会",并分别向甲、乙、丙三家医院递交了个人简历。经过面试和笔试,三家医院都同意与她签订就业协议。王同学咨询了这三家医院的人力资源管理部门后,与乙医院签约。她选中乙医院有4个理由:一是乙医院招聘岗位为急诊科护士,王同学认为这个岗位非常具有挑战性,适合自己;二是乙医院本着择优原则,见习期结束后有40%的入编机会;三是乙医院的工资待遇人性化,在编人员与聘用人员同工同酬;四是最吸引王同学的,即乙医院与美国某医院有合作交流项目,将来有机会作为交流对象去美国进修。

　　针对此案例,请思考:

　　王同学选择乙医院的原因是什么?

　　思路提示:根据职业生涯发展规划、绩效和薪酬相关内容进行讨论。①认识个人的特征及优势是职业生涯发展的前提。②充分利用有利的组织环境。③绩效评价的人事决策和激励作用。④护理人员薪酬管理的公平原则。

第一节 概 述

21 世纪,在知识经济和全球化的新时代背景下,以哈佛大学及英国学者盖斯特等为首的一批西方管理学者,对人力资源管理的人本化思想、战略性理念和系统化运作模式进行了一系列开拓性探索,逐渐形成了关于现代人力资源管理的独立框架和完整体系。护理人力资源的管理直接关系着护理生产力、护理质量、护理服务道德、护理成本消耗,甚至影响护理人员的流动及流失率。护理人力资源是医疗卫生系统的重要组成元素,护理人力资源的合理配备是完成各项护理任务的有力保障。如何做好护理人力资源的管理,对医疗卫生事业的发展具有重要意义。

一、人力资源的相关概念

> **记一记**
> 人力资源管理和护理人力资源管理概念。

1. **人力资源** 是一个宏观的、概括性的范畴,可以从两个角度来理解。广义的人力资源泛指在现在和未来一切可能成为生产力,并且能够推动整个经济和社会发展的具有智力劳动和体力劳动能力的人们的总和;狭义的人力资源仅指已经作为生产要素投入社会经济生活中的劳动人口。

2. **人力资源管理** 指运用一系列管理活动有计划地对人力资源进行有效管理,从而实现个人、企业和社会的最大利益。包括两个主要内容:一是吸引、开发和保持一个高素质的员工队伍;二是通过高素质的员工实现组织使命和目标。

3. **护理人力资源** 作为卫生人力系统的重要组成部分,在我国主要是指具有护理专业中专及以上学历,并且通过国家护士执业资格考试或获得免试资格并取得护士资格证书、在医疗机构中从事护理工作的人员。

4. **护理人力资源管理** 是人力资源的微观管理,是卫生服务组织利用护理学和相关学科的知识,对组织中的护理人员进行规划、培训、开发和利用的过程,从而达到实现组织目标,提高服务水平的目的。

二、人力资源管理的基本特性

1. **主观能动性** 人力资源是最积极、最活跃的主动性生产要素,是社会生产中居主导地位的能动性资源。人力资源的主观能动性主要体现在自我强化、选择职业和积极劳动等方面。自我强化指个体可以通过努力学习、锻炼身体等积极行为,提升自身的劳动能力。选择职业是个体通过与物质资源结合,主动选择职业的过程。积极劳动是人力资源能动性最重要的方面。个体劳动积极性的状态,对于发挥人力资源的潜力起到决定性的作用。因此,人力资源管理不仅要重视数量、质量等外在特性,也要关注如何调动人的主观能动性,充分发挥个体的积极性。

2. **再生性** 人力资源是一种可再生性资源,通过人口总体内各个体的不断替换、更新、恢复的过程实现再生。由于人力资源具有以人的身体为载体,以及与人的自然生理特性紧密相连,在使用过程中会出现有形磨损和无形磨损。有形磨损指由于人体的疲劳、衰老、机能退化等原因造成的劳动能力下降;无形磨损指由于人的知识、技能、经验等老化而导致的劳动力下降。可见,人力资源再生性受到人类意识和能动性的影响和支配,可以通过终身教育、加强培训、医疗、保健等多种形式得

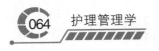

以实现。

3.时效性　人力资源是存在于人生命中的劳动能力,它的形成、开发和利用都受到时间的限制。作为生物有机体的人,有生、老、病、死的生命周期,且在能够从事劳动的不同时期(青年、壮年、老年),劳动力也有所不同。因此,任何范围的人力资源管理都要考虑动态条件下人力资源开发、分配和使用的相对平衡,尊重人力资源内在的生命周期和时效性的规律。

4.生产和消费两重性　从生产和消费的角度来看,人力资源的投资、开发和维持是一种必需性的消费行为,往往先于人力资源的使用和收益。而人力资源的使用是一种生产性行为,需要前期的投入才能创造财富,获得收益。因此,人力资源具有生产和消费的两重性。

5.流动性　人力资源的流动性主要表现为人员的流动和人力派生资源的流动。人员的流动主要有人员跨部门、跨单位、跨地区、跨国度的流动;人力派生资源的流动则是指由人创造的科技成果在不同空间上的流动。中国加入世界贸易组织后,人力资源的国际市场化步伐加快,资源共享和成果转让等资源的流动也越来越频繁。

6.社会性　人是社会存在和自然存在的统一。人力资源的社会性表现在人与人之间的交往以及由此产生的千丝万缕的联系。在分工合作的现代社会中,个体要通过群体发挥作用。合理的群体组织结构有助于个体的成长及其作用的高效发挥。

第二节　护理人力资源管理

一、护理人力资源管理的组织体系

护理人力资源管理活动需要通过医院人力资源管理部门与护理人力资源管理体系及其相关部门共同完成,由此构成组织的人力资源管理系统。护理管理层次可根据医院的规模设置 3 个或 2 个层次。我国的三级医院要求实行三级管理体系,即高层(护理副院长、护理部主任)、中层(科护士长)和基层(护士长)。两级管理体系可设高层(护理部主任或总护士长)、基层(护士长)2 个层次。不同管理层次在护理人力资源管理职责的侧重点上有所区别,以三级管理体系为例进行介绍。

> **记一记**
> 护理人力资源管理的组织体系。

1.高层护理管理者　高层护理管理者如护理部主任的主要任务是护理人事决策,根据组织发展目标制订护理人力资源发展规划;对中层护理管理岗位的配置设计、护理人员的任用和选择、绩效评价、参与组织护理人事政策的策划制订等。

2.中层护理管理者　中层护理管理者如科护士长,在人力资源管理方面主要承担 3 种职能。①直线主管职能:指挥分管下属(病房护士长或护士)进行工作。②协调职能:对所管辖护理单元在执行护理人力资源管理过程中出现的问题和矛盾进行协调处理,确保护理的人事目标政策在部门中正确贯彻执行。③服务职能:为自己所属的护理单元提供人力资源管理相关的业务服务,包括护理人员选择、培训、奖酬、晋升、指导下级护理管理者执行有关护理人事管理的相关政策法规,协助科室处理劳动纠纷等。

3.基层护理管理者　基层护理管理者如医院的护士长,主要是对所管辖护理人员进行直接护理业务活动管理。基层护理管理者的人力资源管理内容主要包括:指导进入本护理单元的新成员熟悉护理岗位工作;训练新护士掌握相关护理工作技能;根据护理人员个人特点安排适当的工作岗位;对所管辖的护理人员进行绩效评估;提出本护理单元护士薪资分配方案,调动人员的工作积极性;控制本单元护理人力资源成本;开发护理人员的工作潜力,促进职业发展;提供安全的工作环境,维护护理人员的心身健康等。

二、护理人力资源管理的目标

护理人力资源管理需要做好三方面的工作。

1. 人与事的匹配　人与事的匹配即人的素质与工作要求相匹配。护理人力资源管理应为医院提供训练有素的护士,并把合适的人安排在合适的岗位,做到事得其人,人适其事,人尽其才,事尽其功,使医院的护理服务更有成效。

2. 人与人的匹配　人与人的匹配即人与人合理搭配,协调合作,使护理组织的结构合理,护士的特长优势互补,提高工作效率和提高管理效率。

3. 人与物的匹配　人与物的匹配即护士的需求、贡献与其工作报酬相匹配,护士的能力与其劳动工具、物质条件相匹配,使得报酬适其所需,达到人尽其才,物尽其用,最大限度发挥激励作用,实现医院护理人力资源的可持续发展。

三、护理人力资源管理的内容

当代人力资源管理的核心功能在于通过识人、选人、用人、育人和留人来吸引、保留、激励和开发人力资源。具体说来,护理人力资源管理包括以下 5 个方面的内容。

1. 护理人力资源规划　医院护理人力资源管理的首要任务是人力资源规划,主要包括医院护理人力资源总体规划和子系统规划 2 个层次。总体规划是对医院护理人力资源的总体供求情况进行预测,并根据医院发展战略对人力资源规划进行定期评估和调整;子系统规划主要包括护士的更新规划、晋升规划、培养发展规划和配备规划等。

2. 护理人员招聘与配置　招聘是组织吸引足够数量具备应聘条件的个体并与特定工作岗位匹配的过程。护士招聘的关键是寻找足够数量合格的护理岗位申请者,使组织在人员选择上具有更大的自主权,通过保证护士整体素质来实现护理服务安全的目的。同时为了吸引人才,组织还必须在薪酬、培养开发、管理风格、组织文化等诸多方面对应聘者产生吸引力。护理人员配置是通过人与事的配合和人与人之间的协调,充分开发利用员工,实现组织目标。护理人员合理配置是组织人力资源管理是否良好的标志之一,是护理质量的最基本保证。其目的是在人力资源的配置上达到各尽所能,人尽其才。

3. 护理人员培训　培训是通过对护理人员的指导、教育和训练,使其在职业态度、知识水平、业务技能和工作能力等方面得到不断提高和发展的过程。护理人员的培训对帮助护理人员在工作岗位上保持理想的职业水平、高效率地完成组织和部门工作任务、促进个人职业的全面发展和自我实现具有积极的现实意义。

4. 护理人员绩效与薪酬管理　绩效管理是人力资源管理的中心环节。根据各岗位职责,对相应岗位人员的工作进行评价,不仅重视组织目标和绩效的实现,更注重管理过程中对员工的指导和反馈,从而提高护士个人和部门工作的整体有效性。绩效管理的结果是组织和部门管理人员对护士作出奖惩、培训、调整、晋升、离退、辞退等人事决策的重要依据。薪酬管理是指在组织内建立合理的护士薪酬管理体系及管理机制,根据各级护士的岗位、资历、工作能力、工作表现和绩效等因素

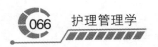

制定科学、合理、具有吸引力的个人工资和奖金的分配举措。此外,采取有效措施为护士提供健康、安全的工作环境,并根据国家劳动政策提供相应的医疗保险、养老保险、劳动保护和福利也是人力资源管理的内容。

5. 护理人员职业生涯管理　职业生涯管理是指设计、规划、执行、评估、反馈和修正员工个人职业生涯的综合过程。通过对护理人员的个人兴趣、能力和个人发展目标的有效管理,使护理人员实现个人发展的成就最大化,从而满足医院可持续发展和整体目标实现的需要,还有利于吸引、留住优秀的护理人才,提高整体护理队伍素质。

 第三节　护理人力资源配置

一、护理人力资源配置的概述

护理人力资源配置是以护理服务目标为宗旨,根据护理岗位合理分配护士数量,保证护士、护理岗位、护理服务目标合理匹配的过程。

(一)护理人力资源配置的影响因素

1. 政策法规　护理人员配置首先应考虑相关政策法规,如医疗卫生行政部门规定的护理人员编制数与比例,一些工时制度、公休日、病事假、产假、劳保、职工培训等各方面的相关政策与规定。护理人员中青年女性占多数,生育相关的现行政策对护理人员个人及岗位配置都有影响,护理管理人员应了解这些政策,在政策范围内合理进行人员配置。

2. 岗位设置　岗位设置是进行人员编配的第一步,护理管理人员应根据岗位需求设置护理人员。随着医学科学的不断发展,护理学的工作范围也在不断拓展与延伸,在医院内外都陆续出现新的护理岗位需求。

3. 工作量和工作质量　护理工作量主要受床位数、床位使用率、床位周转率、患者病情、病种、门诊和急诊患者就诊人次、手术量及手术难度等因素影响。患者人数多,病情重,工作量大,需配置的护理人力多,反之则需要的人力少。护理工作质量指提供的护理服务是否达到患者的要求,与护理质量标准及护理模式相关。护理质量标准不同,护理模式不同,要求提供的护理服务不同,所需的护理人力也有所不同。

4. 护士素质　在患者的服务需求不断提高的形势下,需要护理人员具有较高的专业素质,护理人员所具备的专业知识、技术和交流沟通等方面的能力直接影响工作效率,护理人员业务能力强,具有良好的交流沟通能力,则一定程度上节省人力,反之则需要较多人力。

5. 护理环境

(1)护理环境可分为硬件环境与软件环境:硬件环境指建筑布局、医疗设备等,集中式建筑较分散式建筑节省人力。软件环境指护理管理者和其他相关部门的管理水平,护理管理者科学合理使用护理人力资源,能有效协调各部门关系,可节省人力并提高效率。

(2)护理环境还可分为内部环境与外部环境:内部环境指护理人员工作的科室、医院的环境,护理人员间配合默契可节约人力。外部环境主要指社会环境。护理人员、患者共同所在的社会各相关因素对护理人力的影响,包括社会经济状况、医疗保险制度以及医院间的竞争关系等因素。此外,患者的性别、职业、教育背景等社会学因素也影响护理人力资源的配置。

总之,医院护理人员配置的影响因素很多,护理管理者在具体工作中应依据医院实际情况,结合其他影响因素,综合考虑护理人员的合理配置。

(二)护理人力资源配置的原则

1. 合理调配原则　护理人力资源配置要以临床护理服务需求为导向,基于患者的实际需求进行动态调配。科学合理的人员配置可以有效避免因患者数量、疾病严重程度以及治疗措施的变化等带来的护理人力不足或人员过剩的现象发生。护理管理部门应在分析护理业务范围、种类、服务对象需求和护士人力结构现状的基础上确定人员配置数量。

2. 经济效能原则　人力成本是医院最大的成本,在进行人员配置时,考虑预算中的人工成本和效益也是护理管理者的重要职责。人员配置既要考虑满足患者的需要和工作标准,同时也要考虑经济效能。合理的人员配置使护理人员在专业知识、技能、经验、体能等方面达到优势互补,充分发挥个人潜能,以较少的投入,获得较大的收益。

3. 结构合理原则　护理单元的整体效率不仅受到个体因素的影响,还受到群体结构的直接影响。护理单元的群体结构是指部门内不同类型护理人员的配置和关系。结构合理化要求护理人员在专业结构、知识结构、年龄结构、学历结构、职称结构等方面形成优势互补的护理人力群体,有效发挥护理人力的整体价值。

4. 能级对应原则　岗位既赋予护理人员权利,同时又赋予其责任与义务,在人员配置中应使护理人员的能力与所担负的工作相适应。例如,按照护士综合能力将护士分层分级,给予不同的岗位,实现能级对应,可合理使用护理人力,保证临床医疗护理安全和质量。

5. 动态发展原则　经济社会在不断发展变化,医院在体制、制度、机构等方面也在不断变革。护理专业范围不断拓展、新技术层出不穷;服务对象的数量与需求也随社会的发展不断变化;在医院的发展与人员的流动中,护理人员的数量、质量及价值观也在不断变化。管理者应根据各种变化进行动态调整,使人员合理流动。

(三)护理人力资源配置的方法

1. 比例配置法　比例配置法指按照医院的规模不同,通过床位与护士数量的比例(床护比)、护士与患者数量的比例(护患比)来确定护理人力配置的方法。这是目前国内医院大多数采用的方法来确定护理人员的配置。国家卫生健康委员会《全国护理事业发展规划(2021—2025年)》(国卫医发〔2022〕15号)指出:要根据临床科室特点、患者病情轻重和临床护理工作量,按照责任制整体护理的工作模式配置数量适宜、结构合理的护士。二级综合医院、部分二级专科医院病房护士与实际开放床位比不低于0.5∶1,三级综合医院、部分三级专科医院病房护士与实际开放床位比不低于0.6∶1,临床护理岗位护士数量占全院护士数量不低于95%。

2. 工作量配置法　工作量配置法指根据护士承担的工作量和完成工作量所需的时间配置护理人力资源。目前,国内外常用的工作量配置方法有护理工时测定法和患者分类法。

(1)护理工时测定法:是在定义护理项目(通常包括直接护理项目和间接护理项目)的基础上,通过自记或观察的方法测量护理项目的时间量,最后通过公式来计算护理工作量,并进行护理人力资源配置。公式为:应配置护士数=〔(定编床位数×床位使用率×每名患者平均护理工时数)/每名护士每日工作时间〕×(1+机动数)。床位使用率=占用床位数/开放床位数×100%;每名患者平均护理工时数=每名患者直接护理工时+每名患者间接护理工时+每名患者其他工时;每名护士每日工作时间平均为8 h;机动数按17%~25%计算,包括法定节假日及产、婚、病、丧等假期的缺勤补充。其中:①每名患者直接护理工时=∑(每项操作平均工时×该项操作 24 h 内发生的频数)。②每名患者间接护理工时=∑(每项操作 24 h 所需的总时数/每项操作涉及的患者数)。③每名患者其他工时:除了直接护理工时、间接护理工时以外的时间,如巡视病房需要的时间等。

(2)患者分类法:近年来,许多国家采用"患者分类系统",根据患者每天所需要的护理时数,量化护理活动并划分护理等级,达到观察护理人力需求并指导护理人力配置的目的。患者分类系统常用的有 3 类:原型分类法、因素型分类法、原型与因素型混合法。

二、护理工作模式

临床上常见的护理工作模式有个案护理、功能制护理、小组制护理、责任制护理、责任制整体护理等。目前,国内常采用责任制整体护理为患者提供优质护理服务。

记一记
护理工作模式。

1. 个案护理　个案护理是由专人负责实施整体化护理,一名护士负责一位患者全部护理的内容,又称为"特别护理"或"专人护理"。一般适用于病情复杂严重、病情变化快、护理服务需求量大,需要 24 h 监护和照顾的患者,如监护室、手术室等特殊的护理岗位。

优点:①有助于护士及时、全面观察患者的病情变化,实施全面、细致、高质量的护理服务。②有助于增加护士与患者直接沟通的机会,及时解决患者身心方面的问题。③护士明确工作任务与职责,有助于增强责任心。

缺点:①对护士能力和技术要求较高。②无法为患者实施连续性护理。③实施"一对一"的护理人力成本较高,只能适用于特殊岗位,无法在全院普及。

2. 功能制护理　功能制护理是以各项护理活动为中心的护理工作方法,主要模式是护理管理者将护理活动按照职能分类。根据本科室护士的个人能力和资质分工,每个护士从事相对固定的护理活动,如治疗护士主管病房的治疗任务,基础护理护士承担病房患者的各种生活护理等,护理单元的所有护理活动均由各班护理人员完成。根据工作内容的不同,护理工作可细分为主班、治疗班、护理班、大小夜班等,由护士长负责具体安排。

优点:①节约时间和人力成本,便于护士长组织管理。②护理人员分工明确,操作技能熟练,有利于提高工作效率。

缺点:①患者的护理工作由多人负责,不利于护患之间的沟通交流。②护士被动、重复、机械劳动多,不利于系统地了解患者的病情,无法为患者提供全方位的整体护理服务,从而影响工作质量。

3. 小组制护理　小组制护理是个案护理与功能制护理相结合的一种护理方式,以小组形式(3~4 位护士)对一组患者(10~20 位)进行护理。每个小组由一名具有较强管理能力和业务能力的护士作为领导。在组长的规划和小组成员的参与下,制订患者护理计划,为一组患者提供护理服务。

优点:①小组成员齐心协力制定和实施护理计划,有序推进护理工作。②团队成员相互学习、合作,共同提高理论水平和业务能力。③小组成员有明确的目标,有助于提高护理人员的工作满意度。

缺点:①组长的能力、水平和经验影响整个小组的护理工作质量。②护士没有确定的护理对象,影响其责任感。③因护理过程的不连续性而影响护理质量。

4. 责任制护理　责任制护理于 20 世纪 80 年代初由美国引入中国。它是在生物-心理-社会医学模式影响下的一种新的临床护理方法。这种护理模式护士不再是机械式的医嘱执行者,而是运用专业知识对服务对象实施全面系统的身心整体护理。一般情况下,1 名责任护士负责护理 4~

6 名患者,并对患者实施 8 h 值班、24 h 负责制。责任护士不值班时,辅助护士应当按照责任护士制定的护理计划对患者进行护理。

优点:①患者从入院到出院,责任护士按照护理程序实施系统、持续的护理服务,提高了护士的责任心和工作积极性。②患者得到整体的、相对持续的护理,安全感和主人翁意识增强。③加强与患者、家属及其他医护人员的沟通合作。④服务对象参与护理计划的制订和实施,充分调动主观能动性。

缺点:①责任护士的专业知识和技能水平要求很高,需要接受专业培训。②所需人力、物力、成本高,但也往往受到人员配备、质量等方面的限制。

5. 责任制整体护理 是以人的功能为整体论的健康照顾方式,又称全人护理或以患者为中心的护理。整体护理要求护士在提供护理服务时要对服务对象的生理、心理、社会、精神、人文等方面进行全面的帮助和照顾。整体护理是一种护理理念,同时又是一种工作方法,其宗旨是以服务对象为中心,根据其自身特点和个体需要,提供针对性护理。整体护理工作模式的核心是用护理程序的方法解决患者的健康问题。

优点:①患者获得了持续、全面的护理服务,对护理工作的满意度提高。②护士分工明确,责任到人,责任心不断增强。③按照岗位需求,合理配置人力资源,极大提高了护理工作效率。④护士工作积极性增强,激发了护士的好奇心与求知欲。

缺点:护理工作节奏不断加快,护士工作压力增加。

三、护理人员排班

(一)排班原则

1. 满足需求原则 护理排班应以患者需求为中心,确保 24 h 连续护理,保障每班护理人力的质量和数量能够完成当班的所有护理活动。除了满足服务对象的需求外,从人性化管理和服务管理的角度出发,管理者在排班过程中不应忽视值班护理人员的需求。护士长在实现人性化管理的同时,应尽可能合理调整和安排,确保护理质量。

> **用一用**
> 如何依据护理人员排班的原则、类型及方法,合理进行护理工作排班。

2. 结构合理原则 科学合理地配置各班护士是有效利用人力资源、保证临床护理质量的关键。合理搭配的基本要求是:做到各班次护理人员的能力要相对均衡,尽量缩小各班次护理人员在技术力量上的悬殊,保证各班次能够处理临床护理疑难问题,做到新老搭配、优势互补,保证各班护理质量,避免因人力安排不当出现的护理薄弱环节。

3. 效率原则 效率原则是管理的根本。在具体的排班中,护士长应根据护理工作量,结合床位使用率、危重患者的程度、手术情况、当班护士实际工作能力等对本病区护理人力进行弹性调配,在保障护理质量的前提下把人员的成本消耗控制到最低。

4. 均衡原则 掌握工作规律,保持各班工作量均衡。护士工作量的特点是白天多,夜间少,工作日多,假期少。因此,有必要根据工作规律合理安排人力,保持各班工作量平衡,必要时适当调配。

5. 公平原则 受到公平对待是每一个人的基本需求,也是成功管理的关键。护士长应根据护理工作的需要,合理安排各班次和节假日值班护理人员,做到一视同仁。是否受到公平对待对加强组织凝聚力、调动护理人员工作的积极性具有直接影响,值得管理者引起重视。

6. 分层使用原则 除上述原则外,护士长还应对科室护理人员进行分层次使用。其基本原则

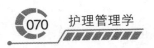

是:高层级护理人员承担专业技术强、难度大、疑难危重患者的护理工作;低层级护士承担常规和一般患者的护理工作。由此可以从职业成长和发展规律的角度保证护理人才培养和临床护理质量。

(二)影响排班的因素

1. 医院政策 受医院人力资源配置政策影响,当护士人数能够满足临床护理人员的需求时,护士长更容易排班,但如果人力不足或新成员较多,则不容易搭配。

2. 护理人员素质 护理人员的教育程度、工作经历、心理素质等因素影响其工作能力,当护理人员能力较强时,护士长更容易排班。

3. 工作模式不同 不同的护理工作方式、人力需求和人员安排方式不同。如上所述,个案护理、责任制护理和责任制整体护理需要更多高素质的护理人员,而功能制护理相对节省人力。监护病房、手术室、急救室等不同的护理单元有不同的工作要求,排班方法也不同。

4. 工作时段差异 每天 24 h 的护理工作量不同,白天的护理工作内容较多,晚上的护理工作内容相对较少,普通工作日和节假日的工作量不尽相同,不同的工作量需要不同数量的护理人员,护士长在排班时应考虑工作量和工作时段因素的影响。

5. 排班方法 不同的排班方法有不同的人力需求。例如,一天三班所需的人力比一天两班所需的人力多,周期性排班与弹性排班所需人力也不相同。护士长可根据病房的工作任务和人力资源选择不同的排班方式。

(三)排班的类型

排班的类型根据排班权力的归属分为 3 种:集权式排班、分权式排班和自我排班法。

1. 集权式排班法 主要由护理管理者(护理部主任或科护士长)决定排班方案。

优点:管理者掌握全部护理人力,可依据各部门工作需要,灵活调配护理人员,比较客观、公平。

缺点:不能兼顾护理人员的个体化需求,降低工作满意度。

2. 分权式排班法 排班者为病区护士长,根据自己的排班计划,能够根据本部门的人力需求状况进行排班。

优点:管理者能根据本部门的人力需求状况进行有效安排,并能照顾护士的个别需要。

缺点:①无法调派其他病区的人力,且排班花费的时间较多。②当个人需求与工作需求发生冲突,或护理人员的要求过多,护士长难以满足时,就会造成护理人员之间的矛盾。

3. 自我排班法 是护士根据个人需求选择特定工作班次的一种排班方法。通常情况下,护士长首先确定排班规则,然后护士自己排班,最后由护士长协调确定。适用于护士整体成熟度较高的护理单元,国外许多医院常用这种排班方法。

优点:①能较好地满足护理人员的个人需求。②护士长权力下放,有助于培养护士的主人公意识和责任感。③促进护理团体人际关系融洽和凝聚力,节省护士长的排班时间。④体现了以人为本的思想,提高了护理人员的积极性。

缺点:对于护理人员不愿意上的班次,需要护士长做好护理人员间的协调工作。

(四)排班的方法

1. 周期性排班法 即以一定周期为一个排班周期,依次循环的排班方法。其特点是排班模式相对固定,护理人员熟悉排班规律及值班与休假时间,利于个人时间安排。周期性排班法可以每日排两班或三班,护理人员的工作时间为 12 h、8 h 不等,管理者应根据具体情况采用不同的方式,通常以每周工作 40 h 为标准,每天工作 8 h 最为常见,可保证较高的工作效率。

优点:①排班模式相对固定,在满足护理工作的同时,兼顾护士的个体化需求。②节省了大量的排班时间。③固定的工作人员。④班次变化小,调班少。

缺点:对于护士结构不合理、患者数量多和病情变化大的病房不适用。

2. **弹性排班法**　在原有周期性排班的基础上,护士长根据当天工作量及时调整护理人员的数量,以保证取得最佳的工作效率,最大限度地满足服务对象的需要。该排班法多用于手术室、急诊室及重症监护室等。弹性排班对护理管理者的经验与判断能力要求较高,要求其根据具体情况,随时分析人力需要,做出正确判断,并合理安排护理人员。

优点:①充分利用人力资源,节约人力成本,提高工作效率。②较好地体现了以人为本的原则,保质、保量完成工作及合理安排护士休假等。

缺点:护理人员班次不固定,不易掌握个人时间。

3. **APN 连续性排班法**　APN 连续性排班法是将每天 24 h 分为 3 个连续班次,A 班 8:00—15:00 或 7:30—15:30、P 班 15:00—22:00 或 15:30—22:30、N 班 22:00—8:00 或 22:30—7:30,各班时间可根据不同科室的患者及护理特点进行调整。

优点:①减少了交接班次数及交接班过程中的安全隐患。②加强了 P、N 班薄弱环节中的人员力量,降低了安全隐患。③在 A 班和 P 班均由高年资护士担任组长,对护理工作中的高难度护理及危重患者的护理进行把关,充分保证了护理安全。④对护士本人来说,工作时间更加连续、紧凑和集中,便于平衡工作和家庭生活,缓解护士压力,提高工作满意度。⑤增强了护理工作的连续性,有利于对患者的服务。

缺点:①夜班时间较长,导致护理人员产生疲劳感。②APN 排班需要护士合理配置、分层使用、在护理人力不足、护理人员结构不平衡的病区较难开展。

4. **护士排班决策支持系统**　基于信息技术开发排班软件,针对每天 24 h 和每周 7 d 的排班问题,建立决策支持系统,排班前护士长根据需要输入护士排班相关因素、约束条件、想要参与的班次(一般 4 周为一周期),提交后计算机自动生成本周期每个护士的班次。

优点:软件能计算护理人员的积假、积欠工作时数、夜班时数等,减轻排班工作量,减少人为误差。

缺点:①软件获取的原始数据与时间选择部分需要手工录入,可能导致数据不准确;②护士和系统之间的交互较差,可能导致工作效率降低;③软件使用成本过高;④软件系统识别功能弱,算法不灵活。

思政课堂

优质护理服务——责任制整体护理

《全国护理事业发展规划(2021—2025 年)》提出持续深化"以患者为中心"的服务理念,大力推进优质护理服务,继续落实责任制整体护理。护士运用专业知识和技能为患者提供医学照顾、病情观察、健康指导、慢病管理、康复促进、心理护理等服务,体现人文关怀。

责任制整体护理是整体护理概念与护理工作方法的有机结合。我国 20 世纪 80 年代初期开始实施责任制护理,引入护士责任包干管理患者的工作方法。20 世纪 90 年代初,美国乔治梅森大学的吴剑云博士提出了系统化整体护理,提倡以人为中心,以现代护理观为指导,以护理程序为基础框架,把护理程序系统化运用到临床护理和护理管理中,这是一种护理行为的指导思想或称护理理念。我国的责任制整体护理模式既强调具体的护理患者的分工,体现护士对患者的责任关系;又要

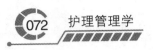

求以整体护理理念为指导,根据患者的生理、心理、社会、文化、精神等多方面的需要,提供适合患者的最佳护理。实施责任制整体护理对探索适合我国国情的护理模式,推进"优质护理服务示范工程"活动,提高临床护理服务质量具有重要的现实意义。

第四节　护理人员的培训

培训是指有计划、有组织地对成员实施系统学习和开发潜力的行为过程。护理人员的培训是组织和部门优化护理人力资源结构,激发护理人力资源潜力,提高人力资源使用效率的有效措施。护理人员的培训应按需施教,学以致用;与组织发展战略相适应;综合素质与专业素质相结合;重点培训与全员培训相结合;长期培训与短期培训相结合。护理人员培训能挖掘护理人员的潜能,提高工作效率,更好地实现组织目标。

一、护理人员培训的内容

1. 职业道德　职业道德包括现代护理学的特征及对护理人员的要求、护理人员的行为规范、护理道德和社会责任、医学伦理学等护理人员应遵循的基本道德教育。

> 思一思
> 护理人员培训的内容。

2. 基础理论、基本知识和基本技能　基础理论、基本知识和基本技能属于护理人员的基本功训练,也是护理质量控制和检查的重要内容。

3. 专科护理　专科护理包括专科护理的理论和操作技能培训两方面。随着医学的发展,各专科新业务、新技术也在不断进步和完善,应培养一批具有专科护理理论知识和娴熟专科技能的护理人才。具体培训内容可根据专科需要决定。

4. 护理新理论、新进展　护理人员接受护理新理论、新进展的培训将有助于开阔视野、拓宽知识领域,促进教学与科研工作的发展,推动护理事业的不断进步。

5. 管理、教学、科研　现代护理管理、护理教育及护理科研是护理学科中的重要内容。目前,国内很多医科院校在护理本科阶段的课程设置上都开设了相应课程。护理管理者、护理师资及临床护师以上人员均应根据实际需要进行相关能力的培养。

6. 外语能力　护理人员的外语培训有利于国际交流、学术交流、发展循证护理及利用国外医学资源等。

二、护理人员培训的形式及方法

(一)培训形式

护理工作的性质与特殊性决定了护理培训形式具有多样性、多层次、多渠道的特点。目前护士开展培训的形式多种多样,可根据医院的自身条件、要求等因素进行选择。常用的培训方法有在职培训、脱产培训、自我培训。

1. 在职培训

(1)临床指导:任命工作经验丰富、年资较高的护士作为新护士的导师,负责对新护士的带教,进行床边教学,结合临床实际讨论护理理论、专科知识技能,解决患者的护理问题,如定期查房、技术操作示教等。

（2）专题讨论:组织护理人员针对某一专题进行学习讨论,互相交流。如读书报告会、专题讲座、疑难病例护理讨论会等。

（3）短期培训:短期培训时间灵活,可从几小时至几个月不等,具有专题性、针对性强的特点,如护士长管理培训班、急救护理培训班、专科护理新技术培训班、专题讲习班、专题调研和考察等。

（4）岗位轮转:通过不同科室、岗位轮转,护理人员能积累更多的临床护理经验,拓宽专业知识和技能,增强解决临床护理问题的能力,使其胜任多方面的工作。

2. 脱产培训

（1）全脱产培训:是根据医院护理工作的实际需要选派不同层次有培养前途的护理骨干,集中时间离开工作岗位,到专门的学校、研究机构、医院或其他培训机构进行学习。这种培训有一定深度,学习内容较系统,但培训成本高。

（2）半脱产培训:半脱产培训是在职培训与脱产培训相结合的一种方式,这种培训方式较脱产培训时间安排更为灵活,可边工作边学习,达到一定学时、学分,经考核可获得培训证书。

3. 自我培训

（1）自主学习:自主学习是一种主动的行为,护理人员根据自身情况,结合工作要求,不断地进行自我学习,如通过向有经验的高年资护士请教、阅读专业书籍、检索护理期刊等,丰富理论知识,提高自身技能。

（2）学历教育:毕业后能够进一步提高学历是专业知识和能力增强的标志之一,如参加全国护士教育自学委员会或各医学院校组织的专业辅导及学历考试;脱产、半脱产的成人高等护理教育等。

（3）网络学习:现代信息技术的应用加快了护理继续教育的步伐,通过互联网可以更加快捷、方便地获取各种信息、查阅文献资料,甚至开展远程教学。充分利用网上的护理资源通过院内局域网建立护理学习网站,供护理人员学习,具有实用、方便、知识更新快等优点,能较好地完成护理人员的继续再教育,提高学习效率。

（二）培训方法

1. **讲授法** 讲授法是教学人员通过口头语言向学习者传授知识、培养能力、进行思想教育的方法,在以语言传递为主的教学方法中应用最广泛,也是最传统的教育培训方法。其优点在于能使培训人员在短时间内获得大量的系统的科学知识,有利于教学人员控制学习进度。但讲授法缺乏学习者直接实践和及时做出反馈的机会,有时会影响学生积极性的发挥和忽视个体差异的存在,并且学习效果容易受教学人员讲授水平的影响。

2. **演示法** 是一种借助实物、教具进行示范演示,或通过现代化教学手段,使学生通过观察获得关于事物及其现象的感性认识。演示法的优点在于感官性强,能激发学习者的学习兴趣,并有助于加深对学习内容的理解和掌握。其局限性在于准备工作较为费时。

3. **讨论法** 讨论法是学习者在教学人员的指导下为解决某个问题而进行探讨、辨明是非真伪以获取知识的方法。其优点在于能更好地发挥学习者的主动性、积极性,有利于培养学习者的独立思维能力、口头表达能力,有利于促进知识和经验的交流。其局限性在于讨论主题的选择及培训者自身学习水平的高低会直接影响培训效果,不利于学习者系统地掌握知识。

4. **模拟教学法** 模拟是以学习者为中心,通过模拟出真实场景使学习在一个无偏见、合乎伦理及安全的环境中进行的方法。在护理中应用模拟教学可再现临床场景,为学习者提供一个直观的、

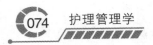

仿真的、无风险的环境,让学习者通过案例分析、角色扮演、局部模型练习、虚拟模拟及高仿真模拟等活动,极大地增加学习者解决实际问题的信心,创造性地解决患者的实际问题,保证患者的安全。

三、护理人员培训的程序

记一记
护理人员培训的程序。

护理人员培训的程序可分为以下3个步骤。

(一)分析培训需求

培训需求分析可以从医院发展需求、工作岗位需求及护理人员的个人需求3个方面进行。主要内容包括:回顾具体护理岗位的职责和绩效期望;确定目前和将来岗位需要的知识和技能的类别;确定护理人员在知识和技能方面与岗位要求之间存在的差距等。

(二)制订并实施培训计划

确认培训需求的基础上,培训者应根据学习目标制订出有针对性的培训计划。培训计划包括培训的组织管理人员、培训对象、培训内容及方式、培训师资、培训时间及地点、培训资料的选择、考核方式及培训费用预算等。实施培训计划就是保证培训计划的及时执行,并在执行过程中根据实际情况进行必要的调整。在培训过程中,不仅要传授给护理人员相关的专业知识与技能,还应当通过培训教育,增进护理人员对自己在组织中的角色及自己与他人交往的角色的了解,提高其自我认识水平。

(三)培训效果评价

目前对培训效果进行系统评价应用最广泛的是柯氏四层次评估法,由国际著名学者威斯康星大学教授唐纳德·L.柯克帕特里克(Donald L. Kirkpatrick)于1959年提出。其主要内容如下。

1. 反应评估 反应评估是评估培训对象对培训项目的满意程度。在培训项目结束时,通过问卷调查收集培训对象对于培训科目、设施、方法、内容、个人收获等方面的看法,以评估培训对象对培训项目的满意程度。这个层次的评估可以作为改进培训内容、培训方式、教学进度等方面的建议或综合评估的参考,但不能作为培训效果的评估。

2. 学习评估 即测试培训对象对所学的原理、技能、态度的理解和掌握程度。这项指标可以用培训后的考试、实际操作测试来考察。通过在培训前和培训后分别对培训对象进行同样内容的测试,比较两次测试的结果,来评估其学习效果。

3. 行为评估 考察培训对象的知识运用程度,是考察培训效果最重要的指标。可在培训结束后的一段时间内,在实际工作环节中对培训对象的行为进行追踪评价,观察其行为在培训前后的变化,以及在工作中运用所学知识的情况。

4. 成果评估 评估培训创造的经济或社会效益,即测定培训对组织具有何种具体而直接的贡献。例如,新技术新业务的开展率、操作合格率、患者满意率、成本消耗下降率等。

第五节 护理人员绩效与薪酬管理

一、护理人员绩效管理

（一）绩效管理的概念及功能

1. 基本概念

（1）绩效：是指工作中员工的工作效果、效率、效益及相关能力和态度的总称。

（2）绩效评价：是指组织采取特定的方法和工具对组织成员的工作效果进行考察评价的过程。

（3）绩效管理：是指管理者与被管理者为了达到组织目标共同参与的绩效计划制订、绩效考核评价、绩效结果应用、绩效目标提升的持续循环过程。

（4）护理人员绩效管理：是指护理管理者与护士之间在目标与如何实现目标上达成共识的过程，是促进护士进行改善，帮助护士成功达到目标并取得优异业绩的管理方法。

2. 影响护理绩效的因素　护理单元绩效是护理单元为实现部门目标而完成的各类任务的数量、质量及效率。部门和个人绩效水平受多种主、客观因素的影响，主要包括外部因素、组织因素和个人因素。

（1）外部因素：外界各种环境对医院的运转和生存产生直接影响，护理人员的绩效也要结合与护理工作相关的外在条件的实际情况，确保形成符合外界环境的绩效管理。外部因素主要是指与护理工作相关的外部环境，包括行政部门政策与法规、行业标准、社会风气、经济形势、文化环境、劳动力市场状况等。

（2）组织因素：包括护理工作条件、工作场所布局、工具设备、工作关系及工作氛围、护理管理组织结构、护理文化、医院战略及发展目标、护理团队结构、工作流程、护理管理者的风格和经验等。

（3）个人因素：护士绩效水平与个人工作知识、技能、态度直接相关。

其他条件相同时，有较高知识文化水平、较高操作技能和积极工作态度的护士通常可以取得更好的工作绩效。

3. 护理绩效管理的功能

（1）诊断功能：在绩效目标明确的情况下，管理者可以应用绩效评价结果，及时发现部门绩效现状和现存的问题。通过对每位护士绩效的及时分析与沟通，了解护士的专业素质与护理岗位工作要求间的差距，找出影响绩效的组织、部门和个人原因，有针对性地采取措施，持续改进管理，从而达到不断提高绩效的目的。

（2）决策功能：护士的晋升、晋级、培训、人事调动、奖惩、留任、解聘等护理人事管理决策都以绩效考核结果为依据。科学合理的绩效考核机制，为医院和部门正确识别人才、合理使用护士提供了客观依据。

（3）激励功能：绩效评价的结果可以协助管理者确定护士个人和群体对组织的贡献水平，作为组织决定奖惩的依据。根据客观的考核结果对表现优秀者给予奖励，对工作表现不佳者进行惩罚，是保证奖惩公正性的根本措施。

> 记一记
> 绩效、绩效评价和绩效管理的概念。

（4）导向功能：绩效管理的基本目标是创造良好的护理工作环境，促进护士与医院共同发展，持续提高护理单元和医院的整体工作效率。因此，建立科学合理的绩效管理制度和具体可衡量的绩效评价指标是充分发挥绩效管理导向作用的关键。

（5）规范功能：绩效管理体系、具体的护理行为和结果评价标准，对护士的执业行为起到了规范作用，进一步促进医院和部门护理人力管理的规范化和有效性。

（6）沟通功能：绩效评价结束后，由护理管理人员将考核结果反馈给护士，听取意见和建议，为管理者和护理人员提供沟通机会，有利于增进相互了解，解决护理管理中存在的问题。

（二）护理绩效管理原则

绩效管理的根本目的是促进员工发展和组织绩效的改善，最终实现组织战略目标。绩效管理的科学性和原则性适合于任何一个组织与个人，在进行护理人员绩效管理时应遵循基于岗位的原则、标准化原则、公开化原则、激励原则、反馈原则、可行性原则等。

（三）护理绩效评价主要的工具和方法

护理人员绩效评价方法的选择取决于绩效考评目的。为了达到评价目的，评价方法必须具备可靠性、有效性。目前运用的绩效评价方法较多，常用方法有以下几种。

1. 绩效评价表　绩效评价表是一种广泛使用的绩效评价工具。其具体操作是根据评估表中所列出的各项指标，对照被评价人的具体工作进行判断并作出记录。护理人员所选择的指标一般具有两种类型：第一类是与工作相关的指标，如工作质量和工作数量；第二类是与个人特征相关的指标，如积极性、主动性、适应能力、合作精神等。除了设计评价指标外，还应对每一项指标给出不同的等级，评价者通过指出最能描述被评价者及其业绩的各项指标的比例来完成评价工作。对各项指标和等级定义得越精确，其评价结果的可信度就越高。

2. 关键绩效指标法　关键绩效指标法是将绩效的评估简化为多个关键指标的考核，并以关键指标为评估标准。KPI方法包含重要的管理原理——"二八原理"：即80%的工作绩效是由20%的关键行为完成的。因此，绩效评价的重点在于分析和衡量导致80%工作绩效的20%的关键行为。该方法的优点是指标简单、标准简明，易于做出评估。缺点是缺少关键指标以外其他内容的评估。

3. 360度反馈　360度反馈又叫"360度绩效考核法"或"全方位考核法"，是由被评价者的上级、同事、下属、患者、家属以及被评价者本人从不同角度对被评价者工作业绩进行的综合衡量并反馈的方法。360度绩效评价与传统评价的本质区别在于扩大了评价者的范围和类型，从不同层次的人员中收集关于护士的绩效信息，由此确保了评价的准确性和客观性。然而，360度绩效反馈法的缺点在于考核成本高，由多人共同考核带来的成本上升可能会超过考核本身所带来的价值。

4. 平衡计分卡　平衡计分卡（balanced score card，BSC）是一种全面的绩效考核体系，通过4个方面来设定适当的目标值，包括财务、客户、内部运营、学习与成长，赋予不同的权重，由此形成全面完整的绩效考评体系。其中，财务目标为组织的最终目标，客户评价是关键，内部运营是基础，学习与成长是核心。基于BSC的绩效考核体系由说明愿景、上下沟通、业务规划、反馈与学习4个程序组成。BSC迫使管理者综合考虑所有的重要绩效指标，随时观察某一个方面的改进是否影响和牺牲了另一个方面的绩效，从而提高组织发展的整体协调性。

（四）绩效管理程序

绩效管理是一个系统的过程。一个有效的绩效管理系统一般由5个环节组成，包括制订绩效计划、实施绩效评价、反馈绩效结果、指导绩效改进、持续绩效沟通。

1. 制订绩效计划　制订绩效计划是绩效管理的起点，绩效管理计划一般包括两类基本内容，第一方面应明确被评价者应该做什么,这类指标包括工作职责、工作的质和量,以及一些相关指标。第二方面是明确被评价者做到什么程度,其相应的指标有具体的工作要求和工作表现标准。护理管理者在制订绩效计划时应就计划的内容及可能遇到的障碍与护理人员进行充分的沟通,以达成共识。

2. 实施绩效评价　实施绩效评价是绩效管理的关键环节,主要包括制订绩效评价实施计划;确定评价人员、被评价者和评价时间;科学运用评价工具;将被评价者的实际工作表现与所制订标准进行比较;收集、处理、分析、汇总评价信息;将评价结果向相关领导和部门报告。

3. 反馈绩效结果　将考核结果与被评价者沟通,使其了解自身工作情况,促进工作改进。同时,绩效评价结果是组织决策的依据,将评价结果与培训、加薪、晋升结合在一起,可使绩效评价更具有激励性。

4. 指导绩效改进　绩效评价的另一重要目的是发现护理人员在工作中的问题并进行改正,所以在评价结束后,应对评价结果进行分析,寻找问题,提供工作改进方案供护理人员参考,帮助护理人员提高工作绩效。

5. 持续绩效沟通　绩效管理中的沟通是指护理管理者与护理人员共同分享信息的过程,包括工作进展、潜在问题、可能解决问题的措施等,通过沟通让护理人员清楚地了解绩效评价内容、衡量的标准、个人的优点及差距、改进的方向及措施,使护理人员自觉地向新的目标努力。

总之,绩效管理是一个动态管理的过程,其中绩效评价是管理的重要手段,但绩效管理不能停留在绩效评价的资料中,这些可能仅仅是某些潜在管理问题的表象,正确进行绩效管理不在于评价本身,而在于护理管理者如何综合分析评价结果并将其作为绩效管理的切入点进行动态有效的沟通,提高工作绩效,这才是最有价值、最有意义的工作。

二、护理人员薪酬管理

薪酬又称报酬,是指雇员作为雇佣关系的一方所得到的各种形式的财务回报、有形服务与福利。

> 记一记
> 薪酬的分类。

薪酬分为经济报偿与非经济报偿。经济报偿包括直接经济薪酬与间接经济薪酬、固定薪酬和浮动薪酬;非经济报偿包括为护士创造条件和提供机会,使护士在心理上得到满足感,如工作的认同感、成就感、表扬等。

薪酬管理是指组织针对所有员工所提供的服务来确定他们应当得到的报酬总额以及报酬结构和报酬形式的过程。

(一)护理人员的薪酬管理原则

1. 按劳付酬原则　医院是社会的组成部分,其薪酬管理应首先遵循社会主义的经济发展规律,按劳分配是社会主义的经济规律,因此,按劳付酬原则是组织薪酬管理的首要原则。按劳付酬的含义是指组织对员工所从事的工作应该以劳动为尺度计算薪酬。

2. 公平原则　公平是薪酬系统的基础,只有公平才能取得员工的信任,发挥薪酬的激励作用。在薪酬系统的制定过程中,应尽量做到行业内、组织内及员工间的公平。

3. 竞争原则　医院要想获得具有竞争力的护理人才,必须制定一套对人才具有吸引力并在行业中具有竞争力的薪酬制度。薪酬水平的高低直接决定其所能吸引到护理人才能力和技术水平的高低。

4. 激励原则　薪酬的激励性是指薪酬分配要在组织内部各类工作岗位、各级职务的薪酬水准

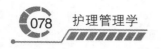

上适当拉开差距,真正体现员工的薪酬水平与其对组织的贡献大小密切相关,使组织的薪酬系统充分发挥激励作用。

5. 经济原则 薪酬管理的经济性原则是指医院在进行薪酬设计时除考虑到本组织薪酬系统的竞争性、激励性等因素外,还必须考虑医院的运作情况,因为员工的加薪就意味着组织人力成本的上升。

6. 合法原则 合法原则要求医院在制定薪酬制度、设计薪酬方案时要按照国家现行人事、劳动与社会保障政策、法律法规,如劳动法、工资法、劳动者权益保护法等有关要求进行。组织的薪酬体系只有在合法的前提下,才能对人力资源的薪酬管理起到促进作用。

(二)影响护理人员薪酬的因素

按照薪酬支付的原则,一般情况下,护士薪酬水平主要取决于政府政策、护理岗位工作的类型及业绩、护士个人条件、医院经济负担能力、地区与行业间的薪酬政策、护理人员劳动力市场的供求状况等因素。

1. 政府的政策 国家、地区和医院的薪酬政策也是医院制定薪酬方案的重要指导方针和政策依据。国家和地区的薪酬政策常涉及组织薪酬管理的重要运作方面,如工资增长的基本标准,人员提升与降级的薪酬变动标准,组织员工加班工资的发放政策,生病、假期、接受培训等特殊情况时的薪酬等。

2. 护士劳动力市场的供求状况 当市场护理人员供给不足时,医院就会提高其薪酬水平以吸引合格的护理人员填补空缺,反之,市场护理人力过剩时用人单位就有可能降低薪酬水平。另外,地区劳动市场的不同,也会使同样条件的护理人员在薪酬方面存在差别。

3. 经济发展水平和劳动生产率 国民收入、劳动生产率是衡量经济发展水平的一个重要指标。在工资占国民收入不变的情况下,国民收入越高,护士工资水平的绝对值就越高;反之,则越低。发达国家与发展中国家、发达地区与不发达地区薪酬水平的差别,主要是劳动生产率的差别。随着智慧护理、"互联网+护理服务"等新型服务模式的兴起,这些飞速变化的外部环境都迫使医院重新设计自己的工作流程,也促使护士不断学习新的技能。无法预测的外部条件要求医院建立能够支持灵活性组织和弹性化的护士薪酬结构。

4. 医院经济负担能力 医院护理人员薪酬水平的高低与本医院发展阶段、发展水平、业务范围、市场占有等经济指标直接相关。如果医院薪酬负担超过其支付能力,必然给组织经营带来直接影响。不同等级、不同医院、不同岗位的护理人员薪酬水平也会有区别。

5. 护理岗位工作的类型及业绩 医院有不同的护理岗位,由此产生不同的薪酬水平。岗位责任的大小、工作的复杂性、工作的风险程度、工作质量要求的高低、工作量的大小等因素是决定护理人员薪酬水平的基本要素。在任何医院的任何时期,护士的薪酬水平都要受到个人业绩的影响。护理人员得到薪酬的前提条件是付出劳动的多少及对组织贡献的大小。这种在实际工作中的表现或贡献的大小,是导致护士薪酬水平差别的基本原因。

6. 护士个人条件

(1)护士的资历和经验:护士在医院和部门工作时间的长短,是影响薪酬水平的因素之一。护士工作时间长,对医院的累积贡献度也就越大。护士的工作经验对顺利完成工作任务、减少消耗、节约成本也具有直接作用,同样也是薪酬水平的考虑因素。

(2)护士的技能和训练水平:高技能与高训练水平护士的薪酬水平一定高于相对水平和技能较低护士的薪酬。这是因为除了要求高薪酬水平的护理人员工作表现要出色以外,也是组织补偿护士在学习知识和技术时所消耗的时间、体能、智慧、心理压力等直接成本,以及因学习时间长于其他护士而减少收入所造成的机会成本。这种对高技能高训练水平给予高报酬的做法具有激励作用,促使护士不断学习新知识、新技术,提高工作能力和劳动生产率。

(三)护理薪酬管理

1. 护理薪酬管理的内容

(1)薪酬体系的决策与管理:主要任务是确定护理薪酬的设立基础,从而选择薪酬体系类别。薪酬体系的决策应与医院和护理组织的战略规划相联系,通过薪酬管理,使护士的行为与组织战略目标相统一。目前,使用比较多的薪酬体系有基于岗位的薪酬体系、基于技能的薪酬体系、基于绩效的薪酬体系,分别依据护士所从事工作的相对价值、具备的知识技能、工作表现来确定薪酬体系。

(2)薪酬水平的决策与管理:主要任务是确定护理团队整体、护理各岗位和各部门/护理单元的平均薪酬水平,实际反映的是护理薪酬的外部竞争力。护理整体薪酬水平是影响护士离职率的重要因素之一。

(3)薪酬结构的决策与管理:薪酬结构指同一组织内部的薪酬等级数量以及不同薪酬等级之间的差距大小。它是影响护士满意度最重要的指标,也是内部公平性的直接体现。

(4)薪酬形式的决策与管理:主要任务是确定每位护士总体薪酬的各个组成部分及其比例关系和发放方式。根据基本工资、激励工资、津贴与福利4种组成部分比例的不同,可以分为高弹性模式、高稳定性模式和折中模式3种薪酬形式(表4-1)。

表4-1　高弹性模式、高稳定性模式和折中模式薪酬形式的比较

薪酬形式	薪酬成分	优点	缺点
高弹性模式	激励工资和津贴比重大,福利和基本工资比重小,薪酬与绩效密切相关	激励作用强,有利于控制人工成本	薪酬水平波动大,员工缺乏安全感
高稳定性模式	激励工资和津贴比重小,福利和基本工资比重大,薪酬以基本工资为主,与绩效关系不大	薪酬水平稳定,员工安全感强	激励功能弱,可调节性差,容易给组织带来较重的经济压力
折中模式	以上两种模式的折中,激励与员工安全感兼顾	兼具激励性和安全性,便于灵活掌握和成本控制	薪酬成分组合平衡度难以把握,对薪酬管理者要求高

(5)特殊群体的薪酬决策与管理:对于护理管理人员、专科护士等在工作内容、目标、方式和考核方面有特殊性的护士群体,需根据其工作特点区别对待,有针对性地进行薪酬设计,解决为多数人设计的标准薪酬系统对少数人失效的问题。

(6)薪酬分配的实施与管理:对护理薪酬分配进行系统管理,具体包括:制定薪酬分配的规章制度和政策;编制薪酬预算;监督薪酬分配过程;及时与护士进行沟通,处理投诉;评估薪酬系统的有效性并加以改善等。

2. 护理薪酬体系设计　做好绩效考核的基础就是建立基本的薪酬体系,护理薪酬体系设计主要包括基于岗位的护理薪酬体系设计和基于技能的护理薪酬体系设计两类。

(1)基于岗位的护理薪酬体系设计:岗位薪酬体系是以岗位为基础确定薪酬水平的薪酬系统。基本原理是首先对医院中不同护理岗位本身的价值做出客观评价,以此为基础确定该岗位的薪酬。岗位薪酬体系的特点是"按职定薪,岗酬对应",很少考虑护士个人的因素。基于护理岗位的薪酬体

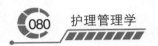

系设计包括以下步骤（图4-1）：工作分析、岗位评价、建立职位结构、薪酬调查、职位定薪。

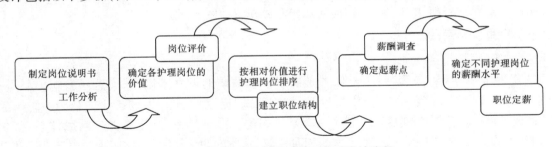

图4-1　基于岗位的护理薪酬体系设计流程

（2）基于技能的护理薪酬体系设计：技能薪酬体系是以护士技能为基础确定薪酬水平的薪酬系统。在该薪酬体系下，护士的薪酬水平与其掌握的与工作相关的技能知识有关，与护士承担的具体工作和岗位无关。基于技能的护理薪酬体系设计包括以下步骤：①建立设计小组，小组成员要包括人力资源专家、薪酬专家、所设计岗位的护士代表和其上级，保证设计的合理性和公正性。②工作任务分析，对各种工作的要素、任务与内涵之间的区别与联系进行剖析。③在工作任务分析的基础上，准确评价各项工作任务的难度和重要性程度，创建新的工作任务清单。④确定技能等级及薪酬水平。⑤对护士进行技能分析、培训与认证。

护理薪酬管理是一门很深的学问。在薪酬设计中，切不可"一刀切"，要根据时机、环境和护士的实际情况采取灵活多样的形式，并进行动态调整。

第六节　护理人员职业生涯规划

职业发展观是关于个人职业实现、个人职业发展的理论、观点和思想。20世纪70年代，欧美一些国家的企业管理者意识到组织和管理者可以帮助员工在组织内部实现个人目标，员工获得职业满意感对组织的生存和发展也是有利的。由此，职业生涯管理应运而生。现代职业发展观是指组织为成员构建职业发展通道，使之与组织的职业岗位需求相匹配、协调和融合，以达到满足组织及成员各自需求、彼此受益的目标。护士职业生涯管理是护理人力资源管理的重要内容，是组织和护理人员通过制订职业生涯规划等一系列活动，满足护理人员个人、组织和管理者三者发展需要的动态过程。

一、护理人员职业生涯规划的原则

职业是一个人在自身生涯历程中选择从事工作的行为过程。职业生涯是指一个人在其一生中所承担工作的相继历程，主要指专业或终身工作的历程，职业生涯是个体获得职业能力、培养职业兴趣、职业选择、就职到最后退出职业劳动的完整职业发展过程。职业生涯概念包括个体、职业、时间、发展和动态几方面的含义。护士职业生涯是指护理人员在护理专业领域内的行为历程。

记一记
　护理人员职业生涯规划的概念和原则。

职业生涯规划是指个人和组织相结合,在主客观条件基础上,对个人兴趣、爱好、能力、特长、经历及不足等方面进行综合分析与权衡,结合时代特点,根据自己的职业倾向,确定其最佳的职业奋斗目标,并为实现这一目标做出行之有效的安排。

护理人员职业生涯规划的原则如下。

1. 个人特长和组织社会需要结合的原则　个人的职业生涯发展离不开组织环境,有效的职业生涯设计就应该使个人优势在组织和社会需要的岗位上得到充分发挥。认识个人的特征及优势是职业生涯发展的前提,在此基础上分析所处环境、具备的客观条件和组织需要,从而找到自己恰当的职业定位。只有找准个人和组织需要最佳的结合点,才能保证个人和组织共同发展达到双方利益的最大化。

2. 长期目标和短期目标相结合原则　目标的选择是职业发展的关键,明确的目标可以成为个人追求成功的行为动力。目标越简明具体,越容易实现,越能促进个人发展。长期目标是职业生涯发展的方向,是个人对自己所要成就职业的整体设计,短期目标是实现长期目标的保证。长短期目标结合更有利于个人职业生涯目标的实现。

3. 稳定性与动态性相结合原则　人才的成长需要经验的积累和知识的积淀,职业生涯发展需要一定的稳定性。但人的发展目标并不是一成不变的,当内外环境条件发生改变时,就应该审时度势,结合外界条件调整自己的发展规划,这就是职业生涯发展的动态性。

4. 动机与方法相结合原则　有了明确的发展目标和职业发展动机,还必须结合所处环境和自身条件选择自己的发展途径。设计和选择科学合理的发展方案是避免职业发展障碍、保证职业发展计划落实、个人职业素质不断提高的关键。

二、护理人员职业生涯规划理论

护理人员职业生涯规划理论有职业选择理论、格林豪斯的职业生涯理论、本勒的从新手到专家理论、斯蒂芬的职业生涯发展阶段理论等,其中美国护理理论家本勒的从新手到专家理论在护理领域应用较为广泛。

本勒认为,护理人员专业技能的获得和发展应该经历从新手到专家的5个不同层次。

1. 新手　他们没有计划从事护理领域的经验,主要按照操作规程和规章制度指导临床实践。他们忽视情境因素,无法面对真实情况做出正确判断。

2. 初学者　初学者有一定的临床护理经验,对所从事的护理工作有一定的了解,并逐渐用经验直觉进行思考和分析。他们通常能够掌握环境中经常发生的一些情况,对解决实际问题表现出一定的能力。

3. 胜任者　胜任者应在同一护理岗位上有2~3年的实践经验,对工作情况有一个整体的概念,能够根据情况的优先顺序规划和安排自己的护理工作,开始思考和分析自己面临的临床护理问题,应对突发事件。

4. 精通者　精通者是以工作能力为基础,以专业规范指导护士行为,能全面了解护理工作情况,对护理工作有预见性。护士能够识别各种工作中最重要的工作,并根据情况调整护理工作计划。

5. 专家　专家具有丰富的临床护理经验和背景,对所从事的护理工作有深刻的了解,能够直观地面对护理工作,具有准确的临床判断和较强的工作能力,具有良好的谈判和沟通能力。从技术熟练水平演变到专家水平,是一个从量变到质变的飞跃过程。

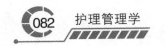

三、护理人员职业生涯规划的方法与步骤

护理人员职业生涯规划包括自我评估、内外环境分析、职业发展途径选择、设置职业生涯目标、制订计划与措施、评估与调整几项主要活动。

(一)自我评估

护理人员职业生涯规划的自我评估是对个人在职业发展方面的相关因素进行全面、深入、客观地认识和分析的过程。评估内容包括个人的职业价值观,个人做人做事的基本原则和追求的价值目标,分析自己掌握的专业知识与技能、个人人格特点、兴趣等多方面因素。通过评估了解自己的职业发展优势和局限,在此基础上形成自己的职业发展定位,如专科护士、护理教师、护理管理人员等。

(二)内外环境评估

个人只有对内外界环境因素充分了解和把握,才能做到在复杂的环境中避害趋利,确认适合自己职业发展的机遇,把握自己的奋斗目标和方向。护士在进行职业生涯管理时要分析的环境因素有环境的特点、环境的发展变化、个人职业与环境的关系、个人在环境中的地位、环境对个人的要求、环境对自己职业发展的有利和不利因素等。个人如果能够有效地利用内外环境,将有助于事业的成功。

(三)职业发展途径选择

护理人员职业发展途径的选择是以个人评估和环境评估的结果为决策依据的。发展方向不同,其发展要求和路径也就不同。如果选择的路径与自己和环境条件不适合,就难以达到理想的职业高峰。如优秀的护士不一定会成为成功的护理管理者。另外,护士个人的职业发展意愿还受到外在条件、组织需求、机遇等因素的限制,个人应动态地对自己的职业定位进行及时调整。由此可见,职业发展途径的选择是个人条件和环境条件的有机结合。护理人员职业生涯规划途径见图4-2。

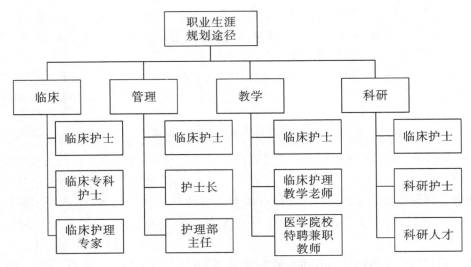

图4-2 护理人员职业生涯规划途径

（四）设置职业生涯目标

目标设置的基本要求是：适合个人自身特点、符合组织和社会需求、目标的高低幅度要适当、目标要具体、同一时期不要设定过多的目标。护理人员制订的个人事业发展目标要以实际环境和条件为基础，每个人的背景不同，则设置的目标也应有所区别。就整个护理职业生涯而言，有针对性地制订阶段目标更为切实可行。因此，目标设定应该是多层次、分阶段、长期目标与短期目标相结合。

（五）制订计划与措施

职业目标的实现依赖于个人各种积极的具体行为与有效的策略和措施。护理人员实现目标的行为不仅包括个人在护理工作中的表现与业绩，还包括超越现实护理工作以外的个人发展的前瞻性准备，如业余时间的学习提高等。护理人员实现目标的策略还包括有效平衡职业发展目标与个人生活目标、家庭目标等其他目标之间的相互关系、在组织中建立良好的人际关系、岗位轮转、提高个人学历、参与社会公益活动等。

（六）评估与调整

在实现职业生涯发展目标的过程中，由于内外环境等诸多因素的变化，可能会对目标的达成带来不同程度的阻碍，这就需要个人根据实际情况，针对面临的问题和困难进行分析和总结，及时调整自我认识和对职业目标的重新界定。

良好的职业生涯发展规划还应同时具备 4 个特征：①可行性，即联系实际，制订切实可行的计划。②适时性，即合理安排各项活动实施的计划和完成时间。③灵活性，即根据外界环境及自身条件变化做出及时调整。④持续性，即职业生涯规划是一种动态管理，应该贯穿于组织和员工职业发展的全过程。

（寇　洁　秦鸿利）

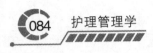 思维导图

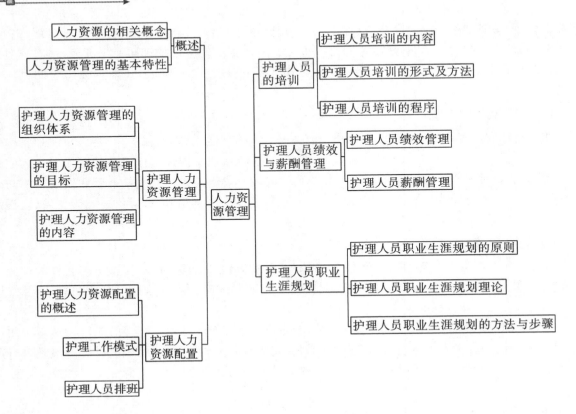

思与练

一、单项选择题

1. 人力资源管理的基本特性不包括(　　　)
   A. 主观能动性　　　　　　　　　B. 非再生性
   C. 流动性　　　　　　　　　　　D. 社会性
2. 下列哪些选项不属于护理人力资源配置的原则(　　　)
   A. 合理调配原则　　　　　　　　B. 经济效能原则
   C. 激励强化原则　　　　　　　　D. 能级对应原则
3. 责任制整体护理的中心是(　　　)
   A. 护士　　　　　　　　　　　　B. 科护士长
   C. 患者　　　　　　　　　　　　D. 护理部主任

二、简答题

1. 护理人力资源管理的内容有哪些?
2. 影响护理排班的因素有哪些?
3. 护理人员培训的程序包含哪些步骤?
4. 如何规划自己的职业生涯?

学习目标

1. 掌握：领导、影响力、领导艺术等概念，领导者影响力的来源，沟通的原则。
2. 熟悉：领导与管理的联系与区别。
3. 了解：主要领导理论及激励理论。
4. 应用：能根据护理管理实践的特点，总结提高领导者影响力的策略；能正确运用领导理论对护理人员进行有效的领导；能够将沟通的知识和原则在工作中运用。
5. 素养：具有主动提升政治素质、知识素质、能力素质和心理素质的管理意识。

案例思考

李林，河南省某三甲医院心内科一名年轻的护士长，工作中雷厉风行。任职3年，她任何时候都不与护士们谈论工作以外的事情。如果护士出现错误，她会毫不留情地按照规章制度进行处罚，与护士们的关系处得非常紧张，病区护士工作越来越没有干劲，甚至有护士提出要调离该科室。护理部领导找李林进行沟通，指明李林工作中存在的问题。李林表示自己年轻，害怕树立不了威信，在领导能力方面不足。她反省了自己的不足，并开始尝试改变之前的做法，学会换位思考，试着理解护士们在工作中存在的问题，不再因为一些小事情进行处罚，科室的氛围也逐渐改变，护理工作也越来越规范。

针对此案例，请思考：

1. 李林应该如何提高自己的领导能力？

思路提示：领导者的非权力性影响力。

2. 在今后的工作中李林应注意什么问题？

思路提示：领导风格、领导艺术等。

第一节 概 述

一、领导的概念与构成要素

(一)领导的概念

管理学的鼻祖彼得·德鲁克(Peter Drucker)认为:领导就是创设一种情境,使人们心情舒畅地在其中工作。著名学者哈罗德·孔茨(Harold Koontz)等人将领导定义为"一种影响力,是引导人们行为,从而使人们情愿地、热心地实现组织或群体目标的艺术过程"。他认为领导是管理的一个重要方面,有效的领导是有效管理的必要条件之一。在学术界引用较为广泛的是美国管理学家斯蒂芬·罗宾斯(Stephen Robbins)的定义:"领导就是影响他人实现目标的能力和过程。"综合各方对领导定义的表述,作为管理职能之一的领导是指管理者通过影响下属实现组织和集体目标的行为过程,其目的是使下属心甘情愿地为组织目标而努力。

领导者是一种社会角色,是指在正式的社会组织中经合法途径被任用而担任一定领导职务、履行特定领导职能、掌握一定权力、承担某种领导责任的个人和集体。彼得·德鲁克认为,"领导者的唯一定义就是其后面有追随者"。领导者是一种特殊影响力的承载者,是领导行为的主体,在领导活动中起主导作用,在组织中居核心地位。与之相对应的是被领导者,被领导者是领导者执行职能的对象,二者相互依存,相互影响。

(二)领导的构成要素

> **记一记**
> 1. 领导的概念。
> 2. 领导的构成要素。

1. **领导行为的主体** 领导行为的主体是实施领导行为的一个人或一个集体,在领导行为中起关键作用。

2. **领导对象** 领导对象即领导者的下属、追随者或被影响者,可以是个人或群体。没有被领导者,领导工作就失去意义。

3. **领导目的及实现手段** 目的是目标的预期,实现手段主要有授权、激励、沟通等领导艺术。

4. **领导力量** 领导力量指领导者具有的影响下属的能力。正是由于影响力的存在,领导者才能对组织活动施加影响,并使下属随从,使领导过程成为可能。

二、领导与管理的联系和区别

领导与管理的含义非常接近,人们习惯将领导和管理当作同义词来使用,似乎领导过程就是管理过程,领导者就是管理者。严格意义上领导和管理既有联系,又有区别。

(一)领导与管理的联系

1. **领导是管理职能之一** 在管理职能尚未清晰的时代,管理与领导没有明确的分离,即管理是领导的母体。

2. **管理与领导具有复合性** 一方面是主体身份复合,在组织中,管理者和领导者的身份往往重叠复合;另一方面是行为性质复合,两者都是一种在组织内部通过影响他人的活动,来实现组织目标的过程。

3. 领导与管理相辅相成 领导活动的目标只有在有效的管理活动支持下才能实现,而管理活动的效益也只有在正确的领导决策指导下才能产生。

(二)领导与管理的区别

1. 目标和意义不同 领导的目标主要是抽象的、宏观的社会目标,主要表现为战略性,而管理的目标主要是具体的、微观的工作目标,主要表现为战术性。领导的意义在于对路线、方针、政策的引导和确定,而管理则是在路线、方针、政策已经确定的前提下,采取各种有效措施,使既定的方针政策得以落实。

2. 基本职能不同 领导的基本职能主要是制定决策和推动决策的执行,实现最大的社会效益。重点是以人为中心,处理好人际间关系,从而发挥人的积极性和创造性。管理的基本职能主要是管理人、财、物等资源,使各种资源得到合理配置,充分提高管理效能。

3. 活动方式不同 领导职能是制定战略决策,因此领导活动不拘泥于程序化的领导方式,而具有一定的灵活性和随机性。管理是贯彻实施领导决策,必须具备规范化、程序化和模式化的基本特点。

4. 实践对象不同 领导活动的实践对象是特定的组织成员,而管理活动的实践对象是特定的规则程序。

5. 评价标准不同 领导活动的评价标准是领导效能,既包括领导活动的效率和效益,也包括领导过程中的用人效能、时间效能和整体贡献效能等。管理活动的评价标准一般是效率和效益,可以采用较为客观的、数据化的测评方法来评价。

理想的情况是,管理者就是领导者。但实际情况并非如此,有时管理者并不是领导者,因为仅有组织提供给管理者某些权力,并不能保证他们实施有效的领导。也有些人具有领导才能但不是管理者。如医院中的护理部主任、科护士长、病区护士长都是护理管理者,但不一定是护理人员群体的领导者。要想成为高效的护理管理者,就要成为具有高水平领导才能的管理者。

三、领导者的影响力

影响力是一个人在与他人交往的过程中,影响和改变他人心理行为的能力。影响力的基础是权力,领导者运用权力影响其他人的行为,使其按照某种方式工作。

(一)领导者影响力的来源

1. 职位权力 是指组织根据管理者所处的职位给予其影响下属和支配组织资源的权力,由组织正式授予,受制度保护。包括以下 3 类。

(1)法定权力:来源于组织中正式的管理职位,是正式授予的权力,其内容包括决策权、指挥权、人事权、经济权等。其形式具有非人格性、制度性。法定权力通常具有明确的隶属关系,从而形成组织内部的权力等级关系。

> **思一思**
> 1. 领导与管理的区别是什么?
> 2. 领导者影响力的来源有哪些?

(2)奖赏权力:是履行有形奖励(如增加报酬、发奖金、职位提升等)和无形奖励(如口头表扬、赞许、尊重等)的权力。

(3)强制权力:是建立在惧怕基础上的,对不服从要求或命令的人进行惩罚的权力。组织中强制权的实施手段主要有口头谴责、报酬减少、解雇等。

2. 个人权力 是源于个人特征的权力,包括以下 2 类。

(1)专家权力:来源于领导者拥有比下属更多的并且是组织需要的专长、技能和知识,可用于指导下属完成工作任务、实现个人或组织目标。

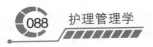

(2)参照权力:来源于领导者个人魅力和吸引力,这些特征可以得到下属的尊重、欣赏和忠诚。下属愿意学习、模仿领导者的言行,借以满足个人的需要。

(二)领导者影响力的种类

领导者的影响力根据其性质可以分为权力性影响力和非权力性影响力。与职位权力有关的影响力属于权力性影响力,与个人权力有关的影响力属于非权力性影响力。

1. 权力性影响力 是指领导者运用上级授予的权力强制下属服从的一种能力。这种由外界赋予领导者的影响力对被领导者具有强迫性和不可抗拒性。如护士长安排某护士临时顶替他人值夜班,尽管该护士内心极不情愿,但行动上也只能服从安排,这是由于权力性影响力的强迫性和不可抗拒性决定的。这种影响力主要由以下3种因素构成。

(1)职位因素:处于某一职位的领导者由于组织授权,使其具有强制下级的力量。领导者的职位越高,权力越大,下属对他的敬畏感就越强,其影响力也越大。

(2)传统因素:指长期以来人们对领导者所形成的一种历史观念,认为领导者不同于普通人,他们有权、有才干,比普通人强,使人们产生了对他们的服从感。这些观念逐步成为某种社会规范,不同程度地影响着人们的思想和行为。

(3)资历因素:资历指领导者的资格和经历。资历的深浅在一定程度上决定着领导者的影响力。如一位有多年工作经验的护士长在一线管理职位上资历较深,其影响力也比新任护士长要大。

权力性影响力的核心是权力的拥有,其特点是:对他人的影响带有强制性,以外推力的形式发挥作用;在这种影响力作用下,被影响者的心理与行为主要表现为被动服从。因此,权力性影响力对下属的心理和行为的影响是一种外在的因素,其影响程度是有限的。

2. 非权力性影响力 是指由领导者自身素质和现实行为形成的自然性影响力。它既没有正式规定,也没有合法权利形式的命令与服从的约束力。在它的作用下,被影响者更多地表现为顺从和依赖。这种影响力由以下4种因素构成。

(1)品格因素:一个人的品格主要包括道德、品行、修养、个性特征、工作和生活作风等方面。领导者的品格反映在他的一切言行中。高尚的道德品质会使领导者有较大的感召力和吸引力,使下属产生敬爱感。

(2)能力因素:领导者的能力主要反映在工作成效和解决实际问题的有效性方面。一个才能出众的领导者,不仅为成功达到组织目标提供了重要保证,还能增强下属达到目标的信心,使下属产生敬佩感,从而自觉地接受领导者的影响。

(3)知识因素:丰富的知识和扎实先进的技术为实现组织目标提供了保证,一个人掌握的知识越丰富,对下属的指导就越正确,越容易使下属产生信赖感。

(4)感情因素:感情是指人们对外界事物的心理反应。如果领导者和蔼可亲,平易近人,体贴关心下属,与下属的关系融洽,了解并尽力满足下属的需要,就能使下属产生亲切感,甘愿与其一起为组织目标而奋斗。

非权力性影响力具有以下特征:对他人的影响不带有强制性,无约束力;这种影响力以内在感染的形式潜在地发挥作用;被影响者的心理和行为表现为主动随从和自觉服从。在领导者的影响力中,非权力性影响力占主导地位,起决定性作用。非权力性影响力制约着权力性影响力。当领导者的非权力性影响力较大时,其权力性影响力也会随之增强。因此,提高领导者影响力的关键在于不断提高其非权力性影响力。

四、领导理论

思一思

1. 常用的管理学理论有哪几类?

2. 各领导理论学派的代表人物是谁?

3. 各领导理论学派的主要理论观点是什么?

从 20 世纪 40 年代起,学者们对领导者的特征、领导的行为和领导环境因素等方面做了大量的研究,归纳概括形成了领导科学理论。传统的领导理论大致分成 3 种类型:特征领导理论、行为领导理论和权变领导理论。

(一)特征领导理论

20 世纪 20—30 年代,有关领导的研究主要针对能够把领导者和非领导者区分开来的个性特征。其出发点是:领导效率的高低取决于领导者的特质,找出优秀领导者和失败领导者在个人特征方面存在的差异,由此来确定优秀的领导者应具备的特征。此类理论认为,只要找出成功领导者应具备的特征,再考察组织中的领导者是否具备这些特征,就能断定他是否为优秀的领导者。特征领导理论主要包括领导个人因素论、领导品质论、领导条件品质论等经典理论。

1. 领导个人因素论 美国管理学家斯托格笛尔(Stogdill)将领导者应具备的个人特征归纳为 6 类。

(1)5 种身体特征:精力、外貌、身高、年龄、体重。

(2)2 种社会背景特征:社会经济地位和学历。

(3)4 种智力特征:果断、说话流利、知识渊博、判断分析能力强。

(4)16 种个性特征:适应性、进取心、热心、自信、独立性、外向、机警、支配力、有主见、急性、慢性、见解独到、情绪稳定、作风民主、不随波逐流、智慧。

(5)6 种与工作有关的特征:责任感、事业心、毅力、首创性、坚持、对人关心。

(6)9 种社交特征:能力、合作、声誉、人际关系、老练程度、正直、诚实、权力的需要、与人共事的技巧。

2. 领导品质论 美国心理学家埃德温·吉塞利(Edwim Ghiselli)对领导的研究历时 20 多年,通过对美国具有代表性的 306 位中级管理人员进行研究来确定领导者的素质特征,同时采用因素分析方法,对研究结果进行了处理,将领导特征分为个性特征(P)、能力特征(A)和激励特征(M)。一名有效的领导者应具备 8 种个性特征和 5 种激励特征,并将这些特征对有效领导的重要性进行总结。见表 5–1。

表 5–1 领导个人特征价值表(100＝最重要,0＝无作用)

重要程度	重要性分值	个人特征
非常重要	100	督察能力(A)
	76	对事业成就的需要(M)
	64	才智(A)
	63	对自我实现的需要(M)
	62	自信心(P)
	61	决断能力(P)

续表 5-1

重要程度	重要性分值	个人特征
一般重要	54	对工作稳定的需要（M）
	47	与下属的关系亲近（P）
	34	首创精神（A）
	20	对物质金钱的需要（M）
	10	对地位权力的需要（M）
	5	成熟程度（P）
不重要	0	性别（P）

3. 领导条件品质论　威廉·鲍莫尔（William Baumol）的领导条件品质论提出领导者应具备10个条件：合作精神、决策能力、组织能力、精于授权、善于应变、敢于求新、勇于负责、敢担风险、尊重他人、品德高尚。

研究指出，特征领导理论存在一些缺陷。首先，这一类型的理论忽视了下属；其次，没有指出不同品质和特征在领导工作上的相对重要性；再次，不同的理论其依据不同；最后，随着研究的不断深入，所得出的领导者特征越来越多，导致了理论上的争执和混乱。尽管如此，特征领导理论为管理者培养个人特征提供了一定的方向。如果护理管理者能够具备领导特征，将有利于推动护理管理工作的开展。

（二）行为领导理论

20世纪50—60年代，行为科学家和心理学家将研究的重点转向了领导行为的研究，着重研究和分析领导者在工作过程中的行为表现及其对下属行为和绩效的影响，以确定最佳的领导行为。领导行为理论研究领导者的风格和领导方式，将领导者的行为划分为不同的类型，分析各类领导行为的特点与领导有效性的关系，并将各类领导行为、领导方式进行比较。以下介绍3种有代表性的理论。

1. 领导方式理论　美国著名心理学家库尔特·卢因（Kurt Lewin）和他的同事们进行了关于团体气氛和领导风格的研究。研究发现，团体的领导者并不是以同样的方式表现他们的领导角色，领导者通常使用不同的领导风格，这些不同的领导风格对团体成员的工作绩效和工作满意度有着不同的影响。研究最终提出了领导风格理论，确定出3种极端的领导风格。

（1）独裁型领导风格：也称专制型领导。领导者把一切权力集中于个人，靠权力和强制命令让人服从。其特点是：领导者倾向于集权管理，所有工作开展的步骤和技术都由领导者发号施令；独断专行。

（2）民主型领导风格：是指以理服人，权力定位于群体，靠鼓励和信任使下属积极主动地工作，自觉努力地工作，各尽所能，分工合作。其特点是：领导者倾向于分权管理，所有政策由组织成员集体讨论决定，领导者采用鼓励和协助的态度；分配工作时尽量照顾个人能力、兴趣和爱好，不具体安排下属的工作，使其有选择性和灵活性；主要运用非权力性影响力使人服从，谈话时多用商量、建议和请求的口气。

（3）放任型领导风格：是一种放任自流的领导行为，权力定位于组织中的每个成员，工作事先无布置，事后无检查，依靠充分授权让下属有最少的监控。其特点是：领导者极少运用权力，似俱乐部式的领导行为，给下属高度的独立性。

卢因等人的最初研究发现，民主型领导风格的工作效率最高，不仅可以完成工作目标，而且成员间关系融洽,工作积极主动,有创造性;独裁型领导风格虽然达到了工作目标,但成员没有责任感,士气低落,情绪消极;放任型领导风格工作效率最低,只达到社交目标而达不到工作目标。3 种领导风格各具特色,适用于不同的环境,领导者要根据所处的管理层次、工作性质和下属的条件等因素灵活选择主要的领导风格,并辅助其他领导风格。

2. 领导行为四分图理论 1945 年美国俄亥俄州立大学工商业研究所和密歇根大学发起了对领导行为研究的热潮。研究人员收集了大量的下属对领导行为的描述,罗列了 1 000 多种刻画领导行为的因素,经过筛选概括,最终将领导行为的内容归纳为两类,一类是任务型领导,另一类是关心型领导。任务型领导以工作任务为中心,领导者通过设计组织结构、明确职权、相互关系和沟通渠道,确定工作目标与要求、制定工作程序、工作方法和制度,来引导和控制下属的行为表现。关心型领导以人际关系为中心,关心和强调下属的需要,尊重下属意见,给下属较多的工作主动权,乐于同下属建立相互信任、相互尊重的关系。上述两种不同的领导行为,互相结合形成 4 种基本的领导风格,即高任务低关心人、高任务高关心人、低任务高关心人、低任务低关心人,称为领导行为四分图,也称二维构面理论,如图 5-1 所示。许多研究发现,高任务高关心人的领导风格,相对于其他3 种领导风格更能使员工在工作中取得高绩效并获得工作满足感。

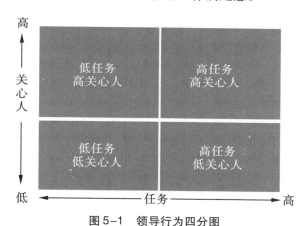

图 5-1　领导行为四分图

3. 管理方格理论 在领导行为四分图理论的基础上,美国得克萨斯大学的管理心理学家罗伯特·布莱克(Robert Blake)和简·莫顿(Jane Mouton)提出了管理方格理论,并构造了管理方格图(图 5-2)。横坐标表示领导者对生产的关心程度,纵坐标表示领导者对人的关心程度。将关心程度各划分为 9 个等份,纵横坐标共组成 81 个小方格,每一个方格代表一种领导风格,其中有 5 种典型的领导风格。

(1)协作式管理:即 9.9 型管理。通过激励、沟通等手段,使成员在相互信任、相互尊重的基础上合作,使工作成为组织成员自觉自愿的行为,从而获得高的工作效率。布莱克和莫顿认为这是最理想的有效的领导类型,但较难做到,应是领导者努力的方向。

(2)中庸式管理:即 5.5 型管理。领导者对工作和人都有适度的关心,保持工作与满足人的需要之间的平衡,维持一定的工作效率与士气。这类领导者往往缺乏进取心,满足于维持现状。

(3)俱乐部式管理:即 1.9 型管理。领导者对人高度关心,关心组织成员的需求是否得到满足,重视人际间的关系,强调自己与同事和下级的感情,努力创造友好的组织气氛,但对生产很少关心,其理由是只要员工心情舒畅,自然会提高生产绩效。

(4)权威式管理:即 9.1 型管理。领导者全力关注任务完成,很少注意下级的发展和士气,虽能达到一定的工作效率,但不注意人的因素,不关心人。

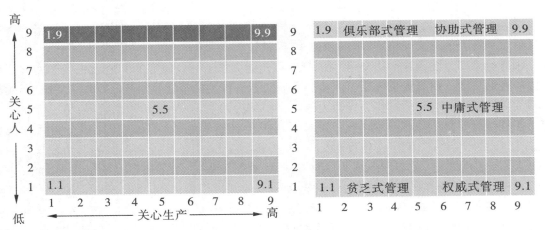

图 5-2 管理方格理论

(5)贫乏式管理:即 1.1 型管理。领导者对工作和人都不关心,只是以最小的努力来完成一些维持自己职务的工作,最低限度地完成组织工作和维系组织人际关系。

布莱克和莫顿认为,5 种典型的领导风格中,贫乏式管理效果最差,俱乐部式管理效果其次差,中庸式管理和权威式管理在不同情境下效果不同,权威式管理在短期内工作效率较高,在任务紧急和员工素质较低时可能优于中庸式管理,但不利于组织长期发展,协作式管理效果最佳。管理方格理论为领导者正确评价自己的领导行为,培训发展管理人员,掌握最佳的领导方式提供了有效的指导。

(三)权变领导理论

权变领导理论认为,领导是一种动态的过程,领导的有效性不仅取决于领导者的特征和行为,而且取决于领导者所处的具体环境。许多理论家企图找出影响领导有效性的关键情境因素。以下介绍 3 种经典的权变理论。

1.权变理论 美国华盛顿大学心理学家和管理学家弗莱德·费德勒(Fred Fiedler)在大量研究的基础上提出了有效领导的权变理论。他指出,任何领导方式均可能有效,其有效性完全取决于与其所处的环境是否适应。这一理论的关键在于界定了领导者的领导风格以及不同的情境类型,然后使领导风格与情境相适应。

费德勒提出领导的风格分为任务导向型和关系导向型,并开发了"最难共事者(least-preferred co-worker,LPC)"调查问卷,通过对最难共事同事的评价打分来反映和测试领导者的领导风格。费德勒认为高 LPC 值,属于关系导向型,说明他对人宽容,提倡人与人之间关系友好。反之,低 LPC 值属于任务导向型,说明他以关心生产为主,惯于命令和控制。

费德勒提出影响领导有效性的情境因素有 3 种。

(1)上下级关系:指下属对领导者的信任、尊重、喜爱和愿意追随的程度。如果双方高度信任,互相支持,属相互关系好,反之则属关系差,这是最重要的因素。

(2)任务结构:指下属所承担任务的规范化和程序化程度。当任务是常规、具体、明确、容易理解,有章可循,属任务结构明确性高;反之,当任务复杂、无先例、无标准程序,则属任务结构明确性低或不明确,这是次重要因素。

（3）领导者职权：指与领导者的职务相关联的正式权力，以及领导者在整个组织中从上到下所取得的支持程度。如果领导者对下属的工作任务分配、职位升降和奖罚等有决定权，则属职位权力强；反之，则属职位权力弱，这是最不重要的因素。

费德勒将3种情境因素组合成了8种环境类型，3个条件都具备是最有利的环境，3个条件都不具备是最不利的环境。不同的环境类型适合的领导风格不同，两者有良好的匹配，才能取得有效的领导。当环境条件处于最有利和最不利两个极端时，都适宜采取任务导向型领导风格。而中间状态的环境，则适宜采取关系导向型领导风格（表5-2）。

表5-2　费德勒权变理论模型

对领导的有利性	有利			中间状态				不利
上下级关系	好	好	好	好	差	差	差	差
工作任务结构	明确	明确	不明确	不明确	明确	明确	不明确	不明确
领导者职权	强	弱	强	弱	强	弱	强	弱
领导风格	任务导向型			关系导向型				任务导向型

2. 领导生命周期理论　该理论将领导行为分为工作行为和关系行为两方面，又将这两方面分为高低两种情况，从而组合成了4种领导风格。

（1）命令型（高工作-低关系）：强调直接指挥，与下属采取单向沟通的方式，明确规定工作目标和工作规程，告诉他们做什么、如何做、何时做、在何地做等。适用于不成熟（M_1）下属。

（2）说服型（高工作-高关系）：领导者除了向下属布置任务外，还与下属共同商讨工作如何进行，以双向沟通的方式对员工的意愿和热情加以支持，并向员工说明决定，通过解释和说服获得下属的认可和支持。适用于初步成熟（M_2）的下属。

（3）参与型（低工作-高关系）：上级与下级共同进行决策，领导者给下属提供支持，加强交流，鼓励下属参与决策，对下属的工作尽量不做具体指导，促使其搞好内部的协调沟通。适用于比较成熟（M_3）的下属。

（4）授权型（低工作-低关系）：领导者充分授权下属，鼓励下属自己做决定并承担责任。适用于成熟（M_4）的下属。

下属成熟度和领导风格的匹配见图5-3。

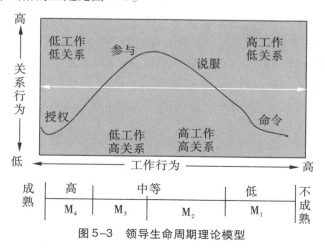

图5-3　领导生命周期理论模型

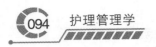

领导生命周期理论主要强调对于不同成熟程度的员工,应采取不同的领导方式,才能做到最有效的领导。这就启发领导者必须创造条件帮助员工从不成熟逐渐向成熟转化,将使用人和培养人结合起来,注重人才培养。

3. 路径-目标理论　路径-目标理论是由加拿大多伦多大学教授马丁·埃文斯(Martin Evans)首先提出,由其同事罗伯特·豪斯(Robert House)和华盛顿大学教授特伦斯·米切尔(Terence Mitchell)予以扩充和发展。该理论认为:领导的主要职能是帮助下属达到他们的目标,并提供必要的指导和支持以确保他们各自的目标与组织的总体目标相一致;领导者的效率是以能激励下属达到组织目标并在工作中使下属得到满足的能力来衡量的。路径-目标理论关注两个方面:一是下属如何建立工作目标和工作方法、路径;二是领导者所扮演的角色,即如何帮助下属完成工作的路径-目标循环。

该理论认为,有4种领导方式可供同一领导者在不同环境下选择使用。

(1)指导型领导:让下属明确任务的具体要求、工作方法、工作日程,领导者能为下属制定出明确的工作目标,并将规章制度向下属讲得清清楚楚。

(2)支持型领导:与下属友善相处,领导者平易近人,关心下属的福利,公平待人,尊重下属地位,能在下属需要时提供真诚的帮助。

(3)参与型领导:与下属商量,征求下属的建议,允许下属参与决策。

(4)成就导向型领导:提出有挑战性的目标,要求下属有高水平的表现,鼓励下属并对下属的能力表示充分的信心。

下属认为自己能力不强,则喜欢指导型领导方式;相信内因决定事情成败的人喜欢参与型领导方式,而相信外因决定事情成败的人则倾向指导型领导方式。环境特点主要包括任务结构、正式权力系统和工作群体的特点。当任务明确时,就不需要采用指导型领导方式;如果正式职权都规定得很明确,则下属会更欢迎非指导型的领导方式;如果工作群体不能为个人提供支持,则支持型领导方式就更有效。

(四)领导理论的新进展

随着社会经济的发展,领导学的理论研究也在不断发展变化,目前被认可的有以下几种。

1. 魅力型领导理论　是指领导者利用其自身的魅力,鼓励追随者并做出重大组织变革的一种领导理论。20世纪初,德国社会学家马克斯·韦伯(Max Weber)提出了"charisma",即"魅力"的概念,并解释为领导者对下属的一种天然的吸引力、感染力和影响力。

2. 变革型领导理论　是政治社会学家杰姆斯·伯恩斯(James Burns)在其经典著作 *Leader ship* 中首次提出。伯恩斯将领导者描述为"能够激发追随者的积极性从而更好地实现领导者和追随者目标的个体",进而将变革型领导定义为"领导者通过让员工意识到所承担任务的重要意义和责任,激发下属的高层次需要或扩展下属的需要和愿望,使下属将团队、组织和更大的政治利益超越个人利益"。伯纳德·巴斯(Bernard Bass)和布鲁斯·阿沃利奥(Bruce Avolio)等人不断研究完善,最终将变革型领导行为方式概括为理想化影响力、鼓舞性激励、智力激发、个性化关怀四个方面。

3. 交易型领导理论　交易型领导理论和变革型领导理论均源自伯恩斯的研究成果,伯恩斯把领导关系划分为交易型领导和变革型领导,首次提出了交易型领导的概念。伯恩斯认为,交易型领导产生在当一个人主动与他人订立契约以交换有价值事物的时刻。领导者用自己可支配的资源来满足下属的需要和愿望,下属通过完成组织任务来作为回报。

4. 基于价值观的领导理论　在20世纪90年代,豪斯和他的工作组突破了原来的研究模式,基于其全球性领导研究项目的基本结论,总结了以往领导学及激励理论,针对领导学发展的新要求,提出了基于价值观的领导理论。

以价值观为基础的领导理论强调价值观念的感召作用,这种感召能够不断吸引有能力的人加入组织,并且会为了共同的价值而一起努力。

第二节　领导艺术

领导艺术是指领导者在履行领导职责的活动中表现出来的,在一定的知识、经验和辩证思维基础上,富有创造性地运用领导原则和方法的才能。它是领导者的学识、智慧、胆略、经验、作风、品格、才能等因素的综合体现,是领导者对科学的领导方法出神入化的具体运用,是领导者领导技巧和领导科学的有机统一。领导的艺术在工作中主要从沟通、冲突、激励与授权几方面进行。

一、沟通

沟通是指信息在两个或两个以上人群中传递和理解的过程。信息发送者凭借一定的媒介信息发送给既定的对象即接收者,并寻求反馈以达到相互理解的目的。

管理沟通是指为了达到管理目的而进行的沟通,即管理者通过某种沟通方式将信息传递给组织内部成员、外部公众或社会组织,并根据信息接收者的反馈调整或者修正管理者行为的过程。管理沟通是管理的实质和核心内容,它广泛存在于组织所有成员当中。

管理沟通是管理活动中的沟通双方通过沟通渠道进行的相互活动。随着科技的进步,现代管理过程中引入了许多电子设备的应用,因此管理沟通双方可以是人-人的沟通,也可以是人-机的沟通。在护理管理中,最重要的是人-人之间的沟通。管理沟通是一个完整的沟通过程,首先是信息的发出者(信息源)产生管理沟通的意图,并对这种意图进行编码,产生出具体的信息。信息产生后需要通过沟通渠道,即传递信息的媒介物,传递给接受者。接受者接收信息后,对信息进行译码,将信息变为可以理解的内容,并对信息做出反应,反馈给信息发出者,使其了解沟通是否准确。归纳来说,管理沟通要素包括信息、信息源、信息编码、沟通渠道、信息解码、接受者、反馈七个要素,这七个要素共同作用构成一个完整的过程。其中,信息的编码、解码和沟通渠道是沟通成败的关键环节。

(一)管理沟通的目的和作用

1. 管理沟通的目的

(1)收集资料:通过与组织内部、外部的信息沟通,获得内部环境与外部环境变化的信息。

(2)指导及改变行为:当组织需要推行一种政策或开展某项工作时,通过与护理人员的沟通,能够加深护理人员对组织开展相关工作的理解,改变他们原有的工作态度,获得他们的支持,达到控制、指导、激励的作用。

(3)建立和改善人际关系:沟通可以使个人思想和情感得以表达,增进彼此之间的了解,同时也可减少人与人之间的冲突,建立良好的组织工作氛围,还可满足护理人员社会心理的需求。

2. 管理沟通的作用

(1)传递信息:同时将知识、经验、意见等告知接受者,影响接受者的知觉、思想及态度体系,进

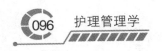

而改变其行为。

(2)表达情感:通过情感表达,满足心理需求,解除内心紧张,征得对方同情,产生共鸣,确定与对方的人际关系。

(二)管理沟通的原则

1.信息明确原则　信息明确原则指信息沟通所用的语言和传递方式能被接受者所理解,是管理沟通的基本原则。

2.组织结构完整性原则　组织内的沟通应按组织结构的完整性进行,即在管理沟通过程中应遵循人员管理结构逐级传递信息,由上一层级向下一层级传递信息。

3.及时性原则　任何管理沟通都有时间期限,及时的沟通可使下级更好地理解组织的意图,支持组织工作,同时也可帮助上级及时掌握其下属的动态,加强管理。

4.非正式沟通策略原则　在实践中,非正式沟通与正式沟通相比,往往可以较快地传递信息,对做好组织的协调工作有一定的积极意义。在管理过程中,有些问题通过正式渠道不易解决,可以尝试通过非正式渠道加以沟通。从另外一个方面来说,非正式沟通的产生在一定程度上反映了正式沟通渠道的不通畅,应加以疏通。因此,对非正式沟通渠道应客观看待,兴利除弊。

5.重视交谈与倾听技巧原则　交谈与倾听是沟通行为中的核心过程,良好的倾听和交谈可以帮助管理者了解组织活动及所遇到的问题,获取重要信息,找到问题的关键,沟通双方的疑虑及观点,促进问题更好地解决。

6.连续性原则　大多数沟通行为过程,并非一次沟通就能完成任务,而是要通过反复多次的沟通,才能较好地履行和完成沟通工作。

(三)管理沟通的分类

1.按沟通的媒介分类　以信息传递的媒介划分,管理沟通可以分为书面沟通、口头沟通和非语言沟通。

(1)书面沟通:是通过图表、文字的表达形式进行沟通。常用的有文字书写的规章、制度、标准、计划、报告、岗位职责、病历、记录等。此形式的优点是具有清晰性和准确性,不容易在传递过程中被歪曲,接收者可根据自己的时间和速度详细阅读,理解信息,但不能及时得到信息接收者的反馈。

(2)口头沟通:包括正式、非正式的面谈,正式、非正式的会议以及电话沟通等。

(3)非语言沟通:指通过手势、动作、姿势、表情、音调、音量、信号、实物、视听设备等媒介沟通信息,非语言沟通容易被人忽略,但往往能够反映人的真实思想感情。

2.按沟通的方向分类　可分为垂直沟通、平行沟通和斜向沟通3类。

(1)垂直沟通:是指团体或组织在高、中、低各管理结构层次之间进行的信息传递,可以分为下行和上行两个方向。下行沟通是组织中的某个层次按组织结构自上而下的沟通。上行沟通是上级管理部门了解基层工作状况的主要方式,应鼓励上行沟通,以利于管理者全面了解组织情况。

(2)平行沟通:是指组织结构中同一层次的人员或部门之间所进行的信息传递和交流。包括群体内部同事之间进行的沟通。

(3)斜向沟通:指不属于同一组织层次的单位和人员的沟通,如病房护士长与护理学院教师之间的沟通,或向后勤部门联系购物、维修等。斜向沟通的目的类似于平行沟通。

3.按沟通的渠道分类　依据渠道不同,沟通可分为正式沟通与非正式沟通。

(1)正式沟通:是一种通过正式的组织程序和组织所规定的正式渠道进行的沟通,是组织沟通的一种主要形式。如组织内的文件传达、定期召开的会议、上下级之间的定期汇报以及组织间的公函来往等。

（2）非正式沟通：非正式沟通是在正式沟通渠道之外进行的信息传递或交流，如会下交换意见、议论某人某事等。非正式沟通信息传递快，往往表露出人的真实思想和动机，对正式沟通起补充作用。非正式沟通具有自发性、灵活性和不可靠性的特点。

（四）管理沟通的影响因素

1. **语言因素**　语言是通过人的思维反映客观事物的符号，是人际沟通和信息交流的重要工具。由于年龄、教育程度、文化背景的不同，加上语言的表达范围和人的语言、文字含义多样化，不同的人对同一种语言，同一信息的理解会存在差异。

2. **信息过滤**　是指信息发出者为达到某种目的，有意、无意增删信息，选择或丢弃信息，造成信息歪曲。过滤作用越大，信息失真的可能性和程度也就越大。

3. **选择性知觉**　是指人们在某一具体时刻只以对象的部分特征作为知觉的内容，也就是说人们知觉反映的不是客观事物的全部，而是部分。信息接收者也会因为自己的需要、动机、经验、背景及其他个人因素有选择地看、听信息。

4. **信息传递不适时**　信息传递过早或过晚，均会影响沟通效果。如会议时间通知过早容易忘记；安排护士加班或调班通知过晚，会使护士缺乏准备而使工作难以进行。

5. **沟通渠道因素**　信息发出者选择的沟通媒介不合适、沟通渠道过长、沟通方式均会对沟通效果造成影响。

6. **情绪因素**　人的情绪是影响沟通最常见的因素之一。交流包括信息和情感的交流，情绪本身也是信息的重要部分。

7. **其他因素**　其他如个人因素、环境因素等均可影响信息沟通的准确性。

（五）护理管理活动中的沟通方法与技巧

在护理管理中，每天有大量的沟通活动，在沟通的过程中，护理管理者应注意沟通方法的使用及技巧。

1. **发布指令**　指令带有强制性，隐含有自上而下的管理层次关系，要求下属在一定环境下执行某项任务或停止某项工作，指令内容与实现组织目标密切关联。在发布指令前应广泛听取各方面的意见，避免指令不恰当。指令可有一般或具体，书面或口头，正式和非正式等类型。指令发布需要一定的技巧。

（1）制订指令传达计划：为确保指令执行的效果，在指令发布前必须明确以下几个方面。①确定目标，只有目标明确，才能清晰地传递给下级。②确定发布对象。③制定达到目标的步骤。④指令必须简洁、清晰、明了，便于下级理解。⑤如果指令是新的，应考虑执行指令是否需要培训，以切实落实指令。

（2）确保指令有效传达：指令发布后必须确认其是否有效传达。

（3）下级对指令不同态度的应对技巧：指令发布后，由于对指令的理解和看法不同，下属可能有不同的态度，管理者可采取认同、不关心、怀疑、反对等不同的方式进行有效应对。

2. **组织会议**　会议是整个组织活动的一个重要反映，也是与会者在组织中的身份、影响和地位所起作用的表现。

（1）会议前准备的技巧：为使会议顺利并取得成效，会前应该做好充分的准备：①明确会议目的、时间、地点、参会人员、讨论内容、议程、预测可能出现的问题及对策等。②提前通知参会人员会议的主要议题或将相关资料分发给参会人员，使其做好充分的参会准备。③会议中组织方应提前准备好讨论稿或会议材料,以便参会人员开会时能进行高效讨论。④准备好必要的设备仪器,如电脑、投影仪等,并做好与本次会议相关的信息收集。

(2)组织会议的技巧:①主持人应使用参与型领导方式,创造民主的气氛,调动参会者的积极性,鼓励大家发表意见,允许有不同意见的人表达自己的意见。②连续性的讨论会议应回顾上次会议情况,保持会议连贯性。③控制会议中出现的干扰性问题,围绕会议目的,集中解决主要问题和讨论项目,避免会议讨论偏离主题。④会议结束时,应尽量达成结论性的意见,对不能立即做出结论的问题,应明确再次讨论的时间和解决的办法。⑤应做好会议记录并妥善保存,以便查阅。

3. 护理查房　护理查房是临床护理工作中为了提高护理质量及临床教学水平而采取的一种管理方式,是病房开展业务学习的主要方式。

(1)护理查房前准备的技巧:①护理查房前应制订计划,明确本次查房的目的、时间、地点、参加人员、主讲人、患者、记录人员、查房程序及必要的准备。②应选择合适的患者,并得到患者的允许和配合,必要时请家属参加。③查房前主讲人做好充分的准备(病历、相关疾病及护理知识),为参加查房者推荐有关资料,了解相关知识。

(2)护理查房的技巧:①查房内容应以患者为中心。②床边查房时间不宜过长,要避免在床前对患者进行过多的评论及不必要的检查。③需要对患者回避的内容,应选择合适的地点进行。④参加人员不宜过多,人员多少应根据查房目的决定,可以灵活掌握。⑤查房过程中,主讲人进行护理报告,主持人应引导讨论方向,调动参加人员讨论的积极性,并在查房结束时做出总结与评价。⑥护理查房记录应予以妥善保存。

4. 个别谈话　个别谈话是指领导者用正式或非正式的形式在组织内同下属或同级交谈,是管理中一个主要工作形式。

(1)谈话的类型:谈话的类型包括指示性、汇报性、讨论性、请示性谈话等。

(2)谈话的技巧:个别谈话具有很强的感情色彩,需要讲究艺术性,领导者应积极应用谈话形式为管理工作服务。在谈话过程中应注意做到以下几点:①擅于激发下级谈话及表达真实想法的愿望。②擅于抓住重要问题。③擅于表达对谈话的兴趣和热情。④擅于处理谈话中的停顿。⑤擅于掌握评论分寸。⑥选择适当的谈话时机。

5. 积极倾听　积极倾听应站在说话人的角度上理解信息,其基本要求如下。

(1)专注:要求集中精力听说话人所讲的内容,避免注意力分散,倾听者应留意每个细微的新信息,尤其是需反馈的信息内容。

(2)移情:要求把情感置身于说话者的位置上,从说话者的角度出发,努力理解说话者想表达的含义。移情对倾听者的知识水平和灵活性两项因素有较高要求,要求听者暂停自己的想法与感觉,调整角度,从说话者的角度调整自己的所观所感,进而保证听者的理解符合说话者的本意。

(3)接受:即客观地倾听内容不要作判断。当我们存在不同观点时,常常会在心里阐述自己的看法并进行反驳,这样容易遗漏信息。积极倾听就是接受他人所言,并在说话者结束话题之后做出自己的判断。

(4)对完整性负责:倾听者要千方百计地从沟通中获得说话者所要表达的全部信息。在倾听内容的同时注意对方非语言信息,并通过提问来确保理解的正确性。

二、冲突

冲突是群体内部个体与个体之间、个体与群体之间存在的互不相容、互相排斥的一种矛盾的表现形式。冲突是普遍存在的,它可能发生于人与人之间、人与群体之间、群体与群体之间。冲突可由于目标不一致,认识不相同,情绪与情感上的差异等多个原因引起。冲突双方对立,意见不一致,冲突过程中双方有一定程度的互动,可表现为争吵、打架等多种形式。冲突可以影响组织团结,可能危害组织工作绩效。但并不是所有的冲突都是坏事,冲突有消极的,也有积极的。处理冲突的能力是护理管理者需要掌握的重要技能之一。

(一)冲突的分类

根据冲突对组织工作绩效的影响分为建设性冲突和非建设性冲突。

1.建设性冲突　是指一种支持组织或小组实现工作目标,对组织或小组工作绩效具有积极建设意义的冲突。建设性冲突可以充分暴露组织中存在的问题,防止事态的进一步演化,促进不同意见的交流和对自身弱点的检讨,有利于促进良性竞争。

(1)建设性冲突的特点:①冲突双方有共同目标,有解决现有问题的意愿,争论的目的是寻求较好的方法解决问题。②冲突以问题为中心展开争论,冲突双方愿意了解对方的观点。③争论过程中信息交流相互不断增加。

(2)建设性冲突的积极作用:①可以帮助组织或小组内部发现目前存在的问题,采取措施及时纠正。②可以促进组织内部或者小组之间公平竞争,提高组织效率。③可防止思想僵化,提高组织和小组的决策质量。④可以激发组织内员工的创造力,使组织适应不断变化的外界环境。

2.非建设性冲突　非建设性冲突又称破坏性冲突,是指由于认识不一致,组织资源和利益分配不均,导致员工之间发生相互抵触、争执甚至攻击等行为,造成组织效率下降,最终演变成影响组织发展的冲突,对小组绩效具有破坏性的冲突。

(1)非建设性冲突的特点:①争论不再围绕解决问题展开,双方极为关注自己的观点是否取胜。②双方不愿听取对方意见,千方百计陈述自己的理由。③互相交换意见情况不断减少,以至于完全停止。

(2)非建设性冲突的消极作用:该冲突会造成组织内成员的心理紧张、焦虑,导致人与人之间相互排斥、对立,涣散士气,破坏组织的协调统一,最终会削弱组织战斗力,阻碍组织或小组目标实现。

区别建设性和非建设性冲突的标准是组织的工作绩效。组织存在的目的是达到或实现工作目标,因此判断冲突性质的依据是冲突是否促进组织目标实现。

(二)冲突的基本过程

冲突的基本过程包括5个阶段:潜在对立阶段、认知与个人介入阶段、冲突意向阶段、冲突行为阶段、冲突结果阶段。

1.潜在对立阶段　潜在对立阶段是冲突产生前的酝酿阶段。在这一阶段,冲突产生的条件已经具备,这些条件是冲突发生的必要条件和引起冲突的原因,但并不一定导致冲突的发生,主要包括以下3个因素。

(1)由沟通因素引起的冲突:沟通不良引起的冲突在我们日常生活和工作中随处可见。语言表达困难、语言使用不当等引起的误解,沟通过程中的干扰等均可造成沟通失败,成为冲突的潜在条件。此外,沟通得过多或过少也会增加冲突的可能性。沟通的增加在一定程度上可增进了解,但是过度沟通会增加冲突的可能性。另外,沟通渠道不当也是冲突产生的原因之一。信息在传递过程中往往被过滤,使信息内容发生偏差,为冲突的产生提供了潜在可能性。

(2)由结构因素引起的冲突:结构因素包含多层含义,包括组织的规模、员工工作的专门化程度、工作职权的明确程度、组织成员目标的一致性、领导风格、组织奖惩制度等。研究表明,组织规模越大,工作专门化程度越高,发生冲突的可能性就越大。在成员年轻化以及人员流动性大的组织中,发生冲突的潜在可能性较大。组织中各部门职权范围界定不明,目标多样,领导风格苛刻独裁,都可加大组织的内部分歧,增加发生冲突的可能性。另外,奖励方法不公平,惩罚不一视同仁等,也必然会引起冲突。

(3)由个人因素引起的冲突:个人因素包括个性特征以及价值系统,它们构成了一个人的风格。有证据表明,具有高权威性、过于武断和缺乏自尊的人容易引发冲突。另外,价值观和人生观的不同也会引起冲突。

2.认知与个人介入阶段　在认知和个人介入阶段,各种潜在的冲突条件进一步发展,引起个人的情绪反应并被人知觉,致使冲突产生。

3.冲突意向阶段　在冲突意向阶段,感知到冲突的一方或者双方将会就如何应对冲突有所思考,这就是冲突的行为意向。

4.冲突行为阶段　随着个人情绪的介入,当一个人采取行动以达到个人目标时,便进入冲突的行为阶段。此时,冲突表现为外显的对抗形式,表现不同的激烈程度,如语言对抗、直接的攻击、抗争或暴力等。例如护士通过罢工行为要求增加工资,夫妻之间由于孩子教育问题发生争吵等是冲突的外显形式。冲突行为阶段往往也是开始出现处理冲突方式的时候。一般而言,一旦冲突表面化,双方会寻找各种方法处理冲突。

5.冲突结果阶段　当冲突发展到外显对抗阶段后,就会产生一些结果。

(三)冲突处理的策略与方法

建设性冲突和破坏性冲突的划分不是绝对的,如果处理不当,建设性冲突也可以转化为破坏性冲突。如何正确地认识和理解冲突,合理解决组织或小组内非建设性冲突,保持组织内一定水平的建设性冲突,提高管理的有效性,是管理人员的责任所在。

1.处理冲突的策略

(1)回避:指冲突发生时,采取漠不关心的态度,对双方的争执或对抗行为采取冷处理的方式。当发生的冲突没有严重到会损害组织的功能时,管理者可以采取这种方式处理冲突。此外,当管理者的实际权利不足以处理冲突时,或者在分权情况下,各部门自主性较大时,选择回避态度较为明智。例如当中层管理者面对公司高层管理者之间的冲突时可选择回避的方式。

(2)妥协:指冲突双方互相让步以达成协议的局面。冲突双方都放弃部分利益,在一定程度上满足对方的部分需要。妥协实际上是谈判的一个组成部分。

(3)顺应:指在紧张的冲突局面下,尽量弱化冲突双方的差异,强调双方的共同利益,降低冲突的紧张程度。顺应着眼于冲突的感情面,能起到临时性的效果。当冲突双方处于一触即发的局面或需要在短时间内避免分裂必须维护调和局面时可采取此方法。

(4)强迫:指利用权力,迫使他人遵从管理者的决定。一般情况下,强迫的方式只能使冲突的一方满意。

(5)合作:是处理冲突的最佳方式,它代表了冲突解决中的"双赢"局面,但是合作方式的采用与否受组织文化和领导风格的影响较大。一般来讲,组织中实施参与式管理的管理者比采用集权式的管理者易于采用合作的方式。

2.处理冲突的方法　处理组织内的冲突一般可选择结构法、谈判法、促进法。结构法和谈判法假定冲突已经存在并且到了必须要求处理的地步。结构法通过调整结构减少冲突,而谈判法则认为缺乏"足够"冲突,力图提高冲突的等级、数量,通过把各个部分聚集在一起使冲突表面化。

(1)结构法:管理人员通常运用3种方法对组织结构进行适当的调整,包括隔离法、裁决法、缓冲法。

1）隔离法：管理人员可以直接通过组织设计减少部门之间的依赖性。组织内各部门的资源和获取途径尽可能分开，从而使其各自独立，以减少各部门之间发生正面冲突的可能性。如当护士与护士之间发生冲突时，可以将其分入不同的临床护理小组或不同的科室，从而减少她们之间的正面冲突来缓解矛盾。

2）裁决法：管理者可通过发出指示，在职权范围内解决冲突。这种方法简单、省力。例如，两位护理部副主任分别提出了不同的护理质量改进方案，护理部主任则应该行使权力来确定执行哪种方案。

3）缓冲法：具体可分为以储备做缓冲、以联络员做缓冲和以调解部门做缓冲3种形式。

以储备做缓冲：管理者可以通过在组织内部设计适当的储备环节或部门，以缓冲各部门之间的冲突。如某些病房的备用设备(静脉输液泵等)无法在全院周转，不能得到合理配备，有时候甚至引发科室之间的矛盾。因此，医院管理者通过建立相关部门，统一储备、管理、调配这些设备，既能保证各病房的需求，又能缓解矛盾。

以联络员做缓冲：当两个部门之间整体性很差并存在不必要的冲突时，组织可以安排一些了解各部门操作情况的联络员，通过联系活动来协调部门工作，从而处理各部门之间的矛盾。如各科科护士长往往充当联络员的角色，负责处理本科室和其他科室，或科室内护士与护士之间的协作和协调问题。

以调解部门做缓冲：是指对于比较大的组织，有专门的调解部门负责对部门间的冲突进行协调。如很多医院的院长办公室就承担着调解部门的角色。

（2）谈判法：当双方对某事意见不一致而希望达到一致时，他们可能进行谈判，为冲突的建设性对抗处理提供机会。谈判有两种基本方法：分配谈判和综合谈判。

1）分配谈判：是对于一份固定利益谁应分得多少进行协商，即一方所得利益恰为另一方所付出的代价。谈判双方均有自己希望实现的目标点，也有自己最低可接受的水平即抵触点。在双方的愿望重叠范围内可以寻找到一个和解双方冲突的方法。谈判时应注意双方的抵触点，如果在此点以下，人们会中止谈判，而不会接受对自己不利的结果。分配谈判使一方成为失败者，倾向于建构憎恨，不利于合作。

2）综合谈判：综合谈判则假设至少有一种处理办法能取得双赢结果。谈判的目的是寻求办法，满足双方的要求。综合谈判建构的是长期的合作关系。它将谈判双方团结在一起，并使每个人在离开谈判桌时感到自己获得了胜利。

（3）促进法：在决策过程中，建设性冲突能够帮助组织成员拓宽思路，激发创造性，避免小团体思想，因此促进可能的建设性冲突是处理冲突的一种有效的实际方法。在实际工作中，可以通过征集多种行动方案或者组织对一个活动方案进行讨论提出不同意见的方法来实现。

（四）护理管理中的冲突与处理

1. 护士与护士之间的冲突

（1）护士与护士之间冲突形成的原因：护理人员之间冲突发生的根源，首先可能是医疗保健及护理队伍中存在一定层次等级结构的结果。如正式编制的护士较合同护士具有一定的优越感，容易造成一些权力的滥用或分配不均，引起内部的不满、敌意等。其次，护士工作压力大，促使一些护士利用等级权力宣泄一些无法表达的压力，压制同事，形成不和谐的工作环境。

（2）护士与护士之间的冲突管理：作为护理管理人员，应意识到护理人员的冲突普遍存在，并注意关心下属。在解决冲突时应意识到护理人员冲突的形成有个人因素，但是工作中的等级环境和压力因素也是冲突形成的原因。护理管理者在处理本单位冲突时应注意以下几点。

1）充分认识冲突在组织内部的不可避免性,同时要认识到不是所有的冲突都是破坏性的,要欢迎在自己团队中存在一定程度的分歧。

2）在护士之间发生冲突时应加强对护理人员的同理心。

3）在处理护士之间发生的冲突时,时刻记住信任、合理两个原则。

4）确认在本单位内长期抱怨、经常与人发生冲突的人,找出不满的原因并着手解决。

2. 护士与患者之间的冲突

（1）护士与患者之间冲突形成的原因:有相关研究表明,在护士与患者之间的冲突中,患者原因约占39%。这与患者对医疗护理期望值过高,对护理工作的不理解有关。护理方面导致护患冲突的原因有护理服务制度的不完善、护理人员未认真履行相关的规章制度、未按照职业道德要求为患者提供服务、法律意识淡薄、忽视了患者权益等。此外,护理人员配备不足也是造成护士与患者之间冲突的因素之一。

（2）护士与患者之间的冲突管理如下。

1）增加护理人员的配置:通过优化护理人员的配置,减轻护理人员的工作负担,使护理人员有充足的时间与患者进行有效的沟通,建立良好的护患关系。

2）严格执行各项规章制度:建立健全各项规章制度,做到有章可循,有章必循。

3）加强业务学习和技能训练。

4）规范服务行为:以患者为中心,注意沟通技巧,使用文明用语,尽量解决患者的困难,处处为患者着想,避免冲突,建立良好的护患关系。

5）加强医德医风教育,增强法治意识和主动服务意识。

护士与患者之间的冲突在一定程度上不可避免。对于患者及家属来讲,一旦患病,希望能在医院得到安全满意的治疗护理;对于医院来讲,有义务为患者提供高质量的治疗和护理服务。护士与患者之间冲突的出现,说明患者在接受治疗、护理服务过程中有不满意的地方,向医院提出意见和建议,这是患者的权利,也是对医院工作的一种客观评价和有效监督。

3. 护士与其他医务人员之间的冲突

（1）护士与其他医务人员之间冲突的原因有以下几点。

1）工作性质不同,期望值不同:医护双方的工作内容不同,对双方有不同的期望。护士期望医生具有扎实的专业知识,了解患者情况,开具正确的医嘱,主动支持和配合护士做好患者的服务工作。而医生则期待护士了解患者情况,理解并正确处理医嘱,观察并及时反映患者病情变化。医护双方对对方的期望不能做出满意应答时,医护冲突就会产生。

2）医护人员的情绪因素:患者的不理解、医患纠纷、护患纠纷的发生给医生和护士带来了压力,产生了情绪。如果医护双方没有良好的情绪调节与自控能力,以低落的情绪应对对方,就会影响对方的情绪,甚至造成心理伤害。

3）医护人员的沟通不良:医疗过程中,医护双方是密切合作的两个方面,如果医护人员之间沟通不良,造成合作失败,容易引起医护人员之间的冲突。

（2）护士与其他医务人员之间的冲突管理:护理管理者在处理护士与其他医务人员之间的冲突时,应注意医护人员有效沟通的建立,鼓励双方加强沟通,理解、尊重、支持、信任对方,并注意与科主任共同合作,营造科室内的和谐氛围,并通过合理地安排不同性格的护理人员搭班,避免冲突的发生,促进团队的和谐共建。

三、激励

激励是利用外部诱因调动人的积极性和创造性,引发人的内在动力,朝向所期望的目标前进的心理过程。激励的实质是通过目标导向,使人们出现有利于组织目标的优势动机,并按照组织所希望的方向行动,从而提高组织的整体效率。从护理管理的角度来理解,激励就是护理管理者调动护士工作的积极性,以提高其工作绩效和达成组织目标的过程。

(一)激励的基本模式

激励的基本模式为:需要–心理紧张–动机–行为–目标–需要被满足或未满足–新的需要或需要调整,通过反馈构成循环。需要是激励的起点与基础;动机是直接推动个体活动以达到一定目的内在动力和主观原因,是个体活动的引发和维持的心理状态;行为是个体有意识的活动,是个体对外界刺激做出的反应,也是个体通过一连串动作实现其预定目标的过程;反馈是根据需要是否被满足而判断个体的行为是否起作用。从这个基本模式看,激励的过程就是满足需要的过程。管理者通过满足下属的需要,激发下属发挥高水平的主观能动性,向着预定的组织目标奋斗。

(二)激励的原则

1.目标结合原则　在激励机制中,设置目标是一个关键环节。目标设置必须同时体现组织目标和员工需要,否则激励会偏离实现组织目标的方向,也无法提高员工的目标效价,达不到理想的激励效果。

2.物质、精神、信息激励相结合的原则　人的行为动力主要有物质动力、精神动力与信息动力,有效的激励措施应当将三者有机结合。例如护士长可采用薪酬激励方式,也可采用满足护士自尊与自我实现的精神激励方式,还可采用提供外送护士学习、培训获取知识的信息激励方式。要根据护士需要的不同,灵活采用多种激励方式达到激励效果。

3.引导性原则　是激励过程的内在要求。激励措施产生的效果不仅取决于激励措施本身,还取决于被激励者对激励措施的认识和接受程度。

4.合理性原则　包括两层含义。其一,激励适度。管理者要根据所实现目标本身的价值大小确定适当的激励,过大或过小的激励都会影响激励效果。其二,激励公平。对于取得同等成绩的员工,要获得同等层次的奖励。激励的不公平会影响员工的工作效率与工作情绪,甚至会比没有激励带来的负面效应还大。

5.时效性原则　护理管理者要善于把握激励的时机,"雪中送炭"和"雨后送伞"的效果是不一样的。激励越及时,越有利于将人的激情推向高潮,使其创造力持续有效地发挥出来。

6.正负激励相结合原则　所谓正激励就是对员工符合组织目标的期望行为进行奖励。所谓负激励就是对员工违背组织目标的非期望行为进行惩罚。正负激励都是必要而有效的,不仅作用于当事人,而且会间接地影响周围其他人。

7.按需激励原则　激励的起点是满足员工需要。管理者在激励员工时如不能掌握他们的需求,则不能够产生期待的结果,甚至产生反作用。因此,管理者必须懂得如何了解员工的需求,根据需求给予相对应的激励方式,才能达到事半功倍的效果。例如,对于求知欲较强的护士,护理部可提供其更多学习深造的机会,而并非一定采用经济性的薪酬激励方式。

8.明确性原则　包括3层含义。①明确:激励的目的是需要做什么和必须怎么做。②公开:特别是分配奖金等员工关注的问题时更为重要。③直观:实施物质奖励和精神奖励时都需要直观地表达它们的指标,总结和授予奖励和惩罚的方式,直观性与激励影响的心理效应成正比。

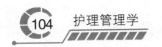

(三)激励理论

自 20 世纪 20—30 年代以来,管理学家、心理学家和社会学家从不同的角度对激励问题进行了大量研究,提出诸多激励理论,按照研究层面的不同,激励理论可归纳为内容型、行为改造型和过程型激励理论。

1. 内容型激励理论 是对激励原因与起激励作用因素的具体内容进行研究的理论。属于内容型激励理论的有马斯洛的需要层次理论、麦克利兰的成就需要激励理论、赫茨伯格的双因素理论和奥德弗的 ERG 理论。

(1)马斯洛的需要层次理论

1)需要层次理论的主要观点:美国心理学家亚伯拉罕·哈罗德·马斯洛(Abraham Harold Maslow)需要层次理论把需要分成生理需要、安全需要、归属需要、尊重需要和自我实现需要 5 类,依次由较低层次到较高层次排列。人的行为动机是为了满足他们未满足的需要,未满足的需要正是激励人积极性的最根本动力。只有当人低层次的需要得到满足后才会转向高层次的需要。

2)需要层次理论在护理管理中的应用:①合理分析护士需要。护士的需要具有复杂性、动态性的特征。首先,护士由于文化背景、学历层次、年龄阶段、性格特征的不同,其需要具有很大差异。例如护士在年龄、工龄、身体现状上的差异,对夜班胜任情况也会不同,护士长在排班时要考虑到护士的具体需要。其次,护士的行为动机在不同时间与不同情况下是不同的,护理管理者应深入把握其动态变化。②分析护士需要的序列性和潜在性。护理管理者应先满足护士低层次的需要。例如,护理管理者首先要帮助护士解决工作物理环境的舒适性问题,建立职业防护安全系统,建立合理的排班与补休制度等。其次,护理管理者在保证低层次需要满足的情况下,满足护士归属、自我实现等方面的需要。同时,由于个体需要具有潜在性,护理管理者也要帮助护士把握并激发其有利于组织与个人发展的潜在需要,从而实现两者的共同良性发展。③根据需要层次,采取适宜的激励方法。需要的层次不一样,满足需要的方式方法也不尽相同。对于低层次的需要,多采用一些物质激励的方法,比如经济报酬、休假疗养等。对于一些高层次的需要,可以采用精神与信息激励的方式,比如荣誉激励、外派学习培训等。

(2)麦克利兰的成就需要激励理论

1)成就需要理论的主要观点:美国心理学家麦克利兰认为在生存需要基本得到满足的前提下,人最主要的需要有 3 种,即成就需要、亲和需要和权力需要。这 3 种需要在人们的需要结构中可有主次之分,也可以并存。同时,他认为其中成就需要的高低对人的成长和发展起到特别重要的作用,所以该理论也称为成就需要理论。在不同的个体身上,会体现出 3 种需要的不同强度组合,从而形成个体独特的需要结构,影响其追求与行为。

2)成就需要理论在护理管理中的应用:①根据成就需要论,营造满足 3 种需要、具有激励作用的工作环境。适当授权,在一定程度上满足权力需要比较强的护士的欲望;对于重视亲和需要的护士,营造良好人际关系氛围是管理者应注重的;对于成就需要比较强的护士,管理者应让其承担具有一定挑战的工作,并及时给予工作效果反馈,确认其工作进步与成就。② 3 种需要可进行内部等级划分,比如对权力、成就欲望较高的护士,护理管理者可将成就带来的荣誉、权力等分成等级,根据贡献大小,给予相应的荣誉与权力,以发挥激励作用。③重视 3 种需要同存的情况,护理管理者应考虑 3 种需要在个体身上不同的强度组合,分析出每位护士独特的需要结构,协调 3 种需要发挥更大的激励作用。

(3)赫茨伯格的双因素理论

1)双因素理论的主要观点:美国心理学家赫茨伯格认为与人努力工作动机相关的因素有保健

因素与激励因素。保健因素又称为维持因素,属于外在因素,是使得员工不满意或没有不满意,包括员工的工资水平、福利待遇、组织管理制度、工作环境等。保健因素本身不会对个体产生激励作用,但能影响激励作用的发挥。良好的保健因素能为员工提供稳定的工作环境,调动员工的工作热情。激励因素属于内在因素,是导致员工满意或没有满意,包括工作上的成就感、对未来发展的良好期望、职务上的责任感、工作表现机会和工作带来的愉悦等。良好的激励因素能使员工内部发生变化和满足,因此激励因素能激发员工的工作积极性与热情。

2)双因素理论在护理管理中的应用:①满足护士保健性的需要。护理管理者应从人性化管理角度出发,尽力满足护士在保健因素方面的需求,使护士安心、安业。例如创造良好的工作氛围,完善后勤保障系统,建立公平的分配制度等。②发挥激励因素作用。调动激励因素,发挥护士积极性是稳定护理队伍、激发护士工作积极性的一个重要途径。护理管理者要善于肯定护士工作成绩,提供培训晋升机会,进一步拓宽个人发展空间,使得护士敬业、乐业。③重视保健因素与激励因素的转换。护理管理者可以将保健因素转化为激励因素。例如,奖金的分配应与个人贡献大小挂钩,让护士觉得多获得奖金是自己努力工作的回报,是组织对自己工作的认可,此时奖金就不只是防止护士产生不满意情绪的保健因素,而是调动人积极性的激励因素。

(4)奥德弗的 ERG 理论

1)ERG 理论的主要观点:美国心理学家奥德弗(Alderfer)认为,人存在生存的需要、相互关系的需要和成长发展的需要 3 种核心需要。生存的需要指的是全部的生理需要和物质需要。组织中的报酬,对工作环境和条件的基本要求等可包括在生存需要中。相互关系需要指人与人之间的相互关系和联系。成长需要指一种个体要求得到提高和发展的内在欲望,即个体不仅要求充分发挥个人潜能,有所作为和成就,而且还有开发新能力的需要。

该理论与马斯洛需要层次理论不同的是,人在不同时间可能有不止一种需要起作用,低层次的需要没得到满足,仍然会产生高层次的需要。较高层次的需要一再受挫而得不到满足,人们会重新追求较低层次需要的满足。这一理论不仅提出了需要层次上的满足上升的趋势,而且也指出了挫折倒退的趋势,这在管理工作中很有启发意义。

2)ERG 理论在护理管理中的应用:①建立完善的保障系统。建立公平合理的薪酬激励机制,满足护士的物质需要;创造安全、舒适的工作环境。②帮助护士构建和谐的人际关系。包括上下级、护士之间、护士与其他健康服务人员之间的关系。良好的人际关系、情感归属能保证工作的高效率、高质量。③构筑有效的继续教育制度。护理管理者要建立有效的人员培训机制,并鼓励和帮助护理人员发挥专业特长,适应不断细化的专业,满足护士职业发展的需要。④重视护士需要受挫-回归现象。当护士和谐人际关系的需要得不到满足,作为替代,她(他)可能会增强对更多金钱或更好工作条件的需要。护理管理者应深入分析护士需要的本质,了解护士受挫-回归现象,进而提供有效的激励方式。

内容型激励理论中的每个理论有相似之处,但也各有特点。赫茨伯格双因素理论中的保健因素相当于马斯洛提出的生理需要、安全需要、归属需要等较低级的需要;激励因素则相当于尊重需要、自我实现需要等较高级的需要。但这些理论的具体分析和解释是不同的,双因素理论在促使管理者注意工作内容方面因素的重要性上更具有积极意义。与马斯洛需要层次理论不同的是,成就需要激励理论不研究人的基本生理需要,主要研究人在生理需要基本得到满足的前提条件下,还有哪些需要。马斯洛的需要层次理论认为 5 种需要都是生来就有的,是内在的;而成就激励论则明确指出,通过教育和培训可以造就出具有高成就需要的人才。奥德弗的 ERG 理论指出,在任何一段时间内可以有一个或一个以上的需要发生作用,且人的需要并不一定严格按由低到高发展的顺序,而是可以越级的;而马斯洛的需要层次理论则认为,每一个时期只有一种突出的需要,且需要是严格地按由低到高逐级上升的,不存在越级,也不存在由高到低的下降。

2. 行为改造型激励理论　行为改造型激励理论是着重研究激励目的理论,该类理论认为激励的目的是改造和修正行为,研究如何通过外界刺激对人的行为进行影响和控制。包括斯金纳的强化理论和海德的归因理论。

(1)斯金纳的强化理论

1)强化理论的主要观点:美国心理学家斯金纳(Skinner)认为,个体为了达到某种目的,会采取一定的行为作用于环境,当这种行为的后果对他有利时,这种行为就会在以后重复出现;不利时,这种行为就减弱或消失,人们可以用强化的方法来修正其行为。强化是使个体操作性反应频率增加的一切刺激,管理学中的强化指采用有规律的、循序渐进的方式引导出组织所需要的行为并使之固化的过程。强化的类型有正强化、负强化、惩罚、消退。

2)强化理论在护理管理中的应用。①在护理管理中的尽量使用正强化。负强化、惩罚、消退都属于消极的行为改变手段,容易让护士产生抵触情绪,从长远来讲不利于组织目标的实现。护理管理者要擅长运用正强化来激励护士朝向组织目标实现的行为。②巧妙运用负强化及惩罚。对于所实施的负强化及惩罚措施,护理管理者要让下属明白错在哪里,否则起不到最终纠正不良行为的效果。运用惩罚时,要注意惩罚的运用场景及技巧,比如当众斥责护士会使得护士感到屈辱,产生强烈的抵触情绪,并可能引起工作团队内全体成员对管理者的不满。③及时对护士的工作予以反馈。管理者反馈不及时会影响护士的行为,而长时间得不到来自管理者的反馈,护士可能会变得无所适从。特别在使用正、负强化的方式时,护理管理者要善于把握时机,及时给予反馈。④针对不同对象采用不同的强化措施。在护理管理实践中,正负强化方式的使用不能简单化和绝对化,合理使用强化激励的方法,是领导艺术的体现,任何一种方式的使用都充满创造性,要避免老一套简单的表扬、奖励或者简单粗暴的批评惩罚,管理者应根据护士的年龄、性格、价值观、人生观、需求采用不同的强化措施,激励护士的工作动机,充分调动护士的工作积极性。

(2)海德的归因理论

1)归因理论的主要观点。归因指个体根据有关信息、线索对行为原因进行推测与判断的过程。美国心理学家弗里茨·海德(Fritz Heider)的归因理论认为,人的行为原因可分为内部原因和外部原因。内部原因是指存在于行为者本身的因素,如需要、情绪、兴趣、态度、信念、能力、努力程度等;外部原因是指个体自身以外的,导致其行为表现的条件和影响,包括工作环境条件、工作难易度、情境特征、他人影响等。在寻求行为的原因时,或者把它归于外部因素或者把它归于内部因素。如果归于外部因素,则行动者对其行为不负责任;如果归于内部因素,则行动者就要对其行为结果负责。

2)归因理论在护理管理中的应用。①正确进行成功归因:不同的人对成功和失败有不同的归因,并导致不同的情绪反应和行为表现。护士长应引导护士将成功归因于个人努力与能力,这样有助于护士提高自信心,调动护士工作的责任心和积极性。②正确引导失败归因:在失败归因中,对于外部不可控的因素,护士长应帮助护士客观评价,并且帮助护士学会利用内部可控因素来弥补,避免失败给护士带来过重的负性影响。例如护士未完成某项任务,任务难度是失败的外部不可控因素,护士长应帮助护士利用个人努力这一内部可控因素来弥补,虽然任务难度大,导致任务没有完成,但护士已经尽力,这样会减轻失败带给护士的负面影响。③巧妙利用归因产生的情绪反应:归因于努力比归因于能力对成功或失败会产生更强烈的情绪体验,护士长应该让护士体验到因努力而成功的愉快和自豪,不努力而失败的难过和羞愧。对于付出努力而实际工作效果不佳的护士,应对她的努力进行鼓励,并同时帮助护士寻找原因,以期在今后的工作中进行弥补,提高工作效率。

3.过程型激励理论　过程型激励理论着重研究人从动机的产生到采取具体行动过程的激励理论。它的主要任务是找出对行为起决定作用的某些关键因素,弄清它们之间的相互关系,预测和控制人的行为。过程型激励理论主要包括弗鲁姆的期望理论与亚当斯的公平理论。

(1)弗鲁姆的期望理论

1)期望理论的主要观点:期望指个体对于特定活动可能导致特定结果的信念。美国心理学家维克托·弗鲁姆(Victor Vroom)认为,人们之所以采取某种行为,是因为他觉得这种行为可以有把握地达到某种结果,并且这种结果对他有足够的价值。激励水平的高低取决3个变量。①期望值,指个体对自己行为和努力能否达到特定结果的主观概率。影响个人期望值的因素有个体过去的经历、自信心、对面临任务难易程度的估计等。②关联性,是工作绩效与所得报酬之间的联系。③效价,反映了奖励对一个人的吸引程度。激励水平的高低可以由以下公式表达:

$$激励水平(M)=期望值(expectancy,E)×关联性(instrumentality,I)×效价(value,V)。$$

从公式可以看出,只有当三者都高时,才能真正达到高激励水平。

2)期望理论在护理管理中的应用如下。①重视期望目标难度:不仅期望目标能起到激励作用,设置好目标的难度也能起到激励作用。一般来讲,目标应该带有挑战性,适当地高于个人的能力,但也不可使目标过高,以免造成心理上的挫折,失去取胜的信心。目标也不能过低,以免失去内部的动力,起不到好的激励效果。②强调期望行为:护理管理者应让护士清楚什么样的行为是组织期望的,并且让护士了解组织将以怎样的标准来评价她们的行为,以便个体可以自主地调整自己的目标向组织目标靠拢。③强调工作绩效与奖励的一致性:护理管理者应该让护士清楚什么样的工作结果能得到什么样的奖励,使护士看到奖酬和她们自己的工作绩效是密切相关的,这样护士可以自觉地将努力工作与绩效和奖励联系起来,以调动工作的积极性。④重视护士的个人效价:报酬在激励中实际起作用的价值不是管理者心目中的价值,也不是奖励本身的客观价值,而是被激励者的主观感受价值,因此不要只从管理者的角度认定或根据客观指标以及某种社会上的一般看法与标准来确定奖励的价值,而要从激励对象的角度来考虑问题。

(2)亚当斯的公平理论

1)公平理论的主要观点:公平指人们的贡献(投入)多少应与其所得报酬相当。美国心理学家斯塔西·亚当斯(Stacy Adams)认为,当个体所获得报酬与其所付出的努力成正比时,才能使个体感到满意和起到激励作用。这里的报酬不仅指报酬的绝对量,而且也指所得报酬的相对量。

2)公平理论在护理管理中的应用如下。①尽量做到公平的判断:公平的判断是一件复杂的事情,管理者应考虑判断的主观性、判断标准的差异性、判定个人的工作绩效。②引导护士正确理解公平:护理管理者要积极引导护士正确选择比较对象和正确地理解公平。在强调按劳取酬的基础上,管理者也应培养护士的奉献精神。③注意公平的相对性:公平不是平均主义,个人对组织的贡献大小不同,所获得的报酬也应不同,要让在工作中贡献大的护士得到更多的奖励。

过程型激励理论在一定程度上弥补内容型激励理论的不足,即缺乏对激励过程所达到的预期目标能否使激励对象得到满足方面进行了研究。激励方法以心理学家、管理学家提出的系统激励理论为依据,在管理活动中可采取多种激励方法。

(四)激励的方法

常用的激励方法随着社会发展、管理环境的变化可人为分为传统激励方法与新型激励方法两大类。

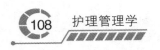

1. 传统激励方法

(1) 物质激励：指运用物质的手段使受激励者得到物质上的满足，从而进一步调动其积极性、主动性和创造性。物质激励的形式包括奖金、奖品、福利等。护理管理者在使用物质激励时要注意物质激励标准应与相应制度结合起来，物质激励必须公正，不搞"平均主义"。

(2) 晋升激励：晋升到更高、更重要的岗位，对个人与组织来讲都具有重要意义。下属获得晋升机会，得到组织对其工作能力与业绩的认可，也是自我价值的体现，个人职业生涯成功的标志。因此晋升会带来更大的工作激情与信心。护理管理者在采用晋升激励时应注意晋升可能会在护士间产生不良竞争，这对团队合作可能会产生不利的影响。

(3) 培训激励：下属的成长与能力提升是组织义不容辞的责任。管理者要学会用培训帮助下属成长，特别对那些渴望自身成长与能力提升的下属，培训会成为一种行之有效的激励手段。护理管理者通过让护士参加学术会议、接受继续教育培训、国内外参观学习等培训激励方式达到激励的目的。

(4) 情感激励：从下属的情感需要出发，通过情感上的关心、尊重、信任来打动员工，从而激发员工的工作热情。情感激励是对物质激励弊端的一种弥补，能使得激励手段更为完善，效果更明显。护理管理者要从思想上、工作上、生活上关爱与尊重护士，及时感受她们的情感变化，做到以情感人。

(5) 竞争激励：心理科学实验表明，竞争可以增加一个人50%或更多的创造力。每个人都有上进心，不甘落后，竞争是刺激员工上进的有效方法，也是激励员工的最佳手段。护理管理者在对下属的管理中，要引入良性竞争机制，让每位护士都有竞争的观念，并能投入竞争之中。

(6) 赞美激励：赞美就是在对方做出某些事情取得成效时给予肯定和表扬。管理者对员工适度赞美，满足员工被关注、被认可的心理，激发其内心热情和不负众望的使命感。护理管理者在使用赞美激励时，应注意赞美要及时，要源于事实，要发自内心和真诚，否则反而会引起护士的反感，起不到激励作用。

(7) 榜样激励：是管理者选择在实现目标中将做法先进、成绩突出的个人或集体，加以肯定和表扬，并要求大家学习，从而激发员工积极性的方法。榜样是一面旗帜，使人们有方向，有追求的目标，产生模仿和追赶的心理愿望，从而使外在的榜样转化为催人奋起的内在激励。护理管理者可用护理行业中的先进模范人物教育和激励护士，发现和宣传先进人物，激发大家的工作热情，起到榜样激励的作用。

(8) 数据激励：心理学家认为，数据对比能够使人产生明显的印象，激发强烈的感受。用数据显示成绩和贡献，能更有可比性和说服力地激励员工的进取心，对能够定量显示的各种工作指标，都要尽可能地进行定量考核，并反馈考核结果，使员工明确差距，迎头赶上。护理管理者通过将工作量、护理质量、考核成绩、科研成果等数据公示上墙，可对护理人员形成激励。

(9) 个体优势激励：管理者应根据员工的自身优势，发现其"闪光点"，并采取相应措施提高其工作热情，达到激励目的。如对爱学习、勤思考、有创新精神的护士，护理管理者可着重培养和启发她们的科研创新能力；对技术操作规范、熟练的护理工作者，鼓励其多参加护理操作技术比赛，争取荣誉，同时实现个人价值。

2. 新型激励方法

(1) 薪酬"自助餐"激励：在员工充分参与的基础上，建立每个员工不同薪酬组合系统，并定期根据员工的兴趣爱好和需要变化，作出相应的调整。这种自助餐式的薪酬有多样性，突破单一现金模式，让员工各取所需，充满人文关怀，起到激励作用。

第五章　领导职能　109

（2）"后院"激励：其指导思想是指激励员工，要从关爱员工家属开始。后院激励是一种企业内部激励的延伸，它们体现了系统的思考方法，将家庭与企业这两个不同的实体通过员工联系起来。同时，它们又体现了"以人为本"这一现代的管理思想和人力资源管理的基本特征，符合现代社会的发展趋势。这对于处理员工在家庭与组织之间左右为难的局面具有重要作用。

（3）"导师"制激励：指采取一名老员工带一名新员工的"导师"制度，此方式不仅可以使新员工尽快熟悉岗位职责和技能要求，让老员工在心理上有一种满足感和荣誉感，也反映了企业对老员工的重视和尊敬，从而起到激励作用。

（4）危机激励：指在一个充满竞争压力的工作环境中，对员工的一切物质和非物质利益，甚至就业机会本身进行潜在危机分析，使其为了应对危机获得生存而努力工作，从而达到激发员工的目的。危机激励本质是一种负激励，其目的不是减少员工，而是使员工更好地工作。

（5）文化激励：组织文化可加强成员间的认同感，引导和塑造员工的态度与行为。组织要强化文化的导向功能，用愿景来引领员工，用价值观由内到外地指引员工的行为，凭着员工发自内心的信念或信仰，才能产生真正的凝聚和激励作用。

（6）授权激励：授权是一种十分有效的激励方法。一般来说，人都有进取心、成就感，通过授权让下属感到自己被重视、尊重、重用，从而激发其潜力与工作热情。护理管理者在采用授权激励时，应遵循授权原则和关注授权的注意事项。

无论是传统激励方法还是新型激励方法，都不是孤立存在的。护理管理者应当根据工作的实际情况和护理工作者的特点，实事求是，灵活运用。有效地挖掘护理工作者的潜能，从而最大限度地调动护士的积极性，获得最佳的管理效果。

四、授权

授权是指在不影响个人原来的工作责任的情形下，将自己的某些任务改派给另一个人，并给予执行过程中所需要的职务上的权力。授权者对被授权者有指挥权、监督权，被授权者对授权者负有汇报情况及完成任务之责。

（一）授权的意义

护理管理者适当授权可以使管理者从日常事务中解脱出来，专心处理重大问题；可以提高下属的工作积极性，增强其责任心，并增进效率；可以增长下属的才干，有利于后备管理人员的培养；可以充分发挥下属的专长，以弥补管理者自身才能的不足。

（二）授权的原则

为了使授权达到良好的效果，需要灵活掌握下列原则。

1. 明确目的　授权者需要向被授权者阐明所授任务需要达到的目标，使被授权者能够在清晰的目标指引下开展工作。没有明确目的的授权，会让被授权者无从下手，无所适从。

2. 合理授权　管理者要根据工作任务的性质、难度，兼顾下属的工作能力等条件，选择适当的任务进行授权。也就是要选定合适的任务给合适的人。要充分了解下属的才能，避免用人不当造成的损失。

3. 以信为重　管理者授权是否有效，在很大程度上取决于对下属的信任程度。要充分信任下属，放手让下属工作，避免想授权又不敢授权、授权后又干涉下属行使权力、授权后又收回等，这些都是不信任的表现。

4. 量力授权　管理者向下属授权，应当依自己的权力范围和下属的能力而定。既不能超越自己的权力范围,又不能负荷过重或授权不足,更不能越级授权。管理者一旦授权不当,或造成大权旁落,或造成下级的权小责大,就会使组织的活动受到干扰,影响目标的实现。

5.带责授权　管理者授权并非卸责,权力下授,并不能减轻管理者的责任。同时,也必须明确被授权者的责任,让下属明确责任、目标、权力范围,也就是明白自己对哪些资源具有多大程度的管辖权和使用权,需要获得什么结果及自己的责任大小,要做到权责对等。这样不仅可以有力地保证被授权者积极主动地完成所承担的任务,而且可以避免上下推卸责任,争功诿过。

6.授中有控　管理者授权不是放权,授权之后,必须进行控制。授权者必须而且能够有效地对被授权者实施指导、检查和监督,真正做到权力能放、能控、能收。

7.宽容失败　管理者应当宽容下属的失败,不过分追究下属的责任,而要同下属一起承担责任,分析原因,总结教训。当然,宽容不是迁就,不能不讲原则,降低工作标准。

(三)授权的过程

1.确定授权对象　管理者必须仔细思考确定授权对象,既要考虑授权对象的能力,又要考虑授权对象的意愿,以保证授权对象有能力和动力做好所授予的工作。通常授权对象应具有高尚的职业道德,善于灵活机智地完成任务,有创新能力及集体合作精神,头脑敏锐,业务精通。

2.明确授权内容　管理者向下属授权必须明确授权的权力范围。管理者的权力保留多少,要根据任务的性质、环境条件、下级的状况而定。

3.选择授权方式　常用的授权方式有以下几种。

(1)模糊授权:管理者明确规定下属应达到的目标,但不规定实现目标的手段,被授权者在实现目标过程中有较大的自由空间和创造余地。如护理部主任让护士长全面负责病房的护理质量管理工作。

(2)惰性授权:管理者因某些事务性工作简单琐碎,或不了解某岗位工作的细节,而将工作交给下属处理。如护士长将处置室的物品摆放交给处置室护士负责。

(3)柔性授权:管理者对被授权者不做具体工作的指派,仅指示大纲或轮廓,被授权者有较大的余地动用有限资源做他们认为有必要做的事情。如科主任允许护士长动用一定数额范围的资金用于病房发展,而不过问资金的流向。

授权应该是一种法定合约行为,管理者和下属都应该了解和同意授权行为以及附带的条件。管理者赋予下属特定的权力后,要以书面通知的形式向其他相关人员说明该员工已获授权,可以运用必要的资源、接受必要的指示、实施必要的管理、提出必要的报告等。

(四)授权的方法

1.目标授权法　是管理者根据下属所要达到的目标而授予下属权力的一种方法。管理者将组织目标进行分解,由各层次各部门成员分别承担,并相应地授予权利和责任。这种授权可以避免授权的盲目性和授权失当,使下属齐心协力,共同努力。

2.充分授权法　管理者将完成任务所必需的组织资源交给下属,并准许其自行决定行动方案。充分授权能极大地发挥下属的积极性、主动性和创造性,并能减轻主管的工作负担。通常用于工作重要性较低,工作完成效果对全局影响不大任务的授权。

3.不充分授权法　管理者要求下属就重要程度较高的工作,做深入细致的调查研究并提出解决问题的全部可行方案,或提出一整套完整的行动计划,经过上级审核后,批准执行,并将部分权力授予下属。采用不充分授权时,上下级需在方案执行前,统一认识,保证授权的有效性。

4.弹性授权法　当工作任务复杂,管理者对下属的能力、水平没有把握,或环境条件多变时,适宜采用弹性授权法。管理者可以根据实际需要,对授权的范围和时间予以变动。授权变动时,管理者要给予下属合理的解释,以取得理解。

5.制约授权法　管理者的管理跨度大、任务繁重、精力不足时,将某项任务的授权,分解成若干部分,分别授权不同的个人或部门,并使之互相制约,可以有效地防止工作中的疏漏。

6.逐渐授权法　授权前对下属严格考核,充分了解下属的品德和才能。当管理者对此不完全了解时,就可以逐步授权,先在小范围内授权,根据工作成效逐步扩大,避免失误造成较大的损失。

7.引导授权法　管理者在授权时,要充分肯定下属行使权力的优点,充分激发其积极性,同时也要指出其不足,还要给予适当的引导,防止偏离目标。特别是下属出现失误时,管理者更应当善于引导,提供支持,帮助纠正失误,尽可能地减少损失。

(五)授权的注意事项

1.授权规范化　授权之前将下属需要的职、权、责、利规范化、制度化,既保持相对的稳定,也要根据形势的变化和工作需要适当调整,防止下级的越权和滥用职权。

2.充分调动下属的积极性　授权后管理者要引导下属树立上下级共同对工作负责的观念,鼓励下属大胆用权,充分发挥自己的能动性,积极主动地工作,最大限度地发挥人才优势。

3.保持沟通渠道畅通　授权后要及时监督、指导、反馈下属的工作状况,保证信息传递渠道通畅,使下属明确要求、责任和权力范围,上级能及时得到下属的意见和想法,使工作顺利开展。

4.积极承担责任　授权不等于推卸责任,在充分信任下属的基础上勇于承担责任,解除下属的后顾之忧,才能让下属放心大胆地工作。

第三节　压力管理

压力是当前护士和护理组织都面临的突出问题,压力给护士个人和护理组织带来的损失日益凸显,压力管理已成为护理管理中的一个重要问题,也是现代社会中护士应具备的生存技能。

一、压力管理的相关概念

1.压力　也称为应激。美国应激理论的代表人物之一理查德·拉扎勒斯(Richard Lazarus)认为,压力是由于事件和责任超出个人应对能力范围时所产生的焦虑状态。作为心理学概念的压力,是指主观感受到周围环境对自己身心的影响过程,它可能对人的身心健康产生积极或消极的影响。适度的压力能激发护士的工作潜能和工作积极性,进而提高护理组织的绩效。但压力过大,会造成护士的心不在焉、积极性下降、工作效率降低甚至离职。

2.压力源　是指任何能够被个体感知并引起人的心理行为变化和适应的事件或内外环境刺激。有工作中的压力源,如工作负荷过重、组织中的角色、组织内的人际关系等,也有生活中的压力源,如创伤性事件、角色冲突、失去工作、失去亲人等,生活中的压力源对工作也会产生一定影响。

3.压力管理　是指通过一定的理论知识、操作过程,降低压力源对个体身心影响的过程。

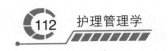思政课堂

压力效应

有一位经验丰富的老船长，当他的货轮卸货后在浩瀚的大海上返航时，突然遭遇到了可怕的风暴。水手们惊慌失措，老船长果断地命令水手们立刻打开货舱，往里面灌水。

"船长是不是疯了，往船舱里灌水只会增加船的压力，使船下沉，这不是自寻死路吗?"一个年轻的水手嘟囔。

看着船长严厉的脸色，水手们还是照做了。随着货舱里的水位越升越高，船一寸一寸地下沉，依旧猛烈的巨浪对船的威胁却一点一点地减少，货轮渐渐平稳了。

船长望着松了一口气的水手们说:"万吨的巨轮很少有被打翻的，被打翻的常常是根基轻的小船。船在负重的时候，是最安全的;空船时，则最危险。"

这就是"压力效应"。那些得过且过、没有一点压力、做一天和尚撞一天钟的人，就像风暴中没有载货的船，吃水太浅，往往一场人生的狂风巨浪便会把他们打翻。

没有压力，就没有成长，有了压力才有了驱动力。比如，当你有了欲望或出现紧迫感的时候，压力就随之而来，人生潜能也会得到更大发挥。同时，有压力说明你还没有放弃自己，人生轨迹还朝着你的目标前进。这就是压力的正面作用。

二、压力管理的基本原则

1. 适度原则　进行压力管理需要兼顾组织利益和护士利益，不能一味地减轻护士压力，求得护士的最大满意度，而是要适度。

2. 个体化原则　压力在很大程度上是主观感受，不同部门、不同岗位、不同个体面临的工作，压力不同、表现不同、压力应对的方式也不同，应根据对象的不同特点有针对性地进行压力管理。

3. 引导原则　护理管理者要引导护士将压力转变为动力，激发更大的工作热情，努力提升工作能力。

4. 区别对待原则　压力管理首先要分析压力的来源并区别对待，不同的压力需采取不同的应对策略。

三、压力管理的意义

对护士而言，压力管理有利于维持个人的身心平衡，提高工作效率，提高生活质量;对组织而言，主动策划和设计压力应对策略，理性地采取压力应对的方式，把压力控制在恰当的程度，能够激发护士的进取心和挑战意识，使护士能更好地履行责任，促使组织积极改进，提高工作效率。

四、护士面临的工作压力

1. 来自专业发展的压力　专业发展要求护士必须快速提升个人的专业能力，既要做好当下的临床护理工作，又要努力学习提高，做好知识储备;既要注重实践能力，又要注重护理研究。许多健康问题的处理涉及伦理、情感、法律等，所学知识不足以应对复杂的问题;个人专业提升压力大，晋

升难度大,学习培训机会少。

2.来自社会环境中的压力　护理工作社会地位低,不被尊重,薪酬待遇低,工作中独立性少,工作繁重,付出与回报不平衡。

3.来自组织内部的压力　工作风险高,责任重;分工不明确,非护理工作占据了部分工作时间;人员配置偏少导致的工作负荷过重;工作环境条件差,工作所需的仪器设备不足;面临各种职业暴露的威胁;工作的连续性导致作息不规律;面临护患、医护、护护、上下级之间等复杂人际关系,护理管理者提供的支持不足,上下级和同事关系紧张,考核过多等。

4.来自患者的压力　护理工作的贡献得不到患者及家属的认可,患者的不合作,患者及其家属的不尊重,受到患者的轻视、刁难,甚至辱骂、殴打。

5.来自个人生活中的压力　结婚、生育、生病、婚姻纠纷、父母健康问题、子女健康问题等个人生活中的事件也会给护士造成压力。

五、护士工作压力管理方法

压力管理需要从全社会层面、组织层面和管理者个体层面出发,社会层面主要从社会政策方面进行,组织层面主要从组织内部,如工作任务再设计、制度完善等方面进行,需要组织整体的努力,个人层面主要是个体的自我管理。

(一)识别工作压力

识别工作压力,明确工作压力主要来源于工作的内在因素、组织的作用、组织特征、工作发展需求、组织内部关系等。评估护理组织中是否存在增加护士工作压力的因素,如工作难度太大、组织气氛不够融洽等,并指出它对组织和个人工作绩效的影响。当工作压力过大时,员工可能出现改变个性、工作习惯或行为方式等,通常表现为工作拖延,工作量减少,缺勤增加,决策困难,粗心出错的次数增加,忽视职位的要求,难以与他人融洽相处,过于关注个人的错误和失败等。

(二)组织层面的压力管理方法

1.改善工作环境和条件　护理管理者力求创造高效率的工作环境,如光线、噪声、通风、装饰等,确保护士拥有做好护理工作的良好设备和用物,力求护士与工作环境和工作条件相适应,提高护士的安全感和舒适感。

2.强化管理手段　完善工作制度建设,制定合理的工作程序,在人力资源招聘中注意选拔符合护理工作要求的人员,合理配置人力,明确岗位职责和任务,从而减轻因角色模糊、角色冲突引起的心理压力。此外,护理管理者还应帮助护士做好职业生涯规划,及时反馈绩效评估结果,与护士加强沟通,及时帮助解决生活中的困难,提供完善的保障制度。

3.加强组织文化建设　从护理文化内涵建设中,强调员工关爱,突出维护心理健康的重要性。可以通过设立员工关爱计划等专有项目,举办讲座、报告会,为护士订阅心理健康的期刊,开设宣传栏等,倡导员工关爱,提供压力管理的资讯,普及护士的心理健康知识,帮助护士提高应对压力的能力。

4.提供保健或健康项目　为护士提供保健或健康项目,鼓励护士建立健康生活方式,有条件的医院为护士提供各种锻炼、放松设备,设计专门的锻炼计划,帮助护士释放和宣泄压力。聘请专门的心理咨询师,为护士提供心理咨询,帮助其提高社会适应能力,缓解心理压力,保持心理健康。

(三)个体层面的压力管理方法

1.正确认知压力　对压力认知的偏差,往往会使护理管理者的压力管理走入误区,或者过于忧

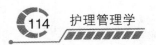
虑,或者轻视那些长期持续存在的微小压力,或者认为所有的压力都必须消除掉。管理者要正确认知压力,合理进行压力管理。管理者的压力大体分为3类。

(1)有必要消除的压力:如因为工作无计划、拖沓所带来的压力。

(2)没有必要消除的压力:如追求成功、力求创新的压力。

(3)很难消除或者不可消除的压力:如社会偏见、职业风险带来的压力。

2. 有效利用资源　护理管理者往往需要承担来自上层管理者和基层护理工作的双重压力,护理管理者要充分利用所带领团队的力量,适当授权,让下属为自己分担部分压力,避免事必躬亲。

3. 建立良好的支持系统　倾诉是简单而有效的减压方法。最重要的减压支持资源是直接向自己的上级和配偶倾诉,上级可以帮助自己控制压力源,配偶则可以提供情感上的理解和安抚。寻求倾诉对象、获取他人支持对管理者减压具有非常重要的作用。

4. 掌握自我减压技巧　常用的减压技巧有冥想放松、深呼吸减压、运动减压等。

5. 调动工作　护士根据自身实际情况,谋求更适合自己的工作岗位。

(张　裴)

思维导图

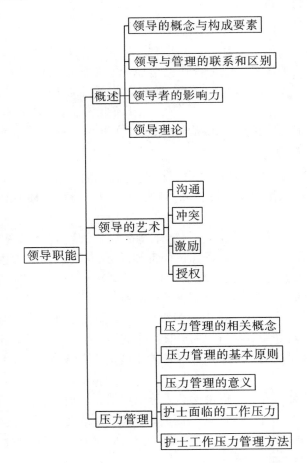

思与练

单项选择题

1. 下列不属于领导权力主要表现的是(   )
   A. 决策权   B. 指挥权
   C. 奖赏权   D. 影响权

2. 下列属于领导者非权力性影响力的构成因素是(   )
   A. 传统因素   B. 职位因素
   C. 资历因素   D. 能力因素

3. 领导者权力性影响力的特点是(   )
   A. 使下属的心理与行为表现为被动和服从   B. 不带有强制性
   C. 以内在感染的形式发挥作用   D. 比较稳定和持久

4. 心内科护士长新上任怕得罪人,总是无原则地维护护士利益,经常请同事们吃饭,对每位护士有求必应,所有时间都花在为护士服务上,而病房管理混乱,经常有患者投诉。这位护士长的管理方式属于(   )
   A. 理想型   B. 俱乐部型
   C. 专制型   D. 贫乏型

5. 某三甲医院心内科护士长张洋为研究生学历,掌握丰富的医学护理基础知识和技术专长,护士们遇到专业上的问题都愿意请教张护士长,护士长都能给他们满意的解答。因此护士们都很信任护士长,愿意接受护士长的领导做好病房的护理工作。张护士长对护士的这种影响力起作用的因素是(   )
   A. 职位因素   B. 能力因素
   C. 资历因素   D. 知识因素

6. 王护士长在管理过程中,遇到问题时,经常发动护士们共同讨论,共同商量,集思广益,然后决策,并要求病房护士每个人各尽所能,各施其长,分工合作。王护士长这种领导作风属于(   )
   A. 专权型   B. 自由放任型
   C. 民主参与型   D. 权威型

第六章　控制职能

学习目标

1. 掌握:控制的相关概念、类型、原则、基本过程和方法。
2. 熟悉:有效控制的特征,护理成本核算方法。
3. 了解:控制的重要性,降低护理成本的途径。
4. 应用:能够根据护理工作的特点,确定护理管理控制的关键点;能够正确运用控制的方法,按照控制的基本过程对临床护理工作进行有效的控制。
5. 素养:具有护理质量控制的意识。

案例思考

　　某三级甲等医院护理部的张老师正在心内科病房进行急救管理质量控制检查,护士站的呼叫器突然响了,3床患者表示"心慌,难受",责任护士小王立即通知值班医生。医生到达患者床旁时,患者面色苍白,表情痛苦,心电监护显示心律失常。医生口头医嘱:准备除颤仪进行同步直流电复律。小王推来除颤仪,打开电源开关,除颤仪屏幕不亮;准备插电源时未找到电源线。医生此时提醒用监护仪电源线代替。经过10多分钟的抢救,患者心律恢复正常。张老师参与了患者的抢救过程,针对电源线缺失,查看科室急救仪器设备的维护记录,显示均合格。通过交谈得知:护士长通过每周检查护士对急救仪器的日交接及检查记录了解急救仪器设备均完好,但昨日有医生挪用除颤仪的电源线,未告知且未及时放回。张老师指出,急救物品不可随意挪用,需加强培训,定期查看执行情况。

　　针对此案例,请思考:

　　1. 张老师到心内科病房进行检查属于何种控制?

　　思路提示:过程控制、反馈控制。

　　2. 该病房的护理管理存在哪些薄弱环节?

　　思路提示:评价偏差及其严重程度,找出偏差产生的主要原因。

　　3. 您认为应如何解决该问题?

　　思路提示:针对偏差原因采取纠偏措施。

第一节　概　述

在管理活动的五大基本职能中,控制职能是最后一个环节。控制职能既是一个管理周期的结束,同时又是另一个管理周期的开始。良好的控制能够保障医院护理管理工作的各个环节顺利开展,实现组织目标。

一、控制的概念及作用

(一)控制的概念

控制是指管理者按照既定的工作目标和标准,对组织活动进行衡量、监督、检查及评价,发现偏差,采取纠正措施,使工作按照原定的计划进行,或者适当地对计划做出调整,以实现组织目标的过程。

控制的概念包含 3 层含义:①控制是一个过程,这个过程几乎包括了管理人员为保证实际工作与计划和目标一致所采取的一切活动。②控制通过衡量、监督、检查、评价及纠正偏差来实现。③控制有很强的目的性,其目的为确保预期目标和计划得以实现。一个有效的控制系统,可以确保各项计划的落实,确保各项工作朝着既定的目标前进。

(二)控制的作用

1. 对执行计划的保障作用　在管理实践中,从目标和计划的制订到实现之间需要一定的时间。即使在制订目标和计划时,已经进行了全面而细致的预测,但是由于组织内部和周围环境可能会随时间发生变化,导致执行计划出现偏差,进而影响目标和计划的实现。虽然小偏差和失误对组织的影响有限,通常不足以造成严重的损害,但是"差之毫厘,谬以千里",如果不予以重视与纠正,小的偏差就会积累及放大,造成严重的后果。因此,组织必须建立健全控制系统,进行有效的管理控制来预防偏差的累积,保障计划和目标的顺利实施。

2. 在管理的各项职能中的关键作用　控制工作通过纠正行动中的偏差,与计划、组织、领导、协调等职能紧密结合,使管理过程形成一个相对封闭的系统。控制工作存在于管理活动的全过程,发挥着重要作用。控制在管理的各项职能中的作用表现为:①在管理系统中,科学的计划有赖于管理者对整个组织各方面信息的全面掌握,绝大部分信息是通过控制过程而获得的。②要进行有效的控制,必须制订计划,有自身的组织结构,给予正确的领导及指导。③有效的控制系统可向管理者提供下属工作绩效的信息和反馈,是实现授权的前提。

二、控制的对象

1. 人员　管理者主要通过员工的工作来实现组织目标,要实施组织的目标,管理者就必须依靠下属,使其按照自己所期望的方式来工作。因此,管理者就必须对人员实施控制,把握工作方向和效率。护理管理者的控制对象主要包括各级护理管理者、各级护理人员、护理专业学员等。常用的控制手段包括目标设定、岗位管理、直接监督、绩效评估、劳务报酬、组织文化等方式。

> 记一记
> 控制的对象。

2.财务 管理者对财务进行控制，目标是减少成本及充分利用资源，主要包括审核各期的财务报表，进行常用财务指标的计算，找出与目标之间的差距，分析形成差距的具体原因，以降低成本，保证各项资产都能得到有效的利用。财务职能主要由医院的财务部门完成。护理管理者的主要工作在于进行护理预算和护理成本控制。

3.作业 作业是指从劳动力、原材料等物质资源到最终服务和产品等的转化过程。对护理工作而言，作业就是指护士为患者提供各项护理服务的过程。作业控制的对象是"事"，护理管理者通过对护理服务过程的控制，来评价护理服务的效率和效果，从而提高护理服务质量。护理管理中常用的作业控制包括护理技术控制、护理质量控制、医疗护理所用材料及药品购买控制、库存控制等。

4.信息 由于管理者通过信息来完成对工作的控制，信息的数量、质量、来源和时效性直接影响整个控制工作的成效，因此管理者对信息本身的控制十分重要。为了实现对信息的控制，需要建立良好的信息管理系统，使之能在正确的时间、以正确的数量、为正确的人提供正确的数据和信息。护理信息系统包括护理业务管理系统、护理行政管理系统、护理科研教学系统，其中护理业务管理系统又分为患者信息系统、医嘱管理系统和护理病例管理系统等。

5.组织绩效 组织绩效是上层管理者的控制对象，主要指组织在某一时期内任务完成的数量、质量、效率及盈利情况，是相对比较全面的控制对象。医院内部对绩效的控制，包括一定时期内门急诊及住院人次、疾病的治愈率、好转率、病床使用率、住院天数、次均费用、收入与支出等重要指标。有效实施绩效控制，关键在于科学评价、衡量组织绩效，对医疗卫生服务行业的绩效评价，不仅要看经济效益，更要考虑社会效益。

三、控 制 的 原 则

1.与计划相一致的原则 控制是衡量、测量和评价实施计划的活动是否按照既定的计划、标准和方向运行。如果存在偏差，应及时采取措施纠正偏差，保证实际活动与计划活动的一致性，以顺利实现组织的目标。计划是实施控制工作的依据，而控制是计划落实的保障，两者相互依存，相辅相成，控制系统和方法都应反映所拟定计划的要求。

> 记一记
> 控制的原则。

2.客观性原则 控制活动容易受到认知效应的影响，造成评价上的偏差，从而使控制工作达不到目的，甚至还可能导致严重的后果。客观性要求管理者在控制工作中要实事求是，对组织实际情况及变化进行客观的了解和评价，而不能仅凭主观直觉办事。

3.组织机构健全的原则 健全、强有力的组织机构，可以保证信息的有效沟通，是明确计划、执行职权和产生偏差职责的依据，为实现有效控制提供保障。此外，健全的组织机构还能确保信息沟通渠道畅通，确保纠偏指令或真实的工作信息能够迅速上传下达，从而有效避免控制过程中的迟滞现象，提高控制效率。如三级医院的护理质量管理机构有三级质控组织，分别为护理部层面的三级质控、科护士长层面的二级质控和病区护士长层面的一级质控，各级质量控制组织在医院及护理部统一组织下完成各项质控工作。

4.控制关键问题的原则 管理人员都希望在控制工作中，对自己所管辖的员工和活动进行全面的了解及控制。然而，受时间、精力和物力等因素的限制，管理者不可能、也不应该时时刻刻对组织中每个部门、每名员工在工作的各个环节都予以控制。有效的控制应该是管理者对影响计划实施以及目标实现的关键问题所实施的控制。临床护理工作项目繁多、涉及面广，护理管理控制工作难以面面俱到。例如，医院的急诊科、ICU、手术室、产科等病区内的危重患者、新入院患者、病情突变的患者、医疗纠纷苗头的患者等是护理质量控制的关键点。

5. **例外情况的原则**　例外情况原则是指控制工作应着重于计划实施中的例外情况。计划与实行控制通常是以环境不发生较大变化为前提,然而,客观环境每时每刻都在发生着变化。虽然可以针对一些可能出现的变化制定预防措施,但是这些问题仅仅是可被预测的部分问题。所以,对于突发性事件、巨大环境变化或者是计划执行过程中出现的重大偏差,管理者都需要格外关注。否则,很可能错过最好的控制时机,给组织造成巨额损失。需要强调的是,在实际的管理过程中,必须将例外情况原则与控制关键问题的原则相结合。

6. **控制趋势的原则**　对于控制全局的管理者而言,控制现状所预示的变化趋势,比控制现状本身更为重要,也更为困难。通常情况下,变化趋势是在一段相对较长的时期内逐渐形成的,是多种复杂因素综合作用产生的结果,对管理工作的成效发挥着长期的制约作用。由于变化趋势往往容易被现象所掩盖,因此,控制趋势的关键在于从现状中揭示倾向,特别是在变化趋势刚显露时就要及时觉察并给予有效地控制。

7. **灵活控制的原则**　任何组织都处在不断变化的环境之中。控制的灵活性是指控制系统本身能够适应主观及客观条件的变化,持续对组织发挥作用。灵活控制不仅要求在设计控制系统时具有一定的灵活性,还要求控制工作依据的标准、衡量工作采用的方法等要素能够随着情况的变化而变化。作为一名管理者,要对管理工作实施灵活控制:在管理计划出现失常时,要及时、如实上报失常情况,以便采取积极的措施修正计划;在遇到突发事件时,要果断采取必要的应对措施,保证对运行过程实施管理和控制。

8. **经济控制的原则**　控制的经济性是指控制活动应该投入相对较少的费用支出,获得相对较多的收益。当控制所产生的结果大于控制所需要的消耗时,控制才有价值。提高控制工作的经济性要从适度控制、双重优化纠正偏差的方案这两个方面努力。首先,要进行适度的控制。实施控制活动需要经费,要考虑组织规模的大小、控制问题的重要程度,还需要考虑整个控制系统的成本。其次,是双重优化纠正偏差的方案。第一重优化是指纠正偏差的成本要小于偏差可能造成的损失;第二重优化是基于第一重优化,对各种纠正偏差的方案进行比较,从中选择成本效益好的方案来组织实施。

9. **及时性原则**　控制的及时性体现在及时发现偏差和及时纠正偏差两个方面。为了保证控制的有效性,在管理过程中要及时收集信息、传递信息,只有及时掌握实时的信息,才能及时发现偏差,提高控制时效,避免更大失误。及时发现偏差是实行有效控制的第一步,在此基础上,通过及时地调整、修订计划或增加新的计划以纠正偏差,才能保证组织的目标实现。

四、控制的类型

思一思
前馈控制、过程控制、反馈控制的区别和联系。

按照控制点位置,控制可以划分为前馈控制、过程控制、反馈控制。

1. **前馈控制**　前馈控制又称为预防控制、基础质量控制,是指在实际工作开始之前,对输入环节所实施的控制。前馈控制面向未来,强调"防患于未然",控制重点在于预先对组织的人力、财力、物力、信息等要素进行合理的配置,使之符合预期标准,将偏差消灭在萌芽状态。例如,护理部为保证护理服务质量,对急救物品、医疗器械、工作流程、护士素质的要求等进行的控制,以及为保证护士选拔录用的效果,对应聘者进行的材料审核、面试、体检、试用期考察等,都属于前馈控制。

2. **过程控制**　过程控制又称为同步控制、现场控制或环节质量控制,是在计划执行的过程当中对过程环节所实施的控制。过程控制具备指导、监督两项职能。例如,护理部质量控制小组检查时,发现护士违反操作规程,有责任立即予以纠正,并提出改进措施。管理者的技术指导、过程控制兼有培训员工的作用,有助于提高员工的工作能力和自我控制能力。临床护理工作中,护士长的态度和行为与护士不良行为的纠正效果密切相关。因此,管理人员必须加强自身学习,努力提高自身素质,做好"言传身教",还要不断提升管理艺术,确保控制的有效性。

3. 反馈控制　反馈控制又称为事后控制、后馈控制,是指在行动结束之后,对输出环节所进行的控制。这类控制是最传统的控制类型,主要通过对行动结果进行测量、分析、比较及评价,对已经发生的偏差采取相应的措施。后馈控制的目的不是要改进本次行动,而是纠正下一次的行动,防止偏差再度发生或继续发展,做到"吃一堑,长一智"。例如,在临床护理质量管理中,"住院患者院内压力性损伤发生率""住院患者跌倒发生率"等护理敏感指标均属于反馈控制指标。对上述指标进行分析,有助于为护理管理者提升各项护理质量,以及为各级人员绩效考评提供客观依据。

以上 3 种控制各有特点,而在实际工作中往往是交叉使用的。前馈控制虽然可以预先做好准备,防患于未然,但有些突发事件是防不胜防的,这时必须辅以现场控制,否则将前功尽弃。同样,无论是前馈控制还是现场控制,都需要反馈控制来检验。每种控制类型各有利弊,实践中不可能完全依赖单一的某一种控制手段。管理者应该善于根据实际情况,将 3 种控制有机搭配、嵌套融合,设计出有效的组织控制系统。

思政课堂

古代中医中的管理智慧——上医治未病

"上医治未病"最早源自于《黄帝内经》所说:"上工治未病,不治已病,此之谓也。"药王孙思邈在《千金要方·论诊候第四》中提到:"古人善为医者,上医医未病之病,中医医欲病之病,下医医已病之病,若不加心用意,于事混淆,即病者难以救矣。"

"治未病"即采取相应措施,防止疾病的发生发展。从管理学的角度而言,事后控制不如过程控制,过程控制不如预防控制。护理管理者应及时发现小隐患并迅速排除,发现小偏差并迅速纠正,做好前馈控制,将安全风险和差错事故消灭在萌芽状态。

第二节　控制的过程与方法

一、控制的基本过程

控制的基本过程,又称为"控制的基本程序",是指由一系列管理活动所组成的一个完整的监测过程,包括建立控制标准、衡量偏差信息、评价并纠正偏差 3 个关键步骤。三者相互关联,缺一不可。

> **记一记**
> 控制的基本过程。

(一)建立控制标准

标准是衡量实际工作绩效或者预期工作成果的尺度,是预定的工作标准和计划标准,是开展控制工作的前提和依据。

1. 确立控制对象　明确"控制什么"是决定控制标准的前提。凡是影响组织目标实现的因素都是控制的对象,要分析这些因素对目标实现的影响程度,从中挑选出具有重要影响的因素作为控制的对象。护理管理的重点控制对象主要是临床护理工作者、临床护理服务对象、时间、护理行为、岗位职责、工作环境和物资设备等。

2. 选择控制关键点　为了保证整个控制工作按照计划顺利执行,在选择重点控制对象后,还需要选择控制的关键点。控制标准作为一种规范,是从一个完整计划程序中挑选出来的,它来自计划,但不等同于计划,是对计划目标的完成具有重要意义的关键点。在选择控制的关键点时,通常需考虑以下3个方面的因素。①影响整个工作运行过程的重要操作与事项。②能在重大损失出现之前显示出差异的事项,只有选择易检测出偏差的环节才有可能对问题做出及时和灵敏的反应。③选择能反映组织主要绩效水平、在时间和空间分布均衡的控制点,以便管理者对组织总体状况形成较为全面的了解。管理者不必事必躬亲,对这些关键点进行有效的控制,就可了解整个工作的进展。

按照控制点位置的不同,选择控制的关键点也有差异。前馈控制的关键点在于输入,如检查急救物品、医疗器械的质量、建立护理规章制度等;过程控制的关键点在于不间断的过程,如护理部质控组成员巡视病房等;反馈控制的关键点在于输出,如患者满意度调查、院内压力性损伤发生率调查等。

护理管理控制的关键点如下。①关键制度:查对制度、消毒隔离制度、输血安全制度、交接班制度和危重患者抢救制度等。②高危护士:新入职的护士、实习护生、进修护士及近期遭受重大生活事件的护士等。③高危患者:疑难重症患者、新入院患者、大手术后患者、接受特殊检查和治疗的患者、有自杀倾向的患者以及年老和婴幼儿患者等。④高危设备和药品:急救器材和药品、重症监护仪器设备、麻醉药品、高渗药品及高腐蚀性药品等。⑤高危科室:急诊科、手术室、供应室、监护室、新生儿病房、血液透析室、产房、高压氧治疗中心等。⑥高危时间:交接班时间、节假日、夜班、工作繁忙时等。⑦高危环节:输血环节、患者转运环节等。

3. 确定控制标准　根据控制关键点,确立一系列具体可操作性的控制标准。常用的护理控制标准包括时间标准、程序标准、质量标准、消耗标准、行为标准。控制标准可分为定性标准和定量标准。定量标准是控制标准的主要形式,例如达标率、完成率、发生率等。定性标准主要是有关服务质量、组织形象等难以量化的标准。定性标准具有非定量性,在实际工作中也应尽量采用可度量的方法予以量化处理。例如,在患者对护理工作满意度的调查中,可以了解护士的服务态度是否热情、护士是否及时回应呼叫器、护士静脉穿刺是否一次成功等。常用的建立标准的方法有以下3种。

(1)通过统计方法进行数据分析建立标准:分析组织在过去各个时期经营状况的数据而为未来活动建立标准。此种方法简便易行,但是建立的标准可能低于同行业的卓越水平,造成经营成果和竞争能力逊于竞争对手。因而,在通过统计方法进行数据分析建立标准时,应充分考虑行业的平均水平,参考竞争组织的经验。

(2)根据评估建立标准:对于缺乏统计资料、新从事的工作,可以根据管理人员的经验、判断和评估来建立标准。根据评估建立标准时,应注意利用各方面管理人员的知识和经验进行综合判断,给出相对先进合理的标准。

(3)通过定量分析建立标准:对工作情况进行客观的定量分析来确定工作标准。例如,护理人员的操作标准是研究人员在对构成护理操作要素和动作客观描述与分析的基础上,确立的标准操作方法。

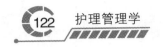

(二)衡量偏差信息

偏差是用确定的标准衡量实际成效,通过比较、分析实际工作情况或结果与控制标准或计划要求之间的差距,了解和掌握偏差信息。它是控制过程的衡量阶段,也是重要环节,直接关系到控制工作是否能够继续开展以及管理目标能否实现。为了做好这一阶段的工作,要求管理者避免主观臆断,对受控系统的运行效果进行客观公正地分析和评价。

1. **确定适宜的衡量方式** 在进行绩效衡量之前,应首先对衡量项目、方法、频次和主体做出合理的安排。

(1)衡量主体:包括工作者本人、下级、同事、上级或者相关职能部门的人员等。衡量主体不同,控制的类型就不同,对控制效果和控制方法产生的影响也不同。

(2)衡量项目:管理者需要根据能够反映实际工作质量的重要特征来确定衡量项目,而不是只衡量易于衡量的项目。

(3)衡量方法:衡量工作绩效的方法有很多,护理管理工作中常用观察法、报表和报告、抽样调查、召开会议等方法。

(4)衡量频次:检查次数过多,不仅会增加成本,还会引起员工的不满和不信任感,从而影响其工作积极性;检查次数过少,有可能导致许多严重的偏差不能被及时发现,无法采取及时的补救措施,从而影响组织目标的实现。因此,要求确定适宜的衡量频次来实施有效的控制。衡量频次通常取决于控制对象的重要性和复杂性:对于长期的标准,可采用年度控制;对于短期、基础性的标准,则要频繁控制。例如,护理部通常以季、年为单位控制护士长管理工作绩效,而对护理质量的控制则需要以日、周、月为单位。

2. **建立有效的信息反馈系统** 衡量绩效、制定纠偏措施和执行纠偏措施通常是由主管部门的不同人员完成,但是并非所有的控制都是由主管部门直接以适宜的衡量方式对实际工作情况进行衡量。因此,为了保障主管部门能够掌握大量实际工作状况的信息,必须建立有效的信息反馈系统,便于迅速收集实际工作情况的信息,及时上传至主管部门,并且能够将纠正偏差的措施指令迅速下达至有关执行部门。护理管理者可以从以下几个方面获得控制信息。

(1)实地考察:护理管理者深入临床护理工作一线,能够获得其他来源遗漏的隐情以及有关实际护理工作的第一手资料,并能够亲临现场指挥,及时发现问题、解决问题。实地考察不仅能够提高护理管理的效率,还能够促进上下级之间的思想交流和情感联系,提高员工士气,保证准确无误地实现组织目标。例如,护士长对护士仪表、操作和服务态度以及病区环境的观察等。

(2)建立工作汇报制度:以口头或书面汇报、召开会议,采用网络新媒体、手机新媒体等形式,让各部门管理者或下属对各自的工作状况以及遇到的困难进行汇报,使上级管理者迅速、及时了解下属工作的执行情况,从而进行有效的控制。例如,护理部每周一次召开护士长会、病房每天护士的晨间交班、建立护理质量 QQ 群或微信群等。

(3)建立监督检查机构:由于管理者的亲自观察会受到个人时间、精力和偏见的影响,下属的汇报又会由于下属素质以及自身利益的作用而失之偏颇,所以有必要建立监督检查机构,进行定期或不定期的监督检查,能够使管理者及时了解到大量真实而全面的信息。例如,成立院级、科级和病区护理质量控制小组,定期或随机地对各病区的护理质量进行全面或抽样督促检查,有助于帮助管理者及时发现护理质量管理过程中的问题,采取有效的改进措施。

(4)应用现代化信息系统:应用现代化护理管理信息系统,可以让护理管理者进行实时动态的监督和控制。例如,通过网上各病房动态直报,护理部主任可以随时掌握各个病区编制床位数、实际收治患者人数、一级护理患者人数、危重患者人数、手术患者人数、在岗护士人数、各种高危风险的患者人数等,以便于进行护理人员的科学调配以及高危患者的风险控制等。

3.检验标准的客观性和有效性　一般来说,在控制标准确立后,主管部门应将标准以指令的方式传递给下属参照执行。对执行结果进行控制不仅是衡量成效的过程,同时也是检验标准客观性和有效性的过程。将所获取反馈信息与标准进行比较,对实际工作进行衡量会获得两种结果。

（1）无偏差:此时不需要采取任何纠偏措施,但要分析成功控制的原因,从而积累宝贵的管理经验,并向下属及时反馈信息、适时奖励,以便激发下属的工作热情。

（2）存在偏差:分析产生偏差的原因。①执行中出现问题,需要进行纠正。②标准本身就存在问题,需要对标准做出调整和更新。

（三）评价并纠正偏差

纠正偏差是控制过程中的最终实现环节,也是控制工作的关键,使系统重新进入正常轨道,从而实现组织预定的目标。采取适当的措施纠正偏差,首先必须对偏差做出正确的评价,找出产生偏差的原因,明确纠正偏差的对象。纠正偏差不仅体现了控制职能的目的,而且还把控制和其他管理职能紧密结合在一起。

1.评价偏差及其严重程度　偏差的产生原因以及对组织的影响存在差异,有些偏差是由于计划本身或执行过程中的问题所造成,有些是由于非关键的、偶然的局部因素所引起,并非所有的偏差都会影响组织目标的实现。对偏差严重程度的判断,要看偏差是否足以构成对组织运行效率的威胁,继而判断是否应立即采取纠正措施。例如,急救物品完好率99%与健康教育知晓率90%比较,前者1%的偏差会比后者10%的偏差对医院造成的危害更大,因此急救物品完好率必须达到100%。

2.分析偏差原因　解决问题首先要明确问题的性质,找出产生差距的原因,然后再采取措施矫正偏差。由于引起偏差的原因多种多样,管理者可以从以下3个方面入手查找原因。

（1）从控制系统内部找原因:目标是否切合岗位实际、组织工作是否合理、员工是否称职、设备和技术条件是否完备、管理是否到位等。

（2）从控制系统外部环境找原因:外部环境和设定的条件之间是否发生变化,变化的程度,这些变化对内部因素产生的影响等。

（3）计划不合理:管理者在制订计划时脱离实际、盲目乐观、好高骛远或自信心不足,把目标定得过高或过低。此时,应根据实际情况,及时将目标调整到合理的水平。

出于各方面的原因,部分管理者在实践中通常对控制的偏差只采取一些临时性的纠正措施,而不去分析偏差产生的真正原因。这样或许会产生一时效果,但从长远来看,反而会带来许多不良的影响。所以,管理者必须把精力集中在寻找引起偏差的真正原因上,才能获得治标治本的解决措施。

3.明确纠正偏差的实施对象　纠正偏差的对象可能是组织进行的实际活动,也可能是衡量绩效的标准,甚至是指导活动的计划本身。在这种情况下,需要调整的是标准或者计划。原因通常来源于两个方面:一是计划不科学或者标准不合适,在执行计划的过程中发现存在问题;二是客观环境发生了预料之外的变化,使原来没有问题的计划和标准难以适应新形势的需要。

4.选择纠偏措施　如果经过分析得知偏差是由于工作失误造成的,那么管理者就应该根据分析的结果,加强管理、监督,确保工作与目标的接近或吻合。根据行动效果的不同,此类纠正偏差的措施又分为两种。

（1）立即执行临时性应急措施:该类措施主要针对迅速、直接影响组织正常活动的急迫问题,要求以最快的速度纠正偏差,避免为组织造成更大的损失。

（2）采取永久性的根治措施：该类措施主要通过对引起偏差的问题进行深入的分析，挖掘问题产生的真正原因，力求从根本上彻底解决问题，消除偏差。如果管理者只满足于充当临时"救火员"的角色，没能认真探究"着火"的真正原因，那么就难以从根本上消灭隐患，最终可能会导致严重的后果。

在护理管理过程中，护理管理者要根据具体问题，灵活地综合运用这两种方法，实现有效的控制。例如，发现偏差后首先立即采取临时性应急措施，将损失降低到最小，待危机缓解后，再转向实施永久的根治措施，消除偏差产生的根源和隐患，杜绝偏差的再次发生。如果偏差产生的原因是由于计划或标准的不切实际，或者是组织运行的客观环境发生了重大变化，导致计划失去了客观的依据，那么就需要按照实际情况修改计划或标准，或者启用备用计划，来完成控制过程。

在纠正偏差的过程中，要比较纠正偏差工作的成本、偏差可能带来的损失以及效益，比较各种纠正偏差方案之间的投入成本，尽量选择投入少、成本低、效果好的方案组织实施。如果纠正偏差的工作涉及对原先计划进行调整时，管理者要充分考虑到已经实施的计划部分对资源的消耗、环境的影响以及员工思想观点的转变。此外，由于纠正偏差的措施会不同程度涉及组织成员的利益。因此，在纠正偏差的过程中，管理者要避免人为导致的障碍，注重消除执行者的疑虑，争取组织成员对纠正偏差措施的理解和支持，使得纠正偏差的工作能够得以顺利开展实施。

二、控制的基本方法

在组织的各项业务活动中，目标的性质和达到预定目标所要求的工作绩效不同导致控制的对象和标准也不同，需要采用不同的控制方法，包括预算控制、目标控制、质量控制、人事管理控制、组织文化与团体控制、审计控制等。下面主要介绍护理管理中常用的控制方法。

1. 预算控制　预算控制是指通过制定各项工作的财务支出标准，对照该定量标准进行比较和衡量，并纠正偏差，以确保经营财务目标的实现，是组织中使用最为广泛和有效的控制手段。按照控制对象的不同，预算可以分为现金预算、收入和支持预算、投资预算及资金平衡预算等。

预算控制的优点表现为能够把整个组织内所有部门的活动用可以考核的量化形式表现出来，非常便于衡量、检查、考核和评价。此外，预算控制还能够帮助管理者对组织的各项活动进行统筹安排，对各种资源进行有效协调。预算控制的不足则表现为过多地根据预算数字来苛求计划，会导致控制活动缺乏灵活性。过于详细的费用支出预算，还可能会使管理者失去管理其部门所需的自由，并且有可能造成管理者仅忙于编制、分析，而忽视非量化的信息。

2. 目标控制　目标控制是将组织的总目标分解成不同层次的分目标，形成一个目标体系，将受控制系统的执行情况与确定的目标考核体系进行对比，从而发现问题并及时采取纠正措施的控制方法，也是管理活动中最基本的控制方法之一。在目标控制中，受控系统可根据自己当前所处的状态决定行动方案，可以随着环境变化不断进行调整，具有较大的弹性，能够充分发挥主观能动性，同时具有较强的环境适应性和灵活性。在护理管理工作中，运用目标控制，向护士输入目标信息，护士人人都可以参与目标的设立，并且可以对照目标考核体系、自我评价计划的执行情况、自我控制目标的完成情况，将"要我干"转变为"我要干"，可以形成强大的动力，有助于激发广大护士的工作潜能。

3. 质量控制　质量控制是指为达到所规定的质量要求所采取的技术和活动。质量控制的基础是各类质量的标准，强调满足质量要求，着眼于消除可能发生的偶发性问题，以求达到既定的质量水平。在护理管理工作中，采用质量控制，能提高各项护理工作的达标率。由于护理质量的好坏直接关系到人的生命与健康，护理质量控制要始终坚持以下五点原则：①以"预防为主"的方针。②贯穿在护理工作基础质量、环节质量和终末质量形成的全过程。③全员参与护理质量控制。④前馈控制、现场控制和反馈控制有机结合。⑤实施从护理服务质量到护理工作质量的全方位综合性控制。

4. 人事管理控制 人事管理控制的核心是对组织内部人力资源进行管理,一般可划分为人事比率控制和人事管理控制。人事比率控制就是分析组织内各种人员的比率,例如分析医护比率、管理人员与全院职工的比率、护士与全院卫生技术人员的比率、护士分级比率等指标是否维持在一个合理的水平,以便采取调控措施。人事管理控制是对组织成员,包括管理者在工作中的德、能、勤、绩、廉等方面进行客观公正的考核和评价。

5. 组织文化与团体控制 组织文化是指一个组织在长期发展过程中所形成的价值观、群体意识、道德规范、行为准则、特色、管理风格以及传统习惯的总和。组织文化控制是指通过分享价值观、规范、行为标准、共同愿景和其他与组织文化相关的因素,对组织内的个人和群体施加控制。其约束动力来自内部价值观和道德规范的约束,而非外部强制施加的约束。例如,安全文化氛围好的科室护理人员的不良事件发生率低。医院院训、护理服务用语、对新护士进行授帽传光、宣誓等仪式均属于此种控制方法。

6. 审计控制 审计控制是指管理者在管理过程中对组织中的经营活动和财务记录的准确性和有效性进行检查、检测和审核的方法。审计控制目前已经广泛应用于医疗卫生服务行业专业技术质量的评价和控制之中。审计包含审查和监督两层含义。按照其审计主体的不同,审计可分为外部审计和内部审计。外部审计是指组织外部的专门审计人员和机构对组织财务程序和财务往来账目等进行有目的的综合审查,以监督其各项活动的合法性和真实性。内部审计主要是由组织内部人员对组织的各种业务活动及其相应的管理控制系统进行的独立评价,以确定是否贯彻落实各项政策和标准,是否有效利用资源,是否达到组织目标等。

第三节　护理成本控制

在社会主义市场经济不断完善、卫生事业改革深化的背景下,护理服务如何降低服务成本、利用有限的护理资源向全社会提供有效的服务,满足人民群众的需求是护理管理者需要思考的问题。护理成本控制的目的是在保证护理质量的前提下,降低护理成本的潜力,为人民群众提供优质、高效、低耗的医疗护理服务,实现社会效益和经济效益的最大化。

一、相关概念

1. 成本控制 成本控制是指由成本控制主体根据一定时期预先建立的成本管理目标,在其职权范围内,在生产耗费发生以前和成本控制过程中,对各种影响成本的因素和条件采取的一系列预防和调节措施,以保证成本管理目标实现的管理行为。医疗卫生领域的成本控制是指在医院经济管理活动中,运用以成本会计为主的各种方法,预定标准成本和成本限额,将其与实际成本和成本限额比较,衡量医院经济管理活动的成绩和结果,以达到降低成本、提高效率的目的。

2. 护理成本控制 护理成本控制是指护理管理者预先制订成本目标,按照目标对构成护理成本的一切耗费进行严格的计算、考核和监督,及时发现偏差并采取有效措施纠正偏差,使护理成本被限制在预定的目标范围之内的管理行为。

二、护理成本分类

按照成本特性及责权的不同,护理成本分类如下。

(一)按照成本特性分类

按照成本特性分为护理直接成本和护理间接成本。

1. 护理直接成本 是指专为提供护理服务项目而产生的费用。例如护理人员工资、护理材料等。

2. 护理间接成本 是指与护理服务间接相关或者不是针对某种具体护理服务项目的费用。该类费用无法直接计入某种护理服务项目中,因而采用分摊的方法。例如护理人员培训成本、行政管理费等。

(二)按照责权分类

按照责权分为可控性成本和不可控性成本。

1. 可控性成本 是指护理部门或个人的责任范围能够直接进行控制的成本。例如科室内护理人员及部分材料等。

2. 不可控性成本 是指护理部门或个人的责任范围不能进行控制的成本。例如护理部对固定资产折旧及修理的费用等。

三、护理成本控制的程序

1. 确定控制标准 护理成本标准是对各项医疗护理费用开支和资源消耗规定的数量界限,是评定护理成本控制工作绩效的尺度,也是护理成本控制、护理成本考核、降低成本技术措施的依据。

2. 衡量偏差信息 对护理成本的形成过程进行计算和监督,即通过信息管理系统采集实际工作的数据,并且与已经制定的控制标准中所对应的要素进行比较,了解和掌握工作的实际情况,核算实际消耗与成本标准间的差异。在这一过程中,护理管理者要特别注意获取信息的质量,确保获取信息的准确性、及时性、可靠性、适用性。

3. 评价衡量的结果 护理管理者将实际护理成本与护理成本控制标准进行对照,分析成本发生差异的性质和程度,确定产生差异的原因并分析责任归属,为进一步采取管理行动做好准备。

4. 纠正偏差 根据产生偏差的原因采取纠正偏差的措施,主要有两种方式:一种是改进护理工作绩效,降低护理成本;另一种是修订护理成本控制标准。

四、护理成本核算方法

护理成本核算是对医疗护理服务过程的人力、物力和财力进行控制,有效配置有限的医疗护理资源的过程。具体内容包括护理人力成本、药材成本、设备成本、作业成本、行政管理成本、教学研究成本。成本核算对护理工作的顺利开展具有重要意义,是降低医疗护理成本的有效途径、制定合理价格和配置护理人力资源的基础、衡量护理服务效益的标尺。护理成本核算以坚持患者为中心的理念与成本价值观念并重、坚持护理质量第一与降低医疗护理费用并重、坚持社会效益最高与兼顾经济效益并重为思路,包括以下几种方法。

1. 项目法 是以护理项目为对象,归集与分配费用来核算成本的方法。制定并计算护理项目成本可以为制定和调整护理收费标准提供可靠的依据,也可以为国家调整对医院的补贴提供可靠依据。但是项目法不能反映每一疾病的护理成本,也不能反映不同严重程度疾病的护理成本。

2.床日成本核算法　是护理费用的核算包含在平均床日成本中的一种护理成本核算方法。护理成本与住院时间直接相关。

3.相对严重度测算法　是将患者的病情严重程度与护理资源的利用情况相联系的成本核算方法。相对严重度测算法可用于测算重症监护室患者的护理成本。

4.患者分类法　是以患者分类系统为基础测算护理需求或工作量的成本核算方法。根据患者的病情程度判定护理需要,计算护理点数及护理时数,确定护理成本和收费标准。

5.病种分类法　是以病种为成本计算的对象,归集与分配费用,计算出每一病种所需要的护理照顾成本的方法。

6.综合法　也称计算机辅助法,是指结合患者分类法及病种分类法,应用计算机技术建立相应护理需求的标准并实施护理,来决定患者的护理成本。

五、降低护理成本的途径

(一)人力成本方面

在实际工作中,护理管理者常常采用以下几种方法降低人力成本。

> **思一思**
> 如何在保证护理质量前提下控制人力成本?

1.科学编配,合理排班　根据患者的护理需要、医院的情况和护理工作特点配备护理人员,护理人员的年龄、学历、层级结构应科学、合理。结合护理人员的业务技术水平、工作能力进行搭配,充分发挥护理人员潜能,优势互补,保证工作质量,提高工作效率。

2.建立机动护理人员制度　建立机动护士库,使其能够应对各种临床护理情景,促进护理人员的合理流动和相互增援,以缓解相同专科之间的护理人力不足的问题。

3.实施兼职制或部分工时制　整合已有的护理人力资源,根据病房的需要实行弹性排班,确定工作时间。

4.聘用辅助人员　辅助人员经过培训考核合格后,承担部分患者的日常生活照顾工作,或者承担送标本、送患者检查等。

5.实施患者分类管理　应用患者分类系统,根据患者自理状况和病情严重程度,对患者实施分类管理,计算护理工作量、护理时数、工作绩效和护理费用等,并以此作为排班、调派护理人力的依据,从而改善护理人力配置及提高护理服务质量。

6.应用数字化智能设备　①应用计算机信息管理系统,优化工作流程,节省人力成本。②改进医院的建设及设施,使用更智能高效的医疗护理设备,创造更便捷的医疗环境,最大限度方便护士开展相关工作。例如使用医院物流传输系统。

(二)物力成本方面

健全医药用品及耗材管理制度。对医疗设备、设施和仪器做到专管共用,定期进行检查、维修、保养,确保其正常运转并处于完好状态,为临床应用提供物质保证。建立耗材的请领、定期清点、使用登记、交接制度,实行零库存管理,严格控制直接服务所用的药品、医用材料、耗材等过期、损坏等现象的发生。

(三)实行零缺陷管理

控制成本最为经济的途径是实行零缺陷管理,即提倡一次性把事情做好、做对,防范护患纠纷,减少护理缺陷、差错、事故的发生。

(李　慧)

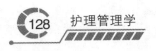 **思维导图**

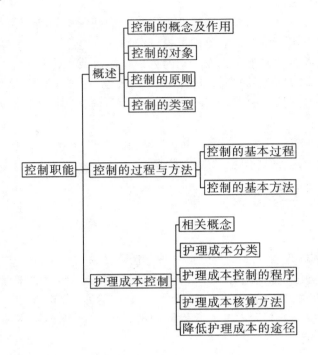

思与练

一、单项选择题

1. 控制在执行和完成计划中起的作用是( )
   A. 辅助作用　　　　　　　　　　B. 主导作用
   C. 保障作用　　　　　　　　　　D. 推动作用

2. 某医院 ICU 护士长到病房检查危重患者的护理时,发现患者的卧位不正确,给予指出,并纠正之。该护士长的行为属于( )
   A. 预先控制　　　　　　　　　　B. 过程控制
   C. 反馈控制　　　　　　　　　　D. 全面控制

3. 护士长作为医院质量控制检查组成员,在检查自己科室时,未按标准打分而直接给自己科室高分。其违背的控制原则是( )
   A. 目的性　　　　　　　　　　　B. 客观性
   C. 重点性　　　　　　　　　　　D. 灵活性

4. 控制的关键是( )
   A. 建立标准　　　　　　　　　　B. 衡量绩效
   C. 纠正偏差　　　　　　　　　　D. 前馈控制

二、简答题

1. 前馈控制、过程控制和反馈控制如何实施?

2. 控制的过程有哪些步骤?

第七章 护理质量与安全管理

案例思考

某三甲医院护理部在护理管理中发现产科新生儿脐部感染率较高,脐残端愈合率偏低。针对该情况,护理部立即召集该科护士长及护理质量控制小组成员开会,就新生儿脐部感染的可能原因进行分析。经过分析,大家认为导致新生儿脐部感染的原因可能包括:①母婴同室,消毒隔离制度不严,可引起交叉感染。②新生儿沐浴时脐残端浸泡在非无菌水中,可能引起脐部感染。③分娩过程中断脐器械可能被污染,脐残端接触被污染的手或敷料,可引起脐部感染。④脐残端留置过长、拆脐圈不及时可造成细菌感染。⑤脐部护理未按常规操作规范进行。⑥产前宫腔内感染。

结合产科护理工作的实际情况,大家又从中找出了①②③是引起新生儿脐部感染的主要原因。针对主要原因,护理部与质量控制小组制定了改进措施:①加强产程管理,增强无菌观念,严密监测供应室消毒情况。②脐周围及靠近脐轮的脐带应严格消毒后再断脐,残端采用高锰酸钾溶液彻底消毒处理,污染的手及敷料不可触及脐残端。③新生儿沐浴前,要用负压球罩住脐部,浴后要严格用消毒液进行脐残端消毒。待干后再将诺氟沙星粉末均匀地撒在脐部。④护理新生儿之前护士应消毒双手。⑤病室空气每日消毒与通风。

改进措施实施后,护理质量控制小组对措施落实情况采用不定期的抽样检查。1个月后护士长对检查结果进行分析、总结,其分析结果显示,新生儿脐部感染率明显下降,脐残端5 d愈合率达88%。至此该轮质量管理完成并总结经验,又针对新的质量问题进入下一轮的质量管理。

针对此案例,请思考:

1. 请问以上案例用的是什么质量管理方法?

思路提示:PDCA 循环或品管圈。

2.该方法分几个阶段、几个步骤,具体内容是什么?

思路提示:PDCA 循环的步骤/品管圈活动的步骤。

第一节 护理质量管理

一、质量管理概述

(一)质量管理的相关概念

1.**质量** 质量又称为"品质"。这个词常用于两个不同范畴:一个是指"度量物体惯性大小的物理质量"或"物体中所含物质的量";另一个是指产品或服务的优劣程度。在管理学中是指第二种含义。国际标准化组织(ISO)对质量的定义为:"反映实体满足明确或隐含需要能力的特性总和。"

质量一般包含 3 层含义,即规定质量、要求质量和魅力质量。规定质量是指产品和服务达到预定标准;要求质量是指满足顾客的要求;魅力质量是指产品和服务的特性远超出顾客的期望。

2.**质量管理** 质量管理是组织为使产品或服务质量能满足质量要求,达到顾客满意而开展的策划、组织、实施、控制、检查、审核及改进等有关活动的总和。质量管理的核心是制订、实施和实现质量方针与质量目标,质量管理的形式主要为质量策划、质量控制、质量保证和质量改进(图7-1)。

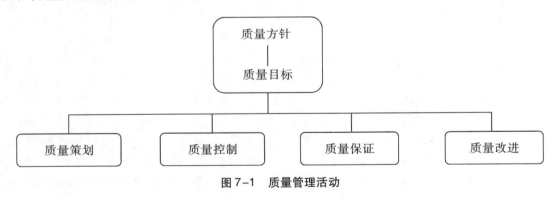

图 7-1 质量管理活动

3.**质量体系** 指为保证产品、过程或服务质量,满足规定(或潜在)的要求,由组织机构、职责、程序、活动、能力和资源等构成的有机整体。

4.**持续质量改进** 是指现有的质量水平在控制、维持的基础上不断加以突破和提高,将质量提高到一个新水平。持续质量改进的特点是在保持和稳定已经达到质量水平的基础上,进行质量改进,而质量改进不是一次性的活动,是长期不间断地实施 PDCA[计划(plan),实施(do),检查(check),处理(action)]循环的过程。

(二)质量管理的发展

人类历史自从有商品生产以来,就开始了以商品的成品检验为主的质量管理方法。按照质量管理在工业国家的实践和总结,质量管理的产生和发展一般分为传统质量管理、质量检验、统计质量控制、全面质量管理和国际标准化管理 5 个阶段。

1. **传统质量管理阶段** 传统的质量管理是从开始出现质量管理到 19 世纪末机器工业生产的工厂出现为止,又称为"操作工质量检验阶段"。该时期的生产特点是以小生产经营或手工业作坊式为主,产品质量主要依靠操作者本人的技艺水平和经验来保证,属于"操作者的质量管理"。即产品的质量是否合格主要依靠操作者的经验,靠感官估计和简单的度量工具来测量。

2. **质量检验阶段** 20 世纪初,科学管理之父泰勒(1856—1915)提出了"科学理论",主张计划与执行分开,由专职的检验人员负责质量检验和管理工作,质量管理进入了质量检验阶段,即增加了"专职检验"这一环节,以判明执行是否偏离计划,是否符合标准,又被称为"事后检验",其缺陷为成本高、责任不清、缺乏系统优化、无法在生产过程中完全起到预防与控制作用等。20 世纪 70 年代前,我国质量管理主要采取这种方式。

3. **统计质量控制阶段** 20 世纪 40 年代后期,生产力的发展促进了质量管理的发展。依靠事后检验不能满足大批量生产的质量控制,如何控制大批量产品的质量成为质量管理的一个突出问题。第二次世界大战爆发后,为保证军用物品质量及交货时间,美国政府和国防部组织的数理统计专家对质量管理方法进行了改革,运用统计学分析的结果,对生产工序进行控制,把质量管理由"事后把关"转为对生产过程的检查和控制的"事先预防",将全部检查改为抽样检查,从而杜绝了大批量不合格产品的产生,减少了不合格产品带来的损失。但是,统计质量控制阶段过于强调计算方法,而忽略了组织、计划等工作问题。

4. **全面质量管理阶段** 全面质量管理诞生于美国,在日本得到发展。20 世纪 60 年代初,美国学者费根堡姆(Feigenbaum)在事后质量检验、数理统计质量管理的积累和发展的基础上,提出全面质量管理的理论和原理。日本的企业根据日本国情加以修改后付诸实践,全面质量管理在日本得到迅速发展,成为日本经济腾飞的重要原因之一。随后,世界各国的管理专家逐步接受和应用全面质量管理理论,并广泛吸收各种现代科学管理理论,把技术、行政管理和现代科学管理方法结合起来,形成一套全面质量管理的理论和方法,使质量管理发展到一个新的阶段。

全面质量管理理论和原理成为 20 世纪管理科学最杰出的成就之一。它强调"三全":①全面质量管理,质的含义是全面的,不仅包括产品服务质量,而且包括工作质量,用工作质量保证产品或服务质量。②全程质量管理,控制所有与产品质量有关的各项工作,包括直接的、间接的工作。③全员参与管理,从企业的高层管理人员到全体职工都必须参与质量管理。

归纳质量管理百年发展历程(表 7-1),其中"老七种"质量管理工具、"新七种"质量管理工具、零缺陷及 ISO9000 质量管理标准已广泛应用于企业质量管理中,并取得较明显的效益。

表 7-1 质量管理百年发展历程

时期	主要内容
工业革命前	产品质量由各个工匠或手艺人自己控制
1875 年	泰勒提出"科学理论",即最初的质量管理–质量检验
1925 年	休哈特提出统计过程控制(SPC)理论
1930—1940 年	道奇和罗明提出统计抽样检验方法
20 世纪 50 年代	戴明提出质量改进的观点——PDCA 循环理论

续表 7-1

时期	主要内容
20 世纪 60 年代	费根堡姆提出全面质量管理概念;产生"老七种"品质管理手法,即层别法、特性要因图、直方图、查检表、散布图、柏拉图、控制图,并用于质量改进
1961 年	菲利浦·克罗斯比提出"零缺陷"概念
20 世纪 70 年代	产生"新七种"品质管理手法:关联图、亲和图、箭线图、系统图、矩阵图、矩阵数据解析法、过程决策计划图
1987 年	ISO9000 质量管理标准问世
1994 年	ISO9000 质量管理标准改版,改版后的标准更加完善;普遍开展第三方质量认证
20 世纪 90 年代末	全面质量管理(TQM)被广泛应用

5. 国际标准化管理阶段　随着社会的进步、科技的发展,各国经济、科学技术和管理水平的不同,对产品的质量要求也不同,因此产生了国际产品质量保证和产品责任问题,制定质量管理的国际标准也成为亟须解决的问题。国际标准化组织于 1979 年成立质量保证技术委员会(TC176),专门研究质量保证领域内的标准化问题,并负责制定质量体系的国际标准。1987 年在挪威举行的会议上,TC176 更名为"质量管理和质量保证技术委员会",制定、发布质量管理标准,指导全球的质量管理工作。

二、护理质量管理概述

(一)护理质量管理的相关概念

1. 护理质量　是指护理人员为患者提供整体护理包括护理技术和生活服务的过程和效果,即护理工作及服务效果满足护理服务对象的优劣程度。

> 记一记
> 护理质量管理
> 的概念及基本任务。

2. 护理质量管理　指按照护理质量形成的过程和规律,对构成护理质量的各要素进行计划、组织、协调和控制,以保证护理服务达到规定的标准,满足和超越服务对象需要的活动过程。护理质量管理必须建立完善的护理质量管理体系,各级护理人员层层负责,全员参与,用现代科学管理方法,以最佳的技术、最短的时间、最低的成本,提供最优质的护理服务。其作用主要体现在 4 个方面:①有利于更好地满足患者的需求。②有利于提高组织的市场竞争力。③有利于护理学科的发展。④有利于护理队伍的建设。

(二)护理质量管理的基本任务

1. 建立护理质量管理体系　护理质量在护理服务过程中逐步形成。要使护理服务过程中影响质量的因素都处于受控状态,必须建立完善的护理质量管理体系,明确规定每一个护理人员在质量工作中的具体任务、职责和权限。

2. 制定和更新护理质量标准　护理质量标准是护理质量管理的基础,也是规范护士行为的依据。没有标准,不仅质量管理无法进行,护理行为也没有可遵循的准绳。制定护理质量标准是护理管理者的主要任务之一,同时应根据护理学科的发展及时更新护理质量标准,只有建立系统的、科学的护理质量标准体系,才能规范临床护理工作。

3. 进行护理质量教育　护理质量教育是质量管理一项重要的基础工作。护理管理者应加强质量教育,不断增强护理人员的质量意识,使护理人员认识到自己在提高质量中的责任,明确提高质量的重要作用,自觉地掌握和运用质量管理的方法和技术,提高管理水平和技术水平,不断地提高护理工作质量。

4.进行全面质量控制　是指对影响护理服务质量的各环节、各因素进行全面的监控,对不符合标准的情况和偏差及时处理,使服务体系保持在预期质量水平的过程。建立质量可追溯机制,可利用标识、标签、记录等对护理服务进行唯一标识,以便出现问题时能及时追查原因。

5.评价与持续改进护理质量　护理质量评价是护理质量管理中的控制工作之一。评价一般指衡量所定标准或目标是否实现或实现的程度如何,即对一项工作成效大小、工作好坏、进度快慢、对策正确与否等方面作出判断的过程。评价贯穿工作的全过程,不应仅在工作结束之后。质量持续改进是质量管理的灵魂。护理质量管理工作是一项永不停歇的循环过程,不仅要做到防止差错、事故发生,还应在原有质量基础上不断进行质量改进,进一步完善护理质量标准、改进质量管理方式,不断提高护理质量水平、提升患者对护理服务满意度。

(三)护理质量管理的基本原则

1.以患者为中心原则　患者是医院医疗护理服务的中心,是医院赖以存在和发展的基础。以患者为中心的原则强调,无论是临床护理工作流程设计、优化,护理标准制定,还是日常活动的评价等管理活动都必须打破以工作为中心的模式,建立以尊重患者人格,满足患者要求,提供专业化服务,保障患者安全的文化与制度。

> **思一思**
> 护理质量管理的基本原则。

2.领导作用原则　管理者具有决策和领导组织的关键作用。护理部主任和护士长是医院护理工作的管理者和实施者。首先,要让全体护理人员清楚地认识到为患者提供安全、优质、高效、经济的护理服务,是医院护理工作的根本宗旨和工作目标。其次,是通过其领导作用及所采取的各种措施,营造全体护理人员充分参与管理和发挥潜能的良好内部环境,只有在形成合力、积极向上的氛围中,才能确保护理质量管理体系得以有效持续运行。

3.预防为主原则　护理质量管理必须坚持预防为主的原则,对护理质量产生、形成和实施全过程的各个环节都充分重视,把质量管理的重点从"事后把关"转变为"事前预防",做到"防患于未然"。在护理质量管理中树立"第一次就把事情做对"的理念,对形成护理质量的要素、过程和结果的风险进行识别,建立应急预案,采取预防措施,降低护理质量缺陷发生的可能性。

4.全员参与原则　护理管理者必须重视全体护理人员的作用,对护理人员进行全方位、分层次培训和引导,增强护理人员的质量意识,引导每一位护理人员能自觉参与护理质量管理工作,充分发挥全体护理人员的主观能动性和创造性,变被动接受管理为主动参与管理,不断提高护理质量。

5.标准化原则　质量标准化是护理质量管理工作的基础,建立健全护理质量管理制度,保证护理人员在服务过程中有章可循、有据可依。护理质量标准化包括建立工作制度、岗位职责、护理操作规程、护理工作质量标准和质量评价标准等。在质量管理过程中应遵循各项标准,确保管理科学化、规范化。

6.过程管理原则　质量管理是通过对各种过程进行管理来实现的。将护理活动和协调相关资源作为过程进行管理,可以更有效地得到期望的结果。要重视环节质量管理,识别和确定质量管理所需要的过程,确定可预测的结果,系统地识别过程的输入、输出、接口和关系,评估与护理对象相关活动的风险,识别关键护理活动的接口,明确规定管理过程的职责、权限和责任感,充分考虑过程的步骤、活动、流程、控制措施、资源、培训、方法、信息和其他因素等,使资源得到充分的利用,以较低的成本实现预期的结果。

7.系统方法原则　将相互关联的过程作为系统加以识别、理解和管理,使它们形成一个有机整体,相互协调和相容,为达到质量目标而互相配合,发挥协同作用,以追求系统的整体最大功效。

8.**基于事实的决策方法原则** 基于事实的决策方法是指组织的各级领导在做出决策时要有事实依据,这是减少决策不当和避免决策失误的重要原则。有效的决策必须以充分的数据和真实的信息为基础,以客观事实为依据,运用统计技术对护理质量要素、过程及结果进行测量和监控,分析各种数据和信息之间的逻辑关系,寻找内在规律,比较不同质量控制方案优劣,结合经验,做出质量管理决策并采取行动。

9.**持续改进原则** 持续改进是指在现有服务水平上不断提高服务质量及管理体系有效性和效率的循环活动。护理质量没有最好,只有更好。为有效开展持续改进,首先在出现护理问题时,不是仅仅简单处理这个问题,而是采用 PDCA 循环模式,调查分析原因,采取改进措施,检验措施效果,总结经验并形成规范,杜绝类似问题再次出现。其次,要强化各层次护理人员,特别是管理层护理人员追求卓越的质量意识,以追求更高的过程效率和有效性为目标,主动寻求改进机会,确定改进项目,而不是等出现问题再考虑改进。

10.**与供方的互利关系原则** 任何组织与供方都是互相依存的,互利的关系可以增强双方创造价值的能力。应鼓励护理对象参与护理质量评价,推进护理质量的持续改进。

(四)护理质量管理组织体系

护理质量管理组织体系是指实施护理质量管理所需的组织结构、程序、过程和资源,是建立护理质量方针和质量目标并为实现该目标而持续进行的体系,它在护理质量管理中具有指挥和控制的作用。护理质量管理组织体系一般包含护理质量管理组织架构、护理质量管理职责等方面的内容。

1.**护理质量管理组织架构** 应与医院的级别相一致,三级医院实行院长(分管护理的副院长)领导下的护理部主任→科护士长→护士长三级质量管理;二级医院可实行三级质量管理或护理部主任(总护士长)→护士长二级质量管理。

医院应建立护理质量管理委员会,由院长(分管护理的副院长)和护理部主任分别担任质量管理委员会主任、副主任,委员可聘请有丰富经验的护理管理专家,以及科护士长担任。护理质量管理委员会下设护理质量管理办公室作为常务机构,负责日常护理质量管理工作。护理质量管理办公室由护理部及科护士长组成。科级护理质量管理由科护士长及护士长组成。病区护理质量管理由护士长及病区护理骨干组成。

2.**护理质量管理职责**

(1)院长(分管护理副院长)职责:①制定医院护理质量方针和质量目标,并批准发布实施。②通过各种形式,提高全院护理人员的质量意识,使全院护理人员主动参与质量管理。③为护理质量管理体系的建立、有效运行和持续改进提供必要的资源。④建立、保持和改进护理质量管理体系,定期主持护理质量检查与考评,解决护理质量管理体系中的重大问题。

(2)护理部管理职责:①协助院长(分管护理副院长)进行医院护理质量管理体系的建立和实施。②负责组织协调全院护理质量管理工作的实施、监督、检查、统计分析和评价工作。③制定全院性的护理质量管理规划、护理质量目标、护理质量管理规章制度等。④组织协调各部门、科室开展护理质量管理。⑤实施护理质量教育和培训。

(3)科护士长管理职责:①负责所管辖科室质量体系的实施和保持,对质量管理体系在本科室的有效运行负责。②及时解决所管辖科室质量管理体系运行中的有关问题并与相关科室沟通。③参与医院护理质量检查、评价,针对检查中发现的质量问题提出改进建议,并监督整改。

(4)护士长管理职责:①负责本病区质量体系的实施和保持,对质量管理体系在本病区的有效运行负责。②定期对本病区护理质量进行检查、评价,对存在问题制定切实可行的改进措施,保证护理质量的持续改进。

（五）护理质量管理标准

1. **标准的相关概念**

（1）标准：是衡量事物的准则，是共同遵守的原则或规范，是对需要协调统一的技术或其他事物所做的统一规定。它以科学技术和实践经验为基础，经有关方面协商同意，由公认的机构批准，经特定的形式发布。标准分为国际标准、国家标准、行业标准、地方标准、团体标准、企业标准。

（2）标准化：是以科学制定和贯彻标准为主要内容的有组织的活动过程，包括制定、发布、实施和修订标准等步骤。标准化的过程是螺旋式上升的循环运行过程，每完成一个循环就使标准得到进一步完善和提高。所以标准化的重要意义在于不断改进产品过程和服务的适用性。标准化实质是通过制定、发布、实施标准，达到统一，从而获得最佳秩序和社会效率。

（3）标准化管理：是一种管理手段和方法，即以标准化原理为指导，将标准化贯穿于管理全过程，以增进系统整体效能为宗旨、提高工作质量与工作效率为根本目的的一种科学管理方法。标准化管理的基本特征是一切活动按标准实施管理，依据标准的指标和要求对照事实全面评价，从而达到科学管理、提高质量的目的。

2. **护理质量标准**　护理质量标准是依据护理工作内容、特点、流程、管理要求、护理人员及服务对象特点、需求而制定的护理人员应遵守的准则、规定、程序和方法。一般由一系列具体标准组成，如在医院工作中，各种条例、制度、岗位职责、医疗护理技术操作规程均属于广义的标准。国务院颁布的《护士条例》、国家卫生健康委员会颁布的《三级医院评审标准（2020年版）》均是正式的国家标准。

（1）护理质量标准的内容：护理质量标准一般分为要素质量标准、过程质量标准和终末质量标准。

1）要素质量标准：是指构成护理工作质量的基本要素。要素质量管理的重点是对护理工作的各项基本要素进行质量管理。内容包括：①机构和人员。建立健全与等级医院功能、任务和规模相适应的护理管理体系。护士应依法执业，专业技术人员具备相应岗位和任职资格，不得超范围执业。护士人力资源配备与医院功能、任务及规模一致，满足护理工作需求。如三级综合医院全院护士与实际开放床位比不低于0.8∶1、全院病区护士与实际开放床位比不低于0.6∶1。②环境、物资和设备。反映医院设施、医疗护理活动空间、环境卫生监测、护理装备水平及物资设备等合格程度。如护理工作所需要的必备仪器、设备等落实到位，并处于完好状态。③护士技能。反映护理业务水平、开展的技术服务项目及执行护理技术常规的合格程度。常用的护理技术操作质量标准主要包括基础护理技术操作、专科护理技术操作。④管理制度。一般有护理工作制度、护理管理人员职责、护理技术人员职责及护理应急预案等。常用的护理工作制度有分级护理制度、病房管理制度、值班与交接班制度、查对制度、急危重患者抢救制度、消毒隔离制度等。常用的特殊区域护理工作制度包括重症监护病房管理制度、手术室护理工作制度、产房护理工作制度、急诊室护理工作制度、血液净化室工作制度、消毒供应室护理管理制度等。

2）过程质量标准：是指临床护理服务中各环节的质量，是各种要素通过组织管理所形成的各项工作能力、服务项目及工作程序，又称为环节质量。主要包括患者从就诊到入院、诊断、治疗、护理及出院等各个护理环节；患者在科室之间的转接环节，如急诊科与病房、病房与手术室、病房与ICU、产房与新生儿科等转接过程中的护理环节等。环节质量不仅包括护理管理工作，还包括护理业务技术活动的全过程，以及在环节质量中医疗服务体系的协调作用，如护理人员与医师、医技人员及后勤人员的协同工作等。

3)终末质量标准:是指患者所得到的护理效果的综合质量。它是通过某种质量评价方法形成的质量指标体系。这类指标包括住院患者跌倒发生率、出院患者护理工作满意度等。

(2)制定护理质量标准的原则如下。

1)可衡量性原则:没有数据就没有质量的概念,因此在制定护理质量标准时,要尽量用数据来表达,对一些定性标准也尽量将其转化为可计量的指标。

2)科学性原则:制定护理质量标准不仅要符合法律法规和规章制度,而且要能够满足患者需要,更好地规范护士行为,提高护理质量,促进护理学科的发展。

3)先进性原则:护理工作对象是患者,任何疏忽、失误或处理不当,都会给患者造成不良影响或严重后果。因此,要总结国内外护理工作正反两方面经验和教训,以科学为准绳,在循证的基础上按照质量标准形成的规律结合护理工作特点制定标准。

4)实用性原则:从客观实际出发,掌握医院目前护理质量水平与国内外护理质量水平的差距,根据现有人员、技术、设备、物资、时间、任务等条件,规定质量标准和具体指标,制定标准值时应基于事实,略高于事实,即标准应是经过努力才能达到的。

5)严肃性和相对稳定性原则:在制定各项质量标准时要有科学的依据和群众基础,一经审定,必须严肃认真地执行,凡强制性、指令性标准应真正成为质量管理法规;其他规范标准,也应发挥其规范指导作用。因此,需保持各项标准的相对稳定性,不可朝令夕改。

(3)制定护理质量标准的步骤

1)调查研究,收集资料:调查内容包括国内外有关标准、标准化对象的历史和现状、相关方面的科研成果、实践经验和技术数据的统计资料和有关方面的意见和要求等。调查方法要实行收集资料与现场考察相结合,典型调查与普查相结合。调查工作完成后,要进行认真的分析、归纳和总结。

2)拟定标准并进行验证:在调查研究的基础上,对各类资料、数据进行深入分析、归纳和总结,然后初步形成护理质量管理标准。初稿完成后应与护理质量管理专家及临床一线护士进行讨论、征求意见、建议,论证其科学性及可行性等,形成试行稿。然后在一定范围内进行试验,进行护理质量标准的可操作性测试,测试后根据结果再次修订,形成最终的质量标准。

3)公布、实施:对拟定的标准进行审批,须根据不同标准的类别经有关机构审查通过后公布,在一定范围内实施。

4)标准的修订:是在原标准的基础上,依据学科的发展需要对原标准的不足部分进行修订,对不完善部分进行补充。标准的修改、补充、废止由审批机关批准发布,标准的解释由标准的审批机关或指定部门负责。

三、护理质量管理方法

常用的护理质量管理方法有 PDCA 循环、品管圈、追踪方法学、临床路径、循证护理等。其中 PDCA 循环是护理质量管理最基本的方法之一。

> **用一用**
> 运用质量管理方法对护理质量进行管理。

(一)PDCA 循环

PDCA 循环由美国质量管理专家爱德华兹·戴明(Edwards Deming)于 1954 年提出,又称为"戴明环"。它是在全面质量管理理论指导下产生的一种科学质量管理的基本方法和工作程序,包含4 个阶段,即计划(plan)—实施(do)—检查(check)—处理(action),是一种程序化、标准化、科学化的管理方式。PDCA 循环只有起点,没有终点,一个循环解决了一部分的问题,尚未解决的或新出现的问题进入下一个循环,每一个循环都将质量推向新的阶段。由于 PDCA 循环发现问题和解决问题的本质,其作为质量管理的基本方法,已被广泛应用于医疗和护理领域的各项工作中。其基本模型如图7-2所示。

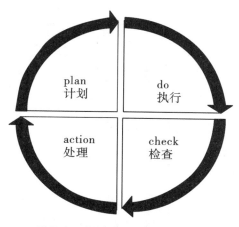

图7-2 PDCA循环的基本模式

1. PDCA循环的特点

(1)系统性:PDCA循环作为科学的工作程序,其4个阶段的工作具有完整性、统一性和连续性的特点。在实际应用中,缺少任何一个环节都不可能取得预期效果。

(2)周而复始:PDCA循环的4个阶段是一个有机的整体,紧密衔接,周而复始地循环。一个循环结束,解决了一部分问题,尚未解决的问题或新出现的问题将转入下一个循环,即重新开始一个新的PDCA循环,以此类推。

(3)大环套小环:PDCA循环是一个大环套小环、一环扣一环的制约环。在一个PDCA大循环中,包含若干个小循环,大循环套小循环,环与环相互制约又相互促进。如图7-3所示。

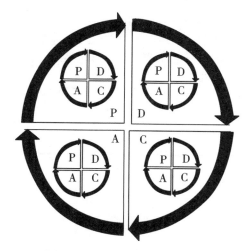

图7-3 PDCA循环大环套小环

(4)阶梯式上升:PDCA循环呈螺旋式循环往复,不断上升。每循环一周,解决一些问题,接着上升一个新台阶,即进入下一个新的循环,使质量管理上升到更高的一个层次。如图7-4所示。

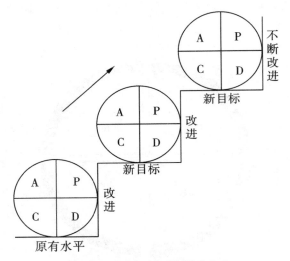

图7-4　PDCA循环阶梯式上升

2. PDCA 循环的步骤　每一次 PDCA 循环都要经过 4 个阶段、8 个步骤,各步骤的具体内容和所用的方法见表7-2。

表7-2　PDCA循环的步骤和方法

4个阶段	8个步骤	主要方法或内容
计划(P)	分析现状,找出问题	查检表、柏拉图、直方图、控制图
	分析产生问题的原因或影响因素	特性要因图
	找出影响质量的主要因素	柏拉图、散布图
	针对主要因素,制订行动计划	改进措施体现"5W1H"
实施(D)	实施行动计划	制订预定的计划
检查(C)	对照预期目标,对实际执行情况进行检查,发现并改进执行中的问题	查检表、柏拉图、直方图、控制图
处理(A)	总结经验,制定或修订标准	层别法、统计分析法
	提出尚未解决或新发现的问题,转入下一个PDCA循环	

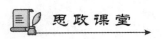 思政课堂

品管圈"教父"——刘庭芳

刘庭芳是中国医院品质管理联盟主席、国际医疗质量与安全科学院终身院士,是将品管圈全面引入中国大陆医院管理的第一人。2005 年,他开始致力于品管圈的研究、推广和培训工作,遭遇了各种阻力,但在其持续努力及推动下,卫生部将"应用现代管理方法与工具改进医疗质量"写进了我

国医院评审标准。

如今,品管圈已成为我国医院最常用的管理工具之一。2013—2022 年,全国医院品管圈大赛已连续举办十届,是我国医疗健康领域一年一度的顶级专业盛会。全国逾百万名医护人员参与,产出了数万个质量改进项目,极大丰富了品质管理工具在医院管理领域的应用,有效推动了我国医院的高质量发展。

(二)品管圈

1. 品管圈与品管圈活动　同一工作现场或工作性质相关联的人员自动自发进行质量管理活动所组成的小组称为品管圈(quality control circle,QCC),也称 QCC 小组,由日本石川馨博士于 1962 年所创。品管圈作为全面质量管理(TQM)的一环,在自我和相互启发下,活用各种质量控制手法,全员参与,对自己的工作现场不断地进行质量维持与质量改善的活动,称为品管圈活动。

2. 品管圈的组圈

(1)确定人选:品管圈的成员由圈员、圈长和辅导员组成,从同部门或工作性质相似的人员中产生,人数以 5 ~ 10 人为宜,中途不宜变更。参与人员以基层人员为主,自主自发,对品管圈活动有兴趣,有共同的课题。

(2)明确工作职责:①圈长是品管圈的代表人物。圈长应具有高度的使命感,统一圈员的意志、观念及做法,带领并激励圈员参与活动。拟订并执行圈计划,分派阶段负责人,营造全员参与的氛围。②圈员是品管圈的基石。在品管圈活动中,圈员应积极参与,踊跃发言,发挥创意,认真执行各项任务。工作时遵守标准作业书,与其他圈员互助合作、互相督促。③辅导员可由直属主管担任。辅导员应了解部门品管圈小组对活动的想法和做法,发挥支持和辅导的作用。

(3)建立圈会制度:定期召开圈会,由圈长主持,并确定一名记录员,担任圈会记录工作。

(4)确定圈名和圈徽:以民主方式确定圈名、圈徽,并对圈徽加以解释。

(5)成立品管圈:圈长向单位 QCC 推动委员会提出活动组圈申请,注册登记备案。

3. 品管圈活动的步骤　品管圈活动遵循 PDCA 循环的 4 个阶段,即计划、实施、检查与处理的程序来进行,其将行动划分为 10 个基本步骤。如图 7-5 所示。

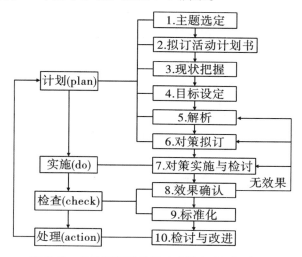

图 7-5　品管圈活动的基本步骤与 PDCA 循环

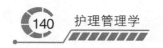

（1）主题选定　品管圈活动必须围绕一个明确的活动主题进行。主题选定的步骤参照图7-6,可采用头脑风暴法、记名式团体技巧法,以及优先次序矩阵等方法。

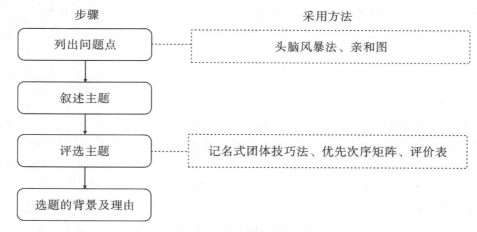

图7-6　主题选定步骤及方法

1）列出问题点:寻找问题点的角度如下。①无法满足的内、外部顾客的需求。②上级主管的要求。③内部同仁对环境的期望。④经常困扰的问题。⑤政策、法规。

2）以合适的陈述方式叙述主题:主题应具体、可衡量。一般包含三要素:动词(正向或负向)+名词(改善的主体)+衡量指标。要说明衡量指标的定义及计算公式,例如,"缩短+门诊患者+领药平均等候时间",需针对衡量指标"领药平均等候时间"的定义及计算方式加以说明。

3）评选主题:对每个主题分别进行可行性、迫切性、圈能力、领导重视程度评分。

4）说明主题选定的背景及理由:以条文的形式具体说明选定主题的背景与理由。决定后呈报部门主管审核,批准后成为正式的品管圈活动主题。

（2）拟订活动计划书　活动计划书可以用甘特图(图7-7)加以表达,报上级审批后执行,并进行活动进度监控。

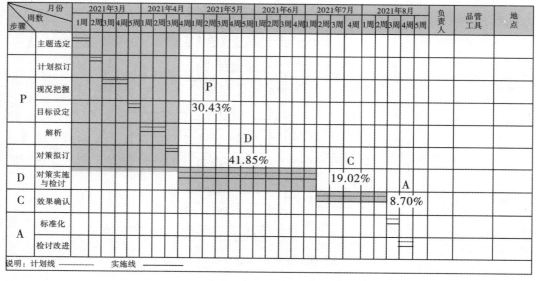

图7-7　活动计划书——甘特图

（3）现状把握

1）充分掌握现行工作内容：通过小组讨论把现行工作进行归纳总结，绘制成流程图（图7-8），以便于工作人员掌握全局。绘制流程图时，使用正确的流程图符号（表7-3），有开始点和结束点，描述该工作的所有步骤并按先后顺序进行排列，注意检查流程是否完整。

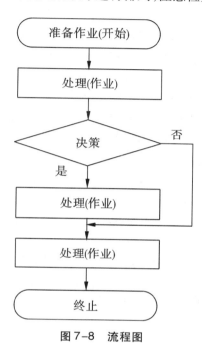

图7-8　流程图

表7-3　流程图基本符号

符号	名称	意义
	准备作业（start）	流程图开始
	处理（process）	处理程序
	决策（decision）	不同方案选择
	终止（end）	流程图终止
	路径（path）	指示路径方向
	文件（document）	输入或输出文件
	已定义处理	使用某一已定义的处理程序
	连接（connector）	流程图向另一流程图的出口或从另一地方的入口（离页连接符）
	批注（comment）	表示附注说明

2）制作查检表并收集数据：根据选定的主题，召开圈会，设计适合本圈现场需要的，易于数据收集、整理的查检表，内容遵循"5W2H"，即目的（What）：做这项查检的主要目的是什么？查检表的标题是什么？理由（Why）：为什么要做这项查检，想借此了解哪些项目？查检项目是什么？人员（Who）：由团队的哪些人负责资料收集？查检对象是谁？时间（When）：什么时间查检？持续多长时间？地点（Where）：在什么地方查检？方法（How）：采用何种方法查检？多少（How much）：查检需要多少样本量？遵循"三现"原则，即到现场，针对现物做现实观察；然后根据要求收集数据。

3）归纳主题特性：即改善重点。对收集的数据进行整理、分析，找出影响问题点的关键项目，确定改善重点。

4）常用质量管理工具：常用质量管理工具有流程图、查检表、柏拉图等。

（4）目标设定　主题选定和现状把握后，必须制定改善的活动目标，目标应和主题一致，符合医院和部门的方针，目标值设定明确、具体、合理。

（5）解析

1）查找原因：召开圈会，对"现状把握"阶段获得的改善重点进行分析，利用头脑风暴法、5Why法找出影响问题的原因，原因要具体、明确。

2）要因分析：列出所有可能影响问题的原因后，根据其重要性、可行性，利用投票法或评分法整理出"要因"。

3）真因验证：采用"三现"原则收集数据，对选出的要因进行逐条确认，用数据表明该要因对改善重点有重大影响，采用二八法则找出真因。

4）常用质量管理工具：特性要因图、系统图、柏拉图等。

（6）对策拟定

1）根据实际观察、分析、研究的结果，集思广益，提出对策，由圈员分工整理成具体的对策方案。

2）全体圈员就每一对策方案，依可行性、经济性、效益性等指标，使用1-3-5或1-2-3-4-5评价法等进行评价，依据二八法则进行对策拟定，见表7-4。

表7-4　对策拟定表

What	Why	How	评价				采纳	Who	When	Where
问题点	真因	对策方案	可行性	经济性	效益性	总分		负责人	实施时间	地点

3）对策内容应为永久有效的对策，而不是应急临时的对策。

4）考虑对策的相互关系，拟定实施顺序及时间并进行圈员的工作分配。

5）常用质量管理工具：头脑风暴法、系统图、评价法等。

（7）对策实施与检讨

1）实施前召集相关人员进行说明及教育培训，保证实施过程方法使用正确。

2）按照对策实施计划书及合理化改善构想，将改善方案依PDCA循环分阶段实施，有效运用统计方法，以数据表示实施的成果。绘制对策实施与检讨表格。

3)实施过程中,密切注意实施状况,收集相关数据,观察并记录,作为今后检讨的依据。实施中如发现效果不佳可重新调整后实施。

4)实施一个对策后须立刻确认效果,再实施下一个对策。

5)常用质量管理工具:查检表、柱形图、柏拉图、推移图。

(8)效果确认　此步骤是全部对策实施完毕一段时间后所得到效果的评价。

1)有形成果:有形成果是直接的、可定量的、经过确认的效果。目标达成率与进步率的计算:达成率=[(改善后数据-改善前数据)÷(目标设定值-改善前数据)]×100%;进步率=[(改善后数据-改善前数据)÷改善前数据]×100%。有形成果的效果确认还可用柏拉图、柱状图或推移图等来直观表示。

2)无形成果:通常是难以用物质或价值的形式表达出来,无法直接计算其经济效益的成果。可以用雷达图(图7-9)表达。

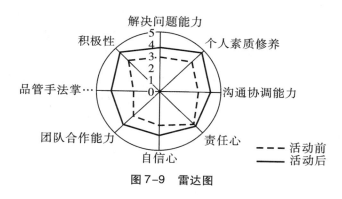

图7-9　雷达图

(9)标准化　标准化的目的是把品管圈有效对策和成果纳入标准化体系中。如建立标准操作流程,制定标准化作业书,通过教育和培训使所有同事都能了解和遵守。建立标准化应按照统一化、规格化、系列化、规范化的原则进行。

(10)检讨与改进　对品管圈前九步活动过程进行反省与评价,检讨各步骤或质量管理工具运用上的优缺点及今后努力方向。明确残留问题或新发生的问题,列出下期活动主题,拟定今后活动计划。

(三)追踪方法学

追踪方法学是美国医疗联合评审委员会(JCI)医院评审评价过程中广泛使用的评审评价方法,近年来越来越多的医院管理者借鉴追踪检查的方法进行医院管理与质量持续改进。追踪方法学是一种过程管理方法,通过跟踪患者的就诊过程或医院某一系统的运行轨迹,评价医院管理系统及考核医院整体服务,促进医疗服务质量的持续改进。

1.追踪方法学的分类　追踪方法学包括个案追踪和系统追踪两种类型。

(1)个案追踪:是追踪调查患者实际就医经历,通过评价各个环节医疗活动是否满足患者就医需要,各个环节服务质量及安全性是否为高标准,以为患者提供最优质的医疗护理服务。

(2)系统追踪:重点关注医院某个系统或环节是否存在风险和漏洞,了解各种管理制度、规范、流程等的执行情况。系统追踪主要分为4类,即药品管理、感染控制、改进患者安全与医疗质量、设施管理和安全系统。

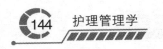

2. 追踪方法学的实施

（1）追踪方法学的实施步骤：①评审评价者以面谈及查阅文件的方式，了解医院是否开展及如何进行系统性的风险管理。②以患者个体和个案追踪的方式，实地访查一线工作人员以及医院各部门的医疗服务质量，了解医疗服务流程的落实程度。③各个评审评价委员以会议形式讨论和交换评审评价结果，并根据发现问题进行系统追踪，提出改进意见。

（2）追踪目标患者的选择：追踪方法学的核心是"以患者为中心"，强调患者安全及医疗服务质量持续改进；无论个案追踪还是系统追踪，都涉及追踪患者的就医过程，因此，追踪目标患者的选择是实施追踪方法学的前提和基础，一般应根据以下标准选择。①医疗机构诊治的前五大类患者。②跨越多个服务项目的患者（如转科患者、手术患者等）。③转院患者。④当天或第二天出院的患者。⑤如进行系统追踪，则选择与该系统相关的患者（如感染预防与控制、药品管理）。

（3）追踪检查的主要内容如下。

1）个案追踪：是观察患者的整个诊疗过程，按照事先设计的表格，认真记录每个环节的衔接和对患者的处置，然后评价各个工作环节及衔接是否规范合理。个案追踪的主要内容包括但不限于以下几种。①患者相关记录，包括病历、护理记录、个人信息等。②直接观察患者治疗计划的制订过程、治疗过程、用药过程。③观察感染预防和控制。④观察环境对安全的影响及员工在降低风险方面的作用。⑤观察急诊管理和患者流程问题，其他辅助科室的流程问题。⑥与患者或家属交谈，核实相关问题。⑦与员工面谈。⑧必要时审核会议纪要和程序。为了便于追踪，可设计个案追踪地图，检查组根据图示的内容和流程进行追踪。如图 7-10 所示。

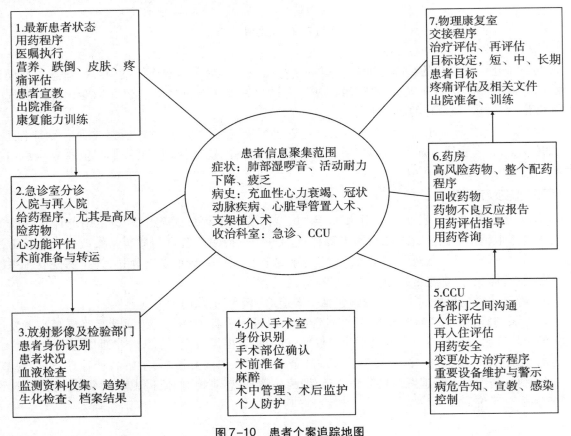

图 7-10　患者个案追踪地图

2)系统追踪:系统追踪集中考察医院的某个系统、功能模块甚至具体环节,其主要内容包括但不限于以下几种。①评价有关环节的表现,特别是相关环节的整合与协调。②评价各职能部门和科室之间的沟通。③发现相关环节中潜在的问题。④与追踪环节相关人员的讨论,获取信息。例如:检验标本分析前质量控制包括医生开申请单、患者准备、护士标本采集、标本运送等多个环节,质量控制难度大;可采用系统追踪方法学对分析前阶段的各个环节进行追踪检查,找出关键因素和不合理环节,改进和优化流程,提升分析前质量控制水平。

(四)临床路径

临床路径是指将医疗护理服务按时间顺序具体排列的路线图,是由临床医师、护士及支持临床医疗服务的各专业技术人员共同合作,为服务对象制定的标准化诊疗护理工作模式,同时也是一种新的医疗护理质量管理方法。实施临床路径的目标是以患者为中心,以最好的诊疗、护理技术,让患者在最短时间内康复,而且使患者以最少的经费得到最佳的服务。

1.临床路径的分类

(1)临床医疗路径:是指医师依据某一病种的病情发展与变化,制定出该病种基本的、必要的、常规的医嘱,如护理、治疗、用药、化验、检查等标准化的医嘱套餐。该项标准化的医嘱应与临床路径的内容相对应。使之相对全面化、程序化,并相对固定。相应的病种医嘱内容基本一致。

(2)临床护理路径:是患者在住院期间的护理模式,是针对特定的患者群体,以时间为横轴,以入院指导、接诊时诊断、检查、用药、治疗、护理、饮食指导、活动、健康教育、出院计划等护理手段为纵轴,制成一个日程计划表,患者何时该做哪项检查、治疗及护理,病情达到何种程度,何时可以出院等目标进行详细的描述说明与记录。

(3)患者版临床路径:没有统一的格式,可以用通俗的文字,也可以用简单的表格或流程图向患者告知其需要接受的诊疗服务以及需要患者和家属做哪些配合;以通俗易懂的语言向患者介绍具体的治疗过程,包括何时进行哪些检查、接受哪些治疗等信息。其专业性内容较少,但针对该疾病的健康教育、出院指导等内容较详细。

2.临床路径的实施步骤　临床路径的实施过程是按照 PDCA 循环模式进行的,包括以下 4 个阶段。

(1)前期准备:成立临床路径实施小组;收集基础信息;分析和确定实施临床路径的病种或手术,选入原则为常见病、多发病和费用多、手术或处置方式差异小,诊断明确且需住院治疗的病种。

(2)制定临床路径:方法主要为专家制定法、循证法和数据分析法。制定过程中需要确定流程图、纳入标准、排除标准、临床监控指标与评估指标、变异分析等相关的标准,最终形成临床路径医疗、护理和患者 3 个版本。

(3)实施临床路径:对某一患者实施临床路径时,须取得患者的同意和支持;医护人员可根据既定路径在临床医疗及护理工作中开展相关工作。

(4)测评与持续改进:评估指标可分为年度评估指标(平均住院天数及费用等)、质量评估指标(合并症与并发症、死亡率等)、差异度评估指标(医疗资源使用情况等)、临床成果评估指标(降低平均住院天数、降低次均费用、降低资源利用率等)及患者满意度评估指标(对医生护士的诊疗技术、等待时间、诊疗环境等)。根据 PDCA 循环的原理,定期总结实施过程中遇到的问题以及国内外最新进展,结合本医院的实际,及时对临床路径加以修改、补充和完善。

3.临床路径的变异处理　临床路径变异是指在实施临床路径过程中,患者的实际诊疗过程及诊疗效果偏离了预期的标准、规范,即患者的诊疗过程偏离了预期的临床路径标准化流程。按照变异管理的难易程度,可分为可控变异与不可控变异。按照变异发生的性质,可分为正变异和负变异,正变异是指预期的医疗活动提前进行或完成;负变异指预期的医疗活动推迟进行或不能按预期计划完成。按照变异发生的原因,可分为疾病转归造成的变异、医务人员造成的变异、医院系统造成的变异、患者需求造成的变异。

(五)循证护理

循证护理(EBN)为护理人员在计划其护理活动过程中,审慎地、明确地、明智地将科研结论与其临床经验以及患者愿望相结合,获取证据,作为临床护理决策依据的过程。循证护理构建在护理人员的临床实践基础上,它强调以临床实践中特定的、具体化的问题为出发点,将来自科学研究的结论与其临床知识和经验、患者需求结合,促进直接经验和间接经验在实践中的综合应用,并通过实施过程,激发团队精神和协作气氛,改革工作程序和方法,提高照护水平和患者满意度。

循证护理实践的基本步骤:循证护理实践是一个系统的过程,涉及护理组织、各级各层护理人员。主要包括4个阶段:证据生成、证据综合、证据传播以及证据应用。具体过程包括8个步骤:①明确问题。②系统的文献检索。③严格评价证据。④通过系统评价汇总证据。⑤传播证据。⑥引入证据。⑦应用证据。⑧评价证据应用后的效果。

四、质量管理工具

在质量管理中,强调"用数据说话"。实践证明,科学的管理工具能使质量管理卓显成效,起到事半功倍的作用。常用的质量管理工具有层别法、查检表、直方图、控制图、特性要因图、柏拉图、散布图等。

(一)层别法

1. 概念 层别法也叫分层法、分类法或分组法,是一种把收集来的原始质量数据,按照一定的标志或目的,以个别特征加以分类整理,以便分析质量问题及其影响因素的方法。层别法是质量管理手法中最基本、最容易的操作手法,一般和柏拉图、直方图等其他品管工具结合使用,也可单独使用。

2. 层别项目 运用层别法时,首先需了解层别法的目的,进而确定层别的类别及特性,如收集的资料为不良件数(缺失数)、操作时间、性别、年龄、年资、疾病种类等。根据分层的目的,按照一定的标志进行项目层别。常用的层别项目举例见表7-5。

表7-5 常用的层别项目

层别对象	层别项目
操作人员的层别	人员、年龄、性别、职称、教育、岗位、组、班……
机械设备的层别	厂家、机型、设备类型、使用时间、位置……
材料的层别	名称、材质、供应商、制造商、大小、批次……
操作方法的层别	工作方法、顺序、速度、制度、政策、温度、湿度……
时间的层别	时、日、周、月、季、年……
环境天气的层别	噪声、日照、光线、温度、湿度、天气……

(二)查检表

1. 概念 查检表又称点检表或查核表,由美国的菲根堡姆提出,是为了便于收集数据,用很简单的符号或数字记录,并对所收集数据做进一步统计整理、分析判断,或作为核对、检查而设计的一种表格。

2.分类及使用方式　依据查核的目的,可分为点检用查检表(表7-6)、记录用查检表(表7-7),其具体使用方式见表7-8。

表7-6　××科物品交接记录表(点检用查检表)

日期	班次	心电监护 (8台)	气压治疗 (2台)	微量泵 (2台)	血压计 (3个)	血糖仪 (2个)	签名
	A						
	P						
	N						
	A						
	P						
	N						

注:A班8:00—15:00或7:30—15:30,P班15:00—22:00或15:30—22:30,N班22:00—8:00或22:30—7:30。

表7-7　PICC贴膜非计划更换情况查检表(记录用查检表)

项目	2022.05.01			2022.05.02			2022.05.03			2022.05.04			……			合计
	A	P	N	A	P	N	A	P	N	A	P	N	A	P	N	
导管打折																
贴膜卷边																
穿刺处渗血																
局部皮肤过敏																
静脉炎																
导管滑脱																
导管堵塞																
合计																

表7-8　查检表分类及使用方式

序号	点检用查检表使用方式	序号	记录用查检表使用方式
1	列举查检的项目,并空出空栏进行记录	1	确立搜集数据资料、查检的目的及项目
2	检查项目包括"非做不可的工作""非检查不可的事实"	2	根据层别项目设计使用的表格或图形
		3	决定查检表形式及记录符号
3	检查项目必须毫无遗漏且可检查出来	4	检查项目不一定每次都会发生
		5	依据实际发生情况进行登记并予以整理

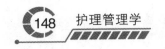

(三)直方图

1.概念 直方图又称质量分布图,将收集的质量数据按其顺序分成若干间隔相等的组,以组距为底边,以落入各组的频数为高,得到若干长方形排列的直方矩形图。用一系列等宽不等高的长方形来表示数据,宽度表示数据范围的间隔(数据类型),高度表示在给定间隔的数据出现的频数,变化的高度形态反映了数据的分布情况,直方图如图7-11所示。

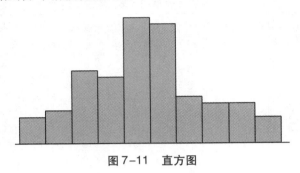

图7-11 直方图

2.分类 常见直方图的类型包括常态型、缺齿型、偏态型、绝壁型、双峰型、离岛型(表7-9)。

表7-9 直方图常见类型

直方图类型	图示说明
常态型	柱子显示中间高两边低,柱子间无间隔并且呈现向中间集中的趋势,实际界限处于规格值之内,表示该生产过程的品质处于稳定状态。例如:调查40~50岁健康中年人的脉搏(次数/min)
缺齿型	柱子无规则且高低不一,柱子的顶端凹凸不平,就像口中有缺损或者断裂的牙齿一样。这是由于分组过多、测定值或换算方法有偏差形成的。例如:测量不同科别患者的候诊时间,因不同科别的诊疗方式不同,其时间亦有差异
偏态型	数据的平均值位于中间值的左侧(或右侧),从左至右(或从右至左),数据的频率增加后,突然减少,形成不对称。当上下限受到标准差等因素限制时常出现这种形态。例如:测量一个人进食前后的血糖值,进食前血糖值可能呈现左偏,进食后则呈现右偏的情况
绝壁型	又称陡壁型,平均值远离左方(或右方)直方图的中间值,频数自左而右减少(或增加),呈现直方图的不对称。例如:季节性的流行性感冒发生率,冬天感冒的平均人数较夏天逐渐递增

续表 7-9

直方图类型	图示说明
双峰型	靠近直方图中间值的频数减少,两侧有高峰出现。当两种不同的平均值悬殊分布时,常出现这种形状。可能是两种分配混合在一起。例如:观察一天内各时段患者平均候诊时间趋势分布,可能在早上 8:00—9:00 处于巅峰(候诊时间长),15:00—16:00 又出现高峰状态
离岛型	又称孤岛型,在常态型直方图的一侧,于右端或左端有一个小岛。夹杂了其他分布的少量数据,如流量异常、测量错误或混有另一分布的少量数据。例如:当月突发病例(如食物中毒事件)

(四)控制图

1. 概念　控制图又称管制图,是美国数理统计学家休哈特博士于 1925 年提出的,在质量控制中应用广泛,效果良好。它运用统计学原理反映质量的中心趋势与离散的变化,以便及时发现异常状态,从而起到质量控制的作用。

2. 结构　控制图是一个由纵坐标、横坐标和 3 条横线组成的坐标图(图 7-12)。纵坐标表示质量特性,横坐标表示采样时间或样本号。3 条横线的中心线(CL)是实线,代表质量指标的中位数;控制上限(UCL)和控制下限(LCL)采用虚线,是控制界限。在质量管理过程中,将观测到的代表质量特性的数据标于坐标图的相应位置。如果所标的记号落于控制界限之内,表明质量在控制范围内;如果所标的记号落于控制界限之外,表明观测到的数据有缺陷或质量不稳定。这时就要分析原因,采取应对措施,防止质量继续下降。

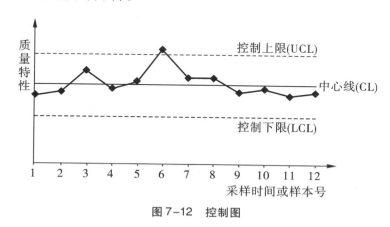

图 7-12　控制图

3. 控制图的判断　当控制图符合以下要求之一时,说明是稳定的。

(1)多数点集中在 CL 附近。

(2)各个点呈现随机分布。

(3)所有的点都未超出 UCL 和 LCL。

(4)少数点落在了控制线附近。

(五)特性要因图

1. **概念** 特性要因图是由多人共同讨论,采用头脑风暴法的方式,找出事情因果关系,详细分析"结果与原因"间或"期望与对策"间关系的一种图形。它主要用来说明质量特性、影响质量的主要因素与次要因素三者之间的关系,又称"鱼骨图""石川馨图""石川图"。

2. **分类及区别** 特性要因图有原因追求型及对策拟定型两种,其主要区别见表7-10。

表7-10 特性要因图分类及区别

类别	原因追求型特性要因图	对策拟定型特性要因图
鱼头方向	向右	向左
箭头所指	问题	目的
鱼身(要因)	原因	对策或手段
如何发问	Why	How

3. **绘制步骤** 以原因追求型特性要因图为例,具体绘制步骤如图7-13所示。

(1)列出问题:明确问题的评价特性,即需要分析的原因。

(2)绘制主骨:从左到右绘制一条粗的箭头,箭头指向问题。

(3)绘制大骨:按照"人、物、环、法"或"人、机、料、法、环"或"人、事、时、地、物"进行分类,大要因加方框,并加上箭头指向主骨,大骨与主骨呈60°。

(4)绘制中骨:中骨指向大骨,并与主骨平行。

(5)绘制小骨:小骨指向中骨,一般为顺水流方向。

(6)绘制孙骨:注意应用头脑风暴法、5Why法,对问题进行全面、深入解析,反复追问"为什么",直到找出最具体的原因。

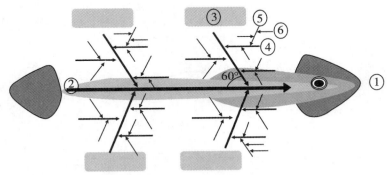

①列出问题;②绘制主骨;③绘制大骨;④绘制中骨;⑤绘制小骨;⑥绘制孙骨。

图7-13 特性要因图绘制步骤

(六)柏拉图

1. **概念** 柏拉图是19世纪意大利经济学家柏拉图发明的方法,他用柏拉图分析社会财富分布状况,发现当时意大利80%的财富集中在20%的人手里。后来人们发现很多情形都服从这一规律,于是称之为柏拉图定律,又称二八法则。美国质量管理学家朱兰将柏拉图延伸运用于质量管理。柏拉图法是质量管理最常用的工具之一。影响质量的因素很多,通过绘制柏拉图,找出关键因素,再分别运用不同的管理方法加以解决。

2.结构　柏拉图利用直方图原理,用双直角坐标系表示,由一个横坐标、两个纵坐标、几个按高低顺序排列的矩形和一条累计百分比折线组成。左侧纵坐标表示频数,右侧纵坐标表示频率,折线表示累积频率,横坐标表示影响质量的各项因素,用矩形图由左到右按高低依次排列,通过对柏拉图的观察分析找出影响质量的关键因素。如图 7-14 所示。

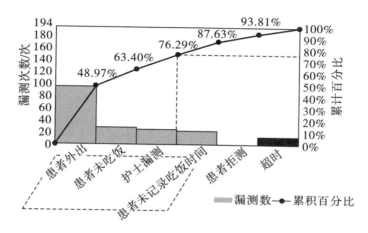

图 7-14　柏拉图结构示例

注:本图为降低患者血糖漏测率改善前柏拉图。

3.绘制步骤　①选择要进行质量分析的项目,收集一定时期的数据。②将收集到的数据按原因或现象分类。③计算出各种原因重复发生的频数。④计算不同原因发生的频率和累计频率。⑤将数据做成表格。⑥绘制柏拉图。⑦找出少数关键因素,制定改进措施。

(七)散布图

1.概念　散布图也称相关图,是研究两个变量之间是否存在相关关系的一种图形工具,能大概掌握原因与结果之间是否有关联及关联的程度如何。将 X 与 Y 两组数据绘在方格纸上,则可看出 X、Y 之间的相关情形。如图 7-15 所示。

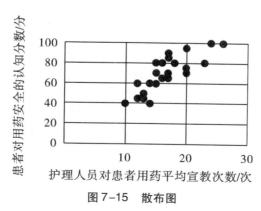

图 7-15　散布图

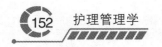

2. 散布图的判断　散布图反映的只是一种趋势,对于定性的结果还需要具体的分析,其相关性分析见表7-11。

表 7-11　散布图相关线性分析表

相关性分析	相关性分析示意图
A. 当 X 增加时,Y 值也相对增加,即称两者之间呈正相关	Y 正相关 0 ………… X
B. 当 X 增加时,Y 值相对减少,即称两者之间呈负相关	Y 负相关 0 ………… X
C. 当 X(或 Y)变化时,另一个变量不随之变化,即两者之间不相关	Y 不相关 0 ………… X
D. 当 X 增加时,Y 值也相对增加,当 X 达到某一个值时,Y 又开始减少,即称两者之间呈曲线相关	Y 曲线相关 0 ………… X

五、护理质量评价

护理质量评价是护理质量管理的重要手段,贯穿于护理过程的始终,是一项系统工程。通过护理质量评价可以了解和掌握护理工作效率,以及护理服务对象需求的满足程度,为今后的管理工作提供依据和信息,发挥护理质量管理的职能,达到质量持续改进的目的。

(一)护理质量评价的内容

护理质量评价的内容分为要素质量评价、过程质量评价和终末质量评价三部分。

> **记一记**
> 护理质量评价的内容、形式、方法。

1. **要素质量评价**　要素质量是指构成护理工作的基本要素的质量,它提供开展护理工作的基础条件,又称为基础质量。评价内容包括4项。①人力资源:即护理人员的数量和质量。②物理环境及资源:包括病区的建筑结构和设施、医疗护理活动空间、空气质量、卫生条件、仪器设备、药品、器材等。③组织结构和系统:可根据医院规模,设置2~3级质量管理组织,以满足质量目标要求,并能定期进行质量控制活动。④各种规章制度的制定及执行情况:即有无各项工作质量标准及质量控制标准。

2. **过程质量评价**　过程质量是指护理全过程中各个环节的质量,又称环节质量。过程质量评价主要评价各项护理标准的实施情况,从而反映出护理活动的过程是否达到质量要求。一方面,护理质量管理贯穿于护理工作的全过程和各个环节之中,任何一个环节的质量活动没有做好,都可能影响整体护理质量。另一方面,加强环节质量能够及时有效地反映护理工作问题,实现前馈控制,促进质量持续改进。

3.终末质量评价　终末质量即护理服务的最终结果,是要素质量和环节质量的综合反映,是护理服务全过程的最终体现。终末质量评价应从患者的角度出发,临床护理效果、健康相关知识和行为的改变、服务对象的满意度等是护理终末质量评价的重要方面。此外,终末质量评价还应从对医疗机构的影响角度进行分析,如对医疗机构服务质量、形象和经济效益等方面的影响等也应纳入评价范畴。

要素质量、过程质量、终末质量评价三者不可分割,反映了护理工作的全面质量要求。其中,要素质量是质量控制的基础,可通过要素质量评价掌握质量控制的全局;过程质量是保证条件,其评价有利于护理措施的落实和护理工作的正常进行;终末质量是护理工作的最终结果与反馈,并可为下一周期的护理质量管理提供依据。实际工作中一般会采用三者相结合的评价,即通过综合评价实施全过程质量管理。

（二）护理质量评价的原则

1.科学性原则　所制定的质量评价方法应该是科学的,即在制定质量评价方法时,不仅要吸收国内外质量评价的最新成果,还应考虑我国医院的情况,采用准确的统计学方法,对评价的数据进行处理,确保护理质量评价的科学性。

2.政策性原则　政策性指质量评价体系符合党和国家的基本政策,符合有关卫生法规要求,符合我国卫生事业发展的总方针。

3.可比性原则　质量评价实际是一个比、学、赶、帮活动,是一项竞争活动,评价结果要公开,使被评价单位心服、口服。因此要求评价标准具有可比性,即通用性强。

4.时间性原则　质量评价应形成制度化,评价周期应根据需求有计划、有步骤地按月份、季度进行。

（三）护理质量评价的形式

1.根据评价时间不同　护理质量评价又可分为定期评价和不定期评价。定期评价有月、季度、年度评价等。一般由护理质量管理部门统一组织全面检查评价,也可针对每个时期的薄弱环节进行。不定期评价主要是不定期对重点单元、重点问题、重点项目进行抽样检查评价。

2.根据评价主体不同

（1）内部评价:是提供服务的主体对服务质量的自我评价形式。医疗机构成立护理质量管理委员会对组织内部的护理工作进行全面质量管理,制定质量管理目标及标准,定期检查,落实护理核心制度和护理常规。各个部门成立各级护理质量控制小组,协助落实服务规范的执行和评定。同时,还应利用部门与部门之间,以及同级人员之间的评价,如医护之间,护理部门与药房之间,依据具体的工作流程或规范相互开展质量评价监督。

（2）外部评价:主要指卫生行政部门等上级管理机构或专业学术组织进行的质量评价。例如,由国家卫生健康委员会组织开展的等级医院评审、国际医疗卫生机构认证联合委员会推行的JCI认证等。

1）等级医院评审:我国的医院评审工作开始于20世纪80年代,先后经历了医院分级管理、医院评审、创建"百佳医院"、医院管理年等重要阶段,为保障人民群众就医安全、提升卫生部门和医院的管理水平发挥了重要作用。2011年,我国正式开启又一周期的医院评审工作,下发了三级、二级综

（记一记：护理质量评价的原则。）

合医院标准和实施细则,8个专科医院标准和6个专科实施细则,本周期的医院评审在评审理念、评审方法上较以往做了重大调整。如在评审方法上引入了包括"以患者为中心"的个人追踪和系统追踪,以及疾病诊断相关组(DRGs)绩效评价、病案首页分析基础上的医疗质量评价和医院医疗综合能力评估等,该周期评审标准引导医院自我管理和健康可持续发展等方面发挥了重要作用。

2020年12月,在总结前期工作经验的基础上,国家卫生健康委员会颁布了《三级医院评审标准(2020年版)》,并于2021年10月颁布了《三级医院评审标准(2020年版)实施细则》。新版标准坚持"医疗质量安全"、坚持"级、等分离"、坚持"持续改进"、坚持"标准只升不降,内容只增不减"。第一部分前置要求,融入新政策和医改要求,体现法制性;第二部分医疗服务能力与质量安全监测数据,主观定性评价向客观定量评价转变,提升评审结果客观性、科学性;第三部分现场检查,简化条款、减少工作量、提高效率、提升可操作性。

2)JCI认证:JCI成立于1998年,用于认证美国以外的医疗机构,其核心理念是提高国际社会医疗服务的质量和安全。①JCI标准的理念:JCI标准强调医疗质量和患者安全,以满足服务对象的全方位合理需求作为宗旨,最大限度地实现医疗服务"以患者为中心",并建立相应的政策、制度和流程,以鼓励持续不断的质量改进,规范医院管理,为患者提供周到、优质的服务。②JCI标准的特点:以国际公认的标准作为评审依据;标准设置的基本理念是基于质量管理与持续质量改进的原则;把每一个接受评审的医疗机构必须达到的标准列为核心标准,包括患者的权力、支持对患者采取安全的治疗手段与措施、减少医疗过程中的风险、人员的资格与教育等;采用追踪方法,JCI认证成员在患者和医护人员完全不知情的状态下,对医疗过程的各个环节进行全方位的跟踪调查,尤其关注那些严重影响患者安全与医疗服务质量的流程。

(四)护理质量评价的方法

1. 标准化评价法　事先制定评价标准及分值,用标准评价护理质量。例如在对某病区的抢救车管理进行评价时,可对照抢救车管理质量评价标准各项目对病房抢救车管理情况逐一检查,对出现问题的项目进行扣分,最后把各项得分相加,评分越高说明质量越高。

2. 因素比较法　将工作质量分为若干因素或要素,再把每个要素分为3个或5个等级,评价时依据实际情况,选择一个最符合被评价项目实际情况的答案,综合评价者的意见,得出结论。例如在评价患者对护理工作的满意度,患者依据自己的想法和感受在调查表的每个项目后选择适合的答案,最后汇总各个项目的答案,得出患者对护理工作满意度的整体评价结果。

3. 加权平均法　加权平均法是将检查的结果,根据管理者所认为的重要程度的不同,分别给以不同的权数,计算平均值,来评价护理质量。此法可因权重的不同,突出护理工作中的重要问题,引导护理人员提高重视程度。例如对某医院每季度全院护理质量进行综合评价时,应用加权法,对各护理单元的分级护理质量考评成绩、危重患者数、抢救危重患者人次、病床使用率加以不同的权重,计算其平均值作为评价结果。

(五)护理质量评价指标

护理质量评价指标反映护理质量在一定时间和条件下基础、结构、结果等的概念和数值,是用于反映和评价护理质量高低的具体指征。建立科学的护理质量评价指标是实施科学评价的基础。一般分为护理专业医疗质量控制指标、专科护理质量指标和护理工作效率指标三大类。

1. 护理专业医疗质量控制指标　主要反映护理工作的质量。《三级医院评审标准(2020年版)》明确护理专业医疗质量控制指标包括:床护比、护患比、每住院患者24 h平均护理时数、不同级别护士配置占比、护士离职率、住院患者身体约束率、住院患者跌倒发生率、住院患者2期及以上院内压力性损伤发生率、置管患者非计划拔管率、导管相关感染发生率、呼吸机相关性肺炎发生率、护理级别占比。

2.专科护理质量指标　主要反映产科、ICU、血液透析室、急诊科、手术室等不同专科护理工作质量。如产科的专科质量指标有：严重产后出血发生率、阴道分娩并发症发生率、足月新生儿 5 min 阿普加评分<7 分发生率等。

3.护理工作效率指标　是主要反映护理工作量的指标。一般包括收治患者数、床位使用率、床位周转人次等。

（六）护理质量评价应注意的问题

在质量评价过程中,由于主观因素和客观因素,容易造成评价上的偏差或失误,管理者应充分认识这些问题,以便对护理质量作出科学的、准确的评价。

1.误差　误差是指评价与实际工作质量之间的差距。如评价者未完全掌握评价标准、评价程序不严格等,是造成误差的常见原因。常见的误差表现在因质量标准定得太低或太高而造成的宽厚误差或者是苛严误差,或评价人与被评价对象之间的感情因素所造成的偏见误差,以及评价者对被评价对象近期工作质量印象深刻,而以近期的记忆来代替被评价对象整个过程中的工作质量所造成的近期误差。

2.晕轮效应　晕轮效应又称"光环效应",是一种社会心理现象。往往由于评价者对被评价对象有好感或成见,从而称赞或否认其全部。这种效应的最大弊端就在于以偏概全,容易引起评价者出现判断上的主观性,造成评价上的偏差。

3.优先效应　优先效应也称首因效应,是指人们往往把第一印象看得更加重要,以至于影响以后对此人的评价,导致为控制系统提供的信息不精确、不客观,使上层管理者作出不正确的评价。

4.自我中心效应　自我中心效应指评价者以自我感受代替绩效标准进行评价,可分为两种类型。一种是对比型,表现为评价者将被评价者与自己相比较;另一种是相似型,表现为评价者寻找评价对象与自己相似的地方进行评价。这两种评价不是用客观标准进行比较,而是将自己的主观理解和行为标准作为评价的尺度,从而造成很大的偏差。

> **用一用**
> 质量管理工具对护理质量结果进行分析。

（七）护理质量评价结果分析

护理质量评价结果的直接表现形式主要是各种数据,但用这些数据尚不能直接对护理质量进行判断,必须进行统计分析。护理质量可根据收集数据的特性采用不同的方法进行分析。常用的方法有定性分析法和定量分析法两种。定性分析法包括查检表、层别法、流程图、亲和图、头脑风暴法、特性要因图、系统图等。定量分析法包括柏拉图、直方图、散布图、控制图等。具体分析方法详见本章节"四、质量管理工具"部分。

（八）护理质量持续改进

护理质量评价的目的是确定问题发生的原因,寻找改进的机会,不断提高护理质量。护理质量改进包括寻找改进机会和对象,确定改进方向和目标,制定改进计划和措施,实施改进活动,并运用一定的测评工具评价改进效果,不断总结和提高护理工作质量。在开展护理质量持续改进的过程中,需坚持"以患者为中心",全面了解患者的需要和期望值,关注细节,以患者满意为工作的目标和努力的方向,提高全员参与意识,使每一位护理人员都成为护理质量持续改进的有力推手。

第二节　护理安全管理

一、护理安全相关概念

1. **安全**　是指没有受到威胁,没有危险、危害、损失。对人类而言,安全是指人类整体与生存环境的和谐相处,互相不伤害,不存在危险、危害的隐患,无不可接受的损害风险的状态。是在人类生产过程中,将系统的运行状态对人类的生命、财产、环境可能产生的损害控制在人类能接受水平以下的状态。

2. **护理安全**　是在实施护理服务的全过程中,不发生法律、法规允许范围以外的心理、机体结构或功能上的损害、障碍、缺陷或死亡。它包括护理主体的安全和护理对象的安全。前者是指护理服务过程中护士的安全,后者是指护理服务过程中患者的安全。

3. **护士安全**　是指将护士遭受不幸或损失的可能性最小化的过程,属于医疗机构职业健康与安全的范畴,主要涉及护理场所中的各类安全问题。

4. **患者安全**　是患者在接受护理的全过程中,不发生法律和法定的规章制度允许范围以外的心理、机体结构或功能上的损害、障碍、缺陷或死亡。

5. **护理安全管理**　是指以创建安全的工作场所为目的,主动实施一系列与护理安全相关的各种行动措施与工作程序。它包括患者安全管理和护士安全管理,是护理质量管理的重要内容,也是医院安全管理的一个重要内容。

> **思一思**
> 护理安全管理的影响因素。

二、护理安全管理的影响因素

(一)医院管理层因素

1. **护理安全管理机制不健全**　因护理安全管理制度不完善,安全督导机制缺失,未及时对护理安全问题进行分析、总结等,导致护理人员对潜在的安全隐患和风险点缺乏预见性;常见急危重症抢救流程、护理应急预案、护理质量控制标准等不完善,导致护士在开展临床工作时无章可循、无据可依。

2. **护理培训不到位**　管理人员仅关注护理工作完成情况,忽视专业知识和操作技能的培训和提升。如职业道德教育、职业安全、急救能力、新业务新技术培训等不到位,造成护士职业信念衰退,专业技术能力减弱。这不仅是发生纠纷的主要原因,也是对患者安全的最大威胁。

3. **护士人力资源不足**　当工作超负荷时,护士因无法适应多重角色的转换,出现角色冲突,长此以往护士工作压力大且身心疲惫,产生职业倦怠,也是构成护理工作不安全的重要原因之一。

(二)护士因素

1. **专业能力不足**　由于专业技能不熟练、临床经验不足、缺乏评判性思维等,未能及时发现患者的病情变化,延误抢救,错过最佳治疗时机,给患者造成损害,导致医疗纠纷的发生。

2. **缺乏沟通交流**　因缺乏服务意识和护患沟通技巧,导致某些护理行为解释和告知不到位,易引发患者及其家属不满,造成护患纠纷。

3. **法律意识淡薄**　医疗护理相关法律法规、护理技术规范和操作流程及医院内的各项规章制度都是护士开展护理服务的标准和指南,必须严格执行。恣意、人为地更改、超越或违背临床护理诊疗技术规范,违反《护士条例》等都是非法行护行为。

(三)患者因素

1. **对医疗护理期望值过高**　随着生活水平及保健意识的提高,患者及家属对医疗护理服务的期望值也不断增高。然而目前护理学科的发展尚不能满足群众需求,当对医院过高的期望得不到实现时,往往会产生误解的心理,造成患者及家属的期望值与现实医疗护理水平之间的矛盾。

2. **患者的特殊心理**　疾病中的患者往往焦虑、害怕、心理承受能力低。由于心理失衡引发的不良情绪,加上较大的经济压力,一旦遇到不满,极易与护理人员发生冲突。

三、护理安全管理的措施

(一)建立护理安全管理机制

1. **建立护理安全管理督导机制**　如设立护理安全管理督导组织,每月进行护理安全督查,及时发现安全隐患,对护理安全问题进行分析并反馈,提出改进措施,跟踪改进效果。

2. **健全护理安全管理制度及流程**　如制定抢救工作制度、药品管理制度、护理质量管理制度、护理应急预案和岗位职责等,使护理人员在实践中能够有据可依。

3. **合理配置护理人力资源**　医院管理者应"以人为本",合理配置护理人力资源,挖掘各层级护士的潜力,调动护士的工作积极性,制定合理的绩效考核制度。护理部做好人才培养计划,依据工作量、工作风险、劳动强度、人员流动情况等,设立紧急状态下护理人员调配方案,及时调整人力分布。

4. **加强医院环境安全管理**　改善医院住院环境,制定安全有效的保障措施,如病床加装床栏,走廊卫生间墙壁加装扶手,地面使用防滑设施,长期卧床患者使用气垫床等。

(二)提高护理人员综合能力

1. **提升护士专业能力**　护士的专业素养与护理安全有着直接的联系。做好新入职护士岗前培训及继续教育工作,加强护理人员责任心教育,注重护士护理观念、护理知识结构的更新。定期开展护理技术培训,选送护理骨干外出参加各类专业学术讲座、培训班,不断拓宽理论水平,获取国内外护理学科前沿知识,提升护理服务能力。

2. **规范护士职业行为**　护理人员应严格遵守各项规章制度,履行工作职责,认真执行核心制度,密切观察病情变化,及时处理安全隐患;按无菌技术操作规程做好消毒隔离工作,预防院内交叉感染;落实药品管理及急救设备仪器管理制度;加强临床带教工作,提升低年资护理人员工作能力;树立安全服务意识,确保护理安全。

3. **加强护士自我防护管理**　进行职业安全防护教育,严格实施标准预防措施,认真执行职业暴露报告制度、职业暴露预防制度及职业暴露后处理制度。

4. **增强护士法律意识**　定期对护士进行法制教育,学习《医疗事故处理条例》《护士条例》等法律法规。分析临床工作中存在的不安全因素及产生原因,及时识别各种护理风险,提高护理人员依法执业意识。

(三)构建和谐护患关系

1. **加强护患沟通**　护理人员在诊疗护理活动中要严格执行告知义务,充分尊重患者知情同意权,掌握与患者交流沟通的技巧,与患者建立信任关系,积极回应患者提出的需求和困惑。在交流时,护士应善于运用沟通技巧,让有效沟通贯穿于护理全过程。

2. 加强护理人文关怀　应用人文关怀、护理心理学等知识,体谅患者的痛苦,同情患者的困难,尊重患者的想法,打消患者的顾虑,努力让患者心身健康,确保护理安全。

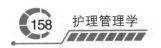 思政课堂

患者安全目标

患者安全目标是倡导和推动患者安全活动最有效的方式之一,是绝大多数国家的通行做法。我国积极响应世界卫生组织世界患者安全联盟工作,中国医院协会从 2006 年起连续发布《患者安全目标》。

《中国医院协会患者安全目标》(2022 版)内容如下:①正确识别患者身份;②确保用药与用血安全;③强化围手术期安全管理;④预防和减少医院相关性感染;⑤加强有效沟通;⑥防范与减少意外伤害;⑦提升导管安全;⑧加强医务人员职业安全与健康管理;⑨加强孕产妇及新生儿安全;⑩加强医学装备及医院信息安全管理。

四、护理质量缺陷管理

(一)护理质量缺陷的表现

护理质量缺陷是指在护理工作中,由于各种原因导致的一切不符合护理质量标准的现象和结果。护理质量缺陷表现为患者不满意、护理纠纷、护理安全(不良)事件、医疗事故。

1. 患者不满意　不满意是患者感知服务结果小于期望的恰当服务,且超出容忍区所形成的一种心理状态。当患者对护理服务质量产生不满意时,一般有两种反应。一种是不抱怨,继续接受服务,但容忍区域变窄,期望值提高,或直接退出服务;另一种是抱怨,有私下和公开之分,如果问题得到迅速而有效的解决,就会维持或提高患者原有满意度,否则就会发生纠纷。

2. 护理纠纷　患者和(或)家属对护理过程、结果、收费、服务态度等不满意而发生的争执,或对同一护理事件护患双方对其原因及结果、处理方式或严重程度产生分歧、发生争议,称为护理纠纷。护理纠纷不一定有护理失误。

3. 护理安全(不良)事件　是指在护理过程中发生的、不在计划中的、未预计到的或通常不希望发生的事件,包括患者在住院期间发生的跌倒、给药错误、走失、误吸或窒息、烫伤及其他与患者安全相关的、非正常的护理意外事件。

4. 医疗事故　医疗事故是指医疗机构及其医务人员在医疗活动中,违反医疗卫生管理法律、行政法规、部门规章和诊疗规范、常规,过失造成患者人身损害的事故。医疗事故需要医疗事故鉴定委员会鉴定才能认定为医疗事故,其构成要件为:①医疗事故的主体是合法的医疗机构及其医务人员。②医疗机构及其医务人员违反了医疗卫生管理法律、法规和诊疗护理规范、常规。③医疗事故的直接行为人在诊疗护理中存在主观过失。④患者存在人身损害后果。⑤医疗行为与损害后果之间存在因果关系。

（二）护理安全（不良）事件管理

1. 护理安全（不良）事件分类

（1）按事件类别分类：分为给药错误、坠床/跌倒、压力性损伤、管道滑脱、标本错误、医嘱执行错误、管饲和饮食错误、药物外渗、针刺伤、误吸或窒息、烫伤、患者走失及其他护理安全（不良）事件等。

（2）按事件结局分类：可分为不可预防的和可预防的护理安全（不良）事件两种。不可预防的护理安全（不良）事件是指医护人员采用正确的护理方式，但仍造成不可预防损伤的护理安全（不良）事件。可预防的护理安全（不良）事件是指护理人员在护理过程中由于使用不正确的方法，或未能防范差错及设备故障等而造成损伤的护理安全（不良）事件。

2. 护理安全（不良）事件的等级划分 依据事件发生后果的严重程度划分为4个等级。

Ⅰ级——警讯事件：涉及死亡、严重身体伤害或心理伤害的意外事件。严重身体伤害包括丧失四肢或其功能。

Ⅱ级——不良后果事件：在医院运作或疾病医疗过程中，非疾病本身所造成的人员机体与功能的伤害。

Ⅲ级——未造成后果事件：虽然发生了错误事实，但未造成不良后果，或未给患者机体与功能造成任何损害。

Ⅳ级——接近错误事件（隐患事件）：指由于不经意或经及时介入行动，而使原本可能导致意外、伤害的事件或情况并未真正发生。

3. 护理安全（不良）事件原因分析

（1）根本原因分析法（RCA）：是指由多学科的专业人员，针对选定的安全事件进行详尽的回溯性调查的一种分析技术，以揭示患者安全事故或严重临床失误的深层原因，并提出改进和防范措施。RCA的工作要点主要包括以下3个。①问题（发生了什么）：按照时间顺序排列护理过程中的各种活动和现象，通过还原现场，识别发生了什么事、事件发生的过程等。②原因（为什么发生）：针对已发生的事件，运用科学的方法识别为什么会发生患者安全事故，通过分析造成问题的可能原因，直至确定根本原因。③措施（什么办法能阻止再次发生）：多学科的专业人员从不同的专业角度提出意见和建议，识别什么方法能够阻止问题再次发生，什么经验教训可以吸取，或者一旦发生医疗机构可以做什么。

（2）重大事件稽查（SEA）：是指医疗团队中的人员定期对不良或优良的医疗或护理事件进行系统和详细的分析，以寻求改进和提高的过程。SEA和RCA之间不是一种相互排斥的关系，SEA的结果可能提示存在于组织水平上的安全隐患，然后决定是否进行RCA。SEA的工作要点主要包括以下4个。①确定将要稽查的重大医疗或护理事件，并收集相关信息。②举行SEA事件讨论会，讨论并做出相关事件的决定。③系统化记录事件的前因后果和发生发展过程。④采取措施。

（3）医疗失效模式和效应分析（HFMEA）：是基于团队、系统，用于识别某个程序或设计出现故障的方式和原因的前瞻性分析方法。它通过检视高风险流程，对流程进行改造以杜绝或减少缺陷的发生，找出并矫正危险因子，防患于未然，相较于针对既成事实分析的根本原因分析法，属于前瞻性预见式的风险管理方法。

HFMEA的基本步骤如下。①确定研究主题：选择高风险或薄弱程序进行研究，并确保所选择程序的研究实际可行。②组建一个多学科综合性HFMEA团队：通常团队成员6~10人，以便于管理。③绘制程序流程图或步骤：把程序实施步骤和子程序用图表形式展示出来，用数字和字母标记每一步骤的子程序，为后面的分析提供便利，编号尽量简单。④危害分析：列出每一子程序所有潜在失效模式并逐一编号。对所有失效模式的严重性(severity,S,障碍发生后造成的后果)、发生率(occurrence,O,障碍发生的可能性)和侦测性(detection,D,障碍发生前被检测出来的机会)进行评估并计算其风险优先数(risk priority number,RPN,RPN＝S×O×D)。对 RPN≥8 的失效模式进一步分析。⑤拟定行动计划和评价结果:根据造成失效模式的原因决定行动策略,有针对性地提出改进建议,拟定改善措施并重新设计流程,分析和评价修订后流程的有效性。

4. 护理安全(不良)事件的持续改进

(1)培训教育:制订护理安全(不良)事件培训方案和计划,对全体护理人员进行护理风险防范、护理安全(不良)事件管理制度、报告制度、处置流程等内容的培训教育和考核;对患者及其家属进行护理安全(不良)事件风险防范的宣教工作;将共性的护理安全(不良)事件汇总整理成典型案例,在全院范围内组织分享学习,制定针对性的演练方案,并组织实施。

(2)分析评价:及时对护理安全(不良)事件开展事件调查、研究、分析与评价,制定改进举措并督导落实。对护理安全(不良)事件报告、处置的及时性、干预的有效性实施统计和评价分析。将护理安全(不良)事件信息与医疗机构实际情况相结合,从医院管理体系、运行机制与规章制度方面进行有针对性的持续改进。

(3)考核激励:根据护理安全(不良)事件管理制度,制定符合单位实际的考核内容和标准,并定期考核。有主动报告护理安全(不良)事件的激励机制,同时对瞒报、漏报、谎报、缓报等情况进行处罚。

(4)文化建设:护理人员应树立正确的护理风险防范意识,建立护理质量安全文化体系,明确护理安全(不良)事件的目标责任,预防护理安全(不良)事件的发生。建立形成护理安全(不良)事件主动报告、及时处置、问题分析、落实整改、效果评估的护理质量持续改进文化体系,形成护理质量安全文化。

五、护理风险管理

护理风险是指护士在临床护理过程中,在操作、处置、配合抢救等各个环节,可能导致医院和患者发生各种损失和伤害的不确定性。

护理风险管理是指对患者、护士、护理技术、药物、环境、设备、护理制度与护理工作程序等风险因素进行识别、评价和处理的管理活动。

(一)护理风险管理的内容

护理风险管理包括护理风险识别、评估、控制和管理效果评价 4 个阶段。这 4 个阶段周而复始,构成了一个风险管理的周期循环过程。

1. 护理风险识别 护理风险识别是对潜在的和客观存在的各种护理风险进行系统的连续性识别和归类,并分析产生护理风险的原因,是护理风险管理基本程序的第一步。

2. 护理风险评估 护理风险评估是在明确可能出现的风险后,对风险发生的可能性及可能造成的损失严重性进行估计。对易出现风险的护理项目进行程度(轻、中、重)和频度(低、中、高)的评估,并进行定量分析和描述,包括护理风险发生的概率、损失程度、风险事故发生的可能性及危害程度,确定危

> **记一记**
> 护理风险管理的内容。

险等级,为采取相应的护理风险管理措施提供决策依据。护理风险评估使护理管理者关注各个环节的护理风险,尤其是发生概率高、损失程度重的护理风险,更要在管理监控过程中严格防范,从而降低护理风险的发生率。

3.**护理风险控制** 护理风险控制是在护理风险识别和护理风险评估的基础上采取相应的应对风险事件的措施,它是护理风险管理的关键。护理风险控制主要手段包括:制定护理标准、程序与风险管理制度;建立风险管理组织;护士长夜间值班和查房;专职带教督导临床实习护士;临床业务规范化培训;安全意识教育与法律知识、沟通技巧培训;保证各种信息畅通等。

4.**护理风险管理效果评价** 护理风险管理效果评价是对风险处理方案的适用性和效益性进行分析、检查、修正和评估。风险处理方案是否最佳、其效果如何,需要有科学的方法来评价。风险管理效益的高低,主要以能否以最小的成本取得最大的安全保障来评价。

(二)引起护理风险的原因

护理风险可分为直接风险和间接风险。直接风险来自护理人员的操作过程,如给药、采血、住院期间发生压力性损伤、烫伤等;间接风险常来自后勤支持系统,如输液器的无菌标准不合格、医疗设备故障、护理用品供应不充足等,还包括环境安全、医疗设施安全、防火、防爆、防盗、防自然灾害、重大意外事故等。引起护理风险的因素有以下几种。

1.**管理因素** 风险管理机制不健全、风险管理体系不完善、安全保障制度缺乏执行力。医院整体协调管理、人力资源管理、设备环境管理等方面的因素,都会直接或间接给患者及护理人员带来损害。

2.**护理因素**

(1)高危环节:交接班、危重患者外出检查、患者转运、新药物新技术应用等。

(2)高发时段:午间、夜班、节假日等。

(3)高危人群:进修、实习、新入职护士,情绪状况不佳、业务能力欠缺、护患交流障碍者等。

(4)高危意识:主观意识过强、安全意识淡薄、法治观念不强等。

3.**患者因素**

(1)高风险患者:老年人、婴幼儿、孕产妇等特殊患者;病情危重、依从性差、擅自离院、长期卧床、躁动不安及精神异常等患者。

(2)个体因素:患者生理上和心理上的个体差异、文化差异、经济能力及受教育程度等因素都会影响医疗救护效果。

(三)预防和控制护理风险的措施

1.**健全护理风险管理机制** 健全护理质量控制体系,建立护理风险监控组织,制定护理风险管理制度,加强重点关键环节监控。根据护理工作的实际情况,识别护理风险,查找护理安全隐患,制订护理风险管理计划,明确护理风险防范措施,并按计划进行护理风险管理。

2.**提高风险防范意识** 护理风险教育是提高风险防范意识的基础。加强护理风险教育,开设职业道德教育、法律教育、安全教育等讲座,教育护理人员在临床护理工作中树立法律意识,严格执行查对制度、分级护理制度等,规范护理文书书写。重视护患沟通,强化安全管理意识,为危重患者悬挂防导管脱落、防坠床等警示标识,做好各项仪器设备的保养和维护,保证仪器设备处于良好备用状态。

3.**鼓励患者参与风险防范** 护理人员应当树立以患者为中心的工作理念,认真解答患者提出的疑问,满足患者的合理化需求,理解患者在治疗期间的不适心理,充分尊重患者的知情同意权等法律权益,使患者正确认识医疗技术的有效性和风险性。严格执行告知义务,护患双方进行有效、良好的沟通,建立相互信任、相互理解、相互支持、共同承担风险的护患关系。

六、护士安全管理

(一)护士安全的威胁因素

1. 生物因素　如接触各种耐药菌、病毒。
2. 化学因素　如抗肿瘤药物配置过程中发生渗漏。
3. 物理因素　如针刺伤和各种锐器刺伤等。
4. 环境与设备因素　如医院暴力、放射性损伤等。
5. 身心因素　如工作量大造成压力过大、作息紊乱等。

> **思一思**
> 护士安全管理的策略有哪些?

(二)护士安全管理的策略

1. 营造以人为本的医院文化　护士由于其职业的特殊性,每天暴露于各种各样的高危因素之中。各级管理者必须明确人是护理管理中最重要的资源,明确护士和患者安全之间的关系,牢固树立以人为本的思想,正确处理成本控制与护士职业安全防护的关系,合理配置人力,积极采取各种有效的预防措施,努力提供符合职业安全要求的设备、器材和工作环境,使护士健康安全地工作,只有这样才能为患者提供优质、高效、安全的护理服务。

2. 建立护士安全健康指引　建立护士安全健康指引,如预防呼吸道感染指引、预防消化道感染指引、预防血液和体液感染指引、医疗废物处理安全指引和处理流程等,指导护士减少职业暴露,进行职业安全防护和科学应对。

3. 加强职业安全防护相关培训　对各级护理人员的相关培训,既可以使其充分认识职业暴露防范的重要性,提升职业暴露防范意识;又可以加强其对专业知识的掌握,使其善于利用各种防护器具对自身进行职业防护;还可以使其学习医院暴力自我保护方法,提升自身应对压力和处理风险事件的能力。

4. 建立护理职业防护管理机制　把职业防护作为护理管理的一项重要内容,建立职业防范管理制度,通过护理部、科室和病区的三级管理结构,从护理工作规划、资源供给、实施、监督检查和评价等各个环节入手,建立护理职业防护管理机制,保护护士的职业安全。

5. 制定职业防护法　将护理人员的职业防护问题上升到法律高度,卫生行政主管部门和疾病预防控制部门制定职业防护法,改善工作环境,更新防护设备用品,加强防护教育,提高自我防护意识,学习职业安全防护知识。

护理安全管理是保障患者生命安全的必备条件,是减少质量缺陷、提高护理水平的关键环节。护理管理者只有认识到患者安全的影响因素及护士执业过程中的威胁因素,才能运用正确的安全管理策略,从根本上采取有效的预防措施,最大限度地减少差错事故,创造一个安全高效的医疗护理环境,确保患者安全。

(张红梅　李玉芹　李　柳)

思维导图

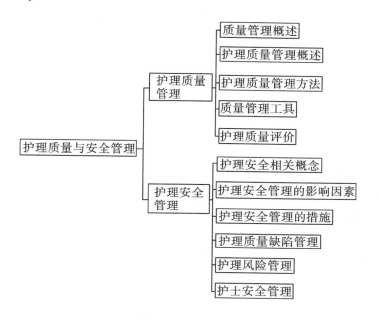

思与练

一、单项选择题

1. 关于拟定护理技术质量标准,下列陈述不正确的是(　　)
   A. 考虑到科学性　　　　　　　　　　B. 考虑到严肃性和相对稳定性
   C. 简明扼要,繁简相宜　　　　　　　D. 应与现实相适应,基于现实又低于现实

2. PDCA 的工作程序为(　　)
   A. 计划、程序、实施、检查　　　　　B. 计划、实施、检查、处理
   C. 计划、程序、实施、处理　　　　　D. 程序、实施、检查、处理

3. 护理质量评价内容中可以评价护士护理行为活动的过程是否达到质量要求的是(　　)
   A. 要素质量评价　　　　　　　　　　B. 环节质量评价
   C. 管理质量评价　　　　　　　　　　D. 终末质量评价

4. 下列影响护理安全管理的因素中,哪项属于护士自身的因素(　　)
   A. 护理制度不健全　　　　　　　　　B. 护理人力资源配置不合理
   C. 盲目执行医嘱　　　　　　　　　　D. 护士在职培训不到位

5. 发生护理差错,但未给患者机体与功能造成任何损害的属于(　　)护理安全(不良)事件
   A. Ⅰ级　　　　　　　　　　　　　　B. Ⅱ级
   C. Ⅲ级　　　　　　　　　　　　　　D. Ⅳ级

二、简答题

1. 护理质量管理的概念及其基本任务是什么?
2. PDCA 循环的特点和实施步骤是什么?
3. 护理质量结果分析方法有哪些?
4. 简述护理安全(不良)事件的概念和分级。

第八章　突发公共卫生事件护理管理

░░░░ 学习目标 ░░░░

1. 掌握：突发公共事件、突发公共卫生事件、应急预案的概念。
2. 熟悉：突发公共卫生事件应急管理和医院应急预案内容、护理应急管理内容。
3. 了解：突发公共卫生事件应急预案体系、应急预案编制。
4. 应用：能根据突发公共卫生事件的护理应急管理要求实施护理应急救援。
5. 素养：培养感染防控意识，主动提升突发公共卫生事件的应急能力和心理素质。

案例思考

　　新型冠状病毒感染疫情是百年来全球发生的较大的传染病，是新中国成立以来我国遭遇的传播速度快、感染范围广、防控难度大的重大突发公共卫生事件。疫情发生后，河南省某三级甲等医院响应上级领导指示，派出强兵能将组成河南省第五批援鄂医疗队奔赴武汉救援。同时作为省级救治医院之一，院领导紧急部署新建一栋病房楼收治新型冠状病毒感染患者。护理部积极响应，快速行动，全面启动应急预案。

　　针对此案例，请思考：

　　该医院护理部在应对新型冠状病毒感染疫情时，可采取哪些护理应急管理措施？

　　思路提示：成立疫情防控护理领导小组；加强应急护理资源管理，组建护理应急队伍，统筹调配护理人力，强化相关知识与技能培训，同时做好应急物资的保障；做好护理应急救援，协助做好医疗卫生紧急救援；做好护理人员和患者及家属的心理干预。

第一节　概　述

　　人类社会发展的历史始终与风险相伴。进入 21 世纪，科学技术和社会经济快速发展，人类在享受科技进步和经济发展所带来成果的同时，各类突发公共事件伴随着现代化的脚步接踵而至。2001 年美国的"9·11"恐怖袭击事件、2003 年的严重急性呼吸综合征、2011 年日本福岛核泄漏，无一不对人类的生命安全造成严重威胁。2019 年人类遭遇了影响广泛的全球性流行病——新型冠状病毒感染,再次给人们敲响了警钟。突发公共事件正成为社会发展中不可避免的一部分,不仅对人类健康和生命安全造成了极大危害,也对社会稳定和经济发展构成了巨大威胁。

一、突发公共卫生事件的概念与特点

(一)相关概念

1. 突发公共事件　指突然发生,造成或者可能造成重大人员伤亡、重大财产损失、重大生态环境破坏和对全国或者一个地区的经济社会稳定、政治安定构成重大威胁或损害,有重大社会影响的涉及公共安全的紧急事件。根据突发公共事件的发生性质,主要分为自然灾害、事故灾难、突发公共卫生事件及社会安全事件四大类。

2. 突发公共卫生事件　指突然发生,造成或者可能造成社会公众健康严重损害的重大传染病疫情、群体性不明原因疾病、重大食物和职业中毒以及其他严重影响公众健康的事件。

根据事件成因和性质,突发公共卫生事件基本可以分为重大传染病类(甲类、乙类、丙类和除法定传染病以外的其他类传染病)、突发中毒事件(重大食物中毒、急性职业中毒和其他中毒)、环境因素事件(重大空气污染、水污染和土壤污染)、群体性不明原因疾病、新发传染性疾病、核和其他辐射事故、生化及放射恐怖事件、影响公共健康的自然灾害事件、其他严重影响公共健康的事件(预防接种事件、医源性感染事件等)。

(二)突发公共卫生事件的特点

突发公共卫生事件是由生物、化学、物理等因素引起的群体性急性发病事件,具有突发性、不确定性、社会性、多样性与多元性以及严重性等特征。

1. 突发性　突发公共卫生事件在极短的时间内爆发,其事件的规模、发展态势和影响程度无法预知。一旦发生,此事件的负面影响将会波及人们生存环境的方方面面。

2. 不确定性　表现在两个方面:①事件发生的时间和地点具有随机性,无规律可循。②事件一旦发生,很难在短时间内控制,事态的发展不可预测。不确定性贯穿整个事件的始终,事件发生的源头、进展程度、危害程度等短时间内无迹可寻。如传染病、食物中毒、水污染事故等突发公共卫生事件,其传播源涉及生活的各个方面,不易被发现,增加了检测难度。

3. 社会性　突发公共卫生事件的发生往往会涉及个体、社区和社会等各种主体,具有群体性和社会性。随着各类交通工具的出现,不同地区、国家和民族之间的联系比以往更加紧密,为事件的广泛传播提供了可能性。如新型冠状病毒感染疫情的发生给社会生活造成了巨大影响。

4. 多样性与多元性　突发公共卫生事件的多样性表现在不同类型事件发生的原因多种多样,同类型事件发生的诱因多种多样。例如,2009年内蒙古赤峰发生的水污染事件是由强降雨导致饮用水污染所致,2014年兰州市水污染事件是由石化管道泄漏导致自来水苯含量超标所致。突发公共卫生事件的多元性表现在因时间、地点等变换,其表现形式和最终转归呈现多元化,甚至还会衍生出次生事件。

5. 严重性　突发公共卫生事件会在短时间内大范围暴发,使公共卫生和医疗体系面临巨大压力,导致医疗资源相对短缺,甚至冲击医疗卫生体系、破坏医疗基础设施,加大应对和处置难度。还可能导致"多米诺骨牌效应",进一步影响经济发展和社会稳定。

> **练一练**
> 举例说明,常见的突发公共卫生事件有哪些?

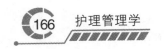

二、突发公共卫生事件的分级

(一)根据突发公共卫生事件的性质、危害程度、涉及范围分级

2006 年国务院颁布的《国家突发公共卫生事件应急预案》将突发公共卫生事件划分为特别重大(Ⅰ级)、重大(Ⅱ级)、较大(Ⅲ级)和一般(Ⅳ级)4 级,并依次用红色、橙色、黄色和蓝色进行预警。

1. 特别重大突发公共卫生事件 特别重大突发公共卫生事件即特大突发公共卫生事件,是指发生在很大区域内,或已发生大范围扩散或传播,或者可能发生大范围扩散或传播,原因不清或虽然清楚但影响人数巨大且已影响社会稳定,甚至发生大量人员死亡的突发公共卫生事件。

2. 重大突发公共卫生事件 重大突发公共卫生事件指发生在较大区域内,已经发生大范围扩散或传播,或可能发生大范围扩散或传播,原因不清或虽然清楚但影响人数很多,甚至发生较多人员死亡的突发公共卫生事件。

3. 较大突发公共卫生事件 较大突发公共卫生事件指发生在较大区域内,已经发生较大范围扩散或传播,或有可能发生较大范围扩散或传播,原因不清或虽然清楚但影响人数较多,甚至发生少数人员死亡的突发公共卫生事件。

4. 一般突发公共卫生事件 一般突发公共卫生事件指在局部地区,尚未发生大范围扩散或传播,或不可能发生大范围扩散或传播,原因清楚且未发生人员死亡的突发公共卫生事件。

(二)根据人员伤亡人数分级

根据人员伤亡人数分为特别重大(死亡人数 30 人以上)、重大(死亡人数为 11 ~ 30 人)、较大(死亡人数为 4 ~ 10 人)、一般(死亡人数为 1 ~ 3 人)4 个等级。另外,各级政府和单位也可以根据不同的突发公共事件产生原因对分级标准做出符合要求的改变。

三、突发公共卫生事件的管理

根据 2007 年中央政府颁布的《中华人民共和国突发事件应对法》,将突发公共卫生事件应急管理全过程分为 4 个阶段,即预防与应急准备、监测与预警、应急处置与救援、事后恢复与重建。

> **记一记**
> 突发公共卫生事件的管理全过程包含哪几个阶段?

1. 预防与应急准备 主要包括应急预案、应急培训演练、应急物资储备保障三方面内容,主要目的是减少甚至消除突发公共卫生事件发生的可能性和产生的危害。应急预案是指导突发公共卫生事件应急管理的规范,可指导应急管理工作及时、有效、准确开展。应急培训演练是检验应急预案、提升应急能力最直接的方式,常态化的公共卫生应急培训演练机制是应急管理工作高效开展的有力保障。应急物资储备以政府储备为主,储备形式分为实物储备和能力储备。《突发公共卫生事件应急条例》要求,国务院有关部门和县级以上地方人民政府及其有关部门负责所属管辖范围的应急物资储备,包含药品储备、设备储备、人员储备等。

2. 监测与预警 由国家卫生健康委员会各级机构监测所属范围内的公共卫生状况,利用专业化机构对公共卫生事件进行风险识别与评估,制定和组织突发公共卫生事件的预防规划和干预措施。突发公共卫生事件预警分为风险认知、风险研判、预警信息发布 3 个阶段,利用监测手段获得突发公共卫生事件的关键信息,对获得的信息进行专业性分析与综合性判断,根据突发公共卫生事件等级发布预警信息。

3. 应急处置与救援 此阶段包含应急救援、应急物资运输、信息发布、社会协同等内容,主要涵盖应急指挥机制和应急联动机制。应急指挥机制是指在突发公共卫生事件发生后,其应急指挥中心会同相关应急部门,统一指挥突发公共卫生事件的应急管理工作,利用现代信息化的应急指挥系统,使地方与国家指挥体系有效衔接。由于突发公共卫生事件影响范围和影响程度的不确定性,需要政府与社会各阶层形成应急共识,在应急联动机制指导下采取统一行动。突发公共卫生事件的应急联动是从中央到地方、不同地区间、多部门、多机构等的协同合作,集中力量开展突发公共卫生事件的处置与救援。在应急联动机制下,有效整合应急资源,实现信息互通、物资互济、医疗互助,形成突发公共卫生事件应急管理的有效合力。

4.事后恢复与重建　突发公共卫生事件得到有效处置后,政府应采取有效措施促使社会和经济恢复正常,可采取多项举措帮扶受突发公共卫生事件影响的个人、企业、行业等,促使其快速恢复至正常的生产生活状态,一定程度上弥补了突发公共卫生事件带来的损失。事后恢复与重建的内容不仅包括复工复产等社会经济恢复,还包括对应急管理工作在应对突发公共卫生事件时暴露出的短板进行完善,对突发公共卫生事件进行全面反思,弥补现有应急管理制度的不足,借鉴应急管理工作的成功经验,提升突发公共卫生事件的应对能力。

第二节　突发公共卫生事件的应急预案

应急预案即应急计划和方案,是指各级人民政府及其部门、基层组织、企事业单位、社会团体等为依法、科学、迅速、有序应对突发事件,最大程度减少突发事件及其造成的损害而预先制定的工作方案。其目的是在突发公共卫生事件发生时能根据预案进行人力、物力的调配,为突发公共卫生事件的快速、有效处置做好准备,使应急管理工作能依计划及时、有效、准确开展,明确事件发生前、发生过程中、结束后各个阶段的应急工作流程、参与应对各部门的职责、相应的资源配备以及应对策略等。

一、突发公共卫生事件应急预案体系

应急预案体系建设是突发公共卫生事件应急机制建设的重要组成部分,是加强突发事件预警、预测能力的基石,也是提高突发公共卫生事件应急处理能力的重要保障。目前我国的突发公共卫生事件应急预案体系是在《国家突发公共事件总体应急预案》的指导下,以专项预案为主体,包括单项预案、部门预案构成的预案体系,是国家突发公共事件应急预案体系的重要组成部分。另外,各级人民政府也已经或正在制定地方突发公共卫生事件应急预案和不同类型突发公共卫生事件的单项应急预案。

二、突发公共卫生事件应急预案编制

依据《中华人民共和国传染病防治法》《中华人民共和国突发事件应对法》《国务院有关部门和单位制定和修订突发公共事件应急预案框架指南》等相关文件,编制突发公共卫生事件应急预案。突发公共卫生应急预案编制程序包括编制前评估、预案编制、审批与备案、应急演练、评估与修订、培训与宣教等步骤。内容包括总则、组织指挥体系及职责、预警和预防机制、应急响应、后期处置、保障措施、附则等。不同的突发公共卫生事件的预案编制不同,应结合实际情况,依据突发公共事

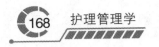

件应急预案框架指南编制科学、全面、详尽的应急预案。

三、医院突发公共卫生事件应急预案

为提高医院预防和控制突发公共卫生事件的能力和水平,规范各类突发公共卫生事件的应急处置工作,最大程度地减少其危害,保障患者、医院工作人员及社会公众身体健康与生命安全,维护正常医疗秩序和社会稳定,应依据现行法律、法规及相关规范性文件,制定医院突发公共卫生事件应急预案,具体可包括以下内容。

(一)应急组织体系及职责

成立医院应急管理领导小组,确立以院长为首,副院长、医务部主任、护理部主任、相关科主任等各部门负责人组成的医院应急指挥部,下设医院应急工作办公室、应急专家组、医疗救援组、院感防控组、后勤保障组、新闻宣传组等。实行分级管理制度,明确工作职责,形成有效的组织指挥体系,做到统一指挥,正确处置,多部门配合,共同协调完成医院突发公共卫生事件应急管理工作。

(二)预警报告

当可能发生传染病暴发、不明原因的群体性疾病、重大食物中毒和职业中毒事件等突发公共卫生事件时,医务人员应当在接诊的同时向医院负责部门报告,负责部门接到报告后,应按照有关规定及时、准确上报。报告内容主要包括突发公共卫生事件类型和特征,发生时间、地点和范围,涉及人数,临床表现,可能原因,已经采取的措施等。

(三)应急反应

1. 临床抢救治疗　突发公共卫生事件发生后,及时开展患者接诊、收治和转运工作,实行重症和普通患者分开管理,对疑似患者及时排除或确诊。根据不同类型突发公共卫生事件的疾病特点,按照现场救援、患者转运、后续治疗相结合等原则进行处置;开展院内多学科讨论制定初步诊断方案;调配全院医疗卫生技术力量进行诊治并保障全院其他患者的救治工作正常开展。

2. 感染控制　调配全院感染控制团队力量,做好和监督病区及医务人员的隔离与防护。根据事件类型制定合理工作流程,确保救治工作规范、高效、有序开展。针对传染性疾病,对相关人员防护知识进行培训,督促医务人员做好隔离防护、环境及物品消毒、医疗废物处置等,防范发生院内感染,保证医院日常工作的正常进行。

3. 事件调查　协助有关部门对突发公共卫生事件的发生和发展进行调查,主要针对事件的发生原因、特点等进行总结。同时还应调查事件应急处置、事件控制是否及时。

4. 后勤保障　主要负责全院保障工作,包括因突发公共卫生事件需要而进行的临时病区紧急改造,按需采购、储存充足的相关应急物资,做好患者的分流转运,并提供保卫工作等。

(四)应急保障措施

1. 制度保障　应根据突发公共卫生事件应急处理过程中出现的问题、新情况等,加强调查研究,制定并不断完善应对突发公共卫生事件的规章制度,形成科学、完整的突发公共卫生事件应急规章体系。

2. 技术保障　建立信息系统,承担突发公共卫生事件及相关信息收集、处理、分析、发布和传递等工作。建立突发公共卫生事件应急救治队伍,并加强管理和培训。采取定期和不定期相结合的形式,组织开展突发公共卫生事件的应急演练,并有计划地开展应对突发公共卫生事件相关的防治科学研究,加强应对突发公共卫生事件应急处理技术的国内外交流与合作,提高应对突发公共卫生

事件的整体水平。

3.物资、经费保障　建立处理突发公共卫生事件的物资储备,发生突发公共卫生事件时,应根据应急处理工作需要调用储备物资,使用后及时补充。应保障突发公共卫生事件应急基础设施项目建设经费,并按规定落实。根据实际工作需要为应急医疗卫生救治队伍配备通信设备和交通工具。

4.宣传教育　利用广播、影视、报刊、互联网、手册等多种形式广泛开展突发公共卫生事件应急知识的普及教育,宣传卫生科普知识,以科学的行为和方式对待突发公共卫生事件。

(五)后期处理

突发公共卫生事件结束后,应组织有关人员对处理情况进行评估,包括事件概况、现场调查处理、患者救治情况、所采取措施的效果评价、应急处理过程中存在的问题和取得的经验及改进建议等。

(六)预案管理与更新

根据突发公共卫生事件的形势变化和实施中发现的问题,及时修订完善应急预案。

第三节　突发公共卫生事件的护理应急管理

应急管理是指政府及其他具有公共管理职能的部门在突发事件的事前预防与准备、事中监测与应对、事后恢复与重建过程中,通过启动合理、有效的运行机制,采取预设的应对措施,运用科学技术、综合管理等手段,保障公众身体健康与生命安全,维护正常的社会秩序。护理人员作为救治患者的主力军,面对着巨大的风险与挑战,其反应速度和应对方式是医院应急救治工作效率的直接体现。因此,对护理工作进行科学、全面、合理的管理至关重要。

一、护理应急管理组织

(一)成立护理应急管理组织

成立护理应急领导小组,服从医院突发公共卫生事件应急处理领导小组的统一指挥。由分管护理的副院长及护理部主任负责,科护士长、病区护士长参与,小组成员分工明确、信息畅通。一旦发生突发公共卫生事件,各部门护理人员应迅速进入应急状态,各项工作协调有序、稳步开展,最大可能地保证救护工作顺利、有效进行。

(二)工作职责

1.院长(分管护理副院长)职责　①制定突发公共卫生事件应对方案,明确各部门职责和任务,协调各部门配合,做到统一指挥,正确处置,集中领导,共同完成突发公共卫生事件的应对。②制定医院护理应对突发公共卫生事件的各项决策。③为应对突发公共卫生事件提供支持和必要的资源。

2.护理部主任职责　①协助院长(分管护理副院长)落实上级领导制定的各项决策。②负责组织协调应对突发公共卫生事件护理救治工作的开展、督导和评价工作。③制定突发公共卫生事件护理应急预案、应急护理管理规章制度等。④实施突发公共卫生事件护理应急预案的教育和培训。

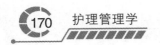
⑤协调解决各种突发状况和应急处置存在的问题。

3.科护士长职责　①负责科室应对突发公共卫生事件各项措施的落实。②及时解决科室应对突发公共卫生事件中的有关问题并与相关科室沟通解决。③加强突发公共卫生事件应对措施护理质量督导,针对检查中发现的质量问题提出改进建议,并监督整改。

4.病区护士长职责　①负责本病区突发公共卫生事件应对措施的落实。②定期对本病区突发公共卫生事件应对措施护理质量进行检查、评价,对存在的问题制定切实可行的改进措施,保证护理质量的持续改进。

二、护理应急资源管理

(一)护理人力管理

1.组建护理应急队伍　根据突发事件发生的类型、危害程度、受伤人数、受伤程度等具体情况而定,并综合考虑护士专业方向、工作经历、职称、工龄等因素,形成多级别救援梯队。救援人员具有强烈职责感和使命感;具备灾害医学知识、心理学知识、应急防范和自救知识以及卫生防疫知识等;同时具有决断力和执行力、应变能力、沟通交流能力和洞察力等。

2.人力资源应急调配　人力资源使用的有效性决定管理体系的运行效率。突发公共卫生事件一旦发生,应在最短的时间内对现有应急人力资源进行合理调配,坚持"统筹兼顾、动态调整、以人为本"的原则,确保护理救援工作正常进行。

3.应急护理人员培训　严格选拔护理人员并开展培训,提高人员专业水平,是应对紧急突发事件、提高救援效率的关键。培训内容主要包含相关法律法规和应急处理相关理论知识,传染病的急救处置与防护技术、危急重症患者转运和抢救、自然灾害或意外事故情景下的自救和互救技能等技术。

(二)应急物资管理

充足的应急物资储备是保障应急救援工作顺利开展的物质基础,需多部门参与协作。应急资源的合理配置、布局、调度和补充在突发公共卫生事件应对中起到十分关键的作用,决定着应急管理工作能否顺利进行。护理部应协同后勤保障科室,定期组织人员对各临床科室的物资、设备进行核查;各病区定期盘点,按需申领,避免存储过量及储存不足等情况的发生。

思政课堂

巾帼英雄——吴欣娟

吴欣娟,第二十七届中华护理学会理事长,第四十三届南丁格尔奖获得者,曾获得"泰国王太后护理奖"和首届"全国创新争先奖"等荣誉。2020年初,新型冠状病毒感染疫情在武汉大暴发,在医疗资源匮乏和医务人员极其短缺的严峻形势下,吴欣娟紧急调集人员,于2020年2月7日带领北京协和医院第二批援鄂医疗队奔赴武汉,进驻华中科技大学同济医学院附属同济医院中法新城院区,接管了医院的ICU病房。从全方位的重症监护病房组建,到多元化的抗疫知识培训;从制定工作流程与岗位职责,到护理管理与安全防护,吴欣娟带领团队密切配合,相互协作,迅速成为一支专业精湛的危重症患者救治队,在危重症患者救治中发挥了重要作用。吴欣娟在这场没有硝烟的战争中,身先士卒,率先垂范,用实际行动书写她对护理事业的热爱。

三、护理应急救援

思一思
护理应急救援主要包含哪几方面的内容?

1.**现场救援**　突发公共卫生事件发生后,应急护理人员应迅速到位,听从指挥,分工合作,协助做好医疗卫生紧急救援,迅速、有效控制事态发展。启动和落实各项应急救援措施,协助做好发生传染病、中毒、衍生伤害等突发公共卫生事件的危险性活动,协助对现场可疑生物或化学危险源的处理及清除等,采取有效控制措施进行现场救援。

2.**抢救受害者**　应立即使受害者脱离危险现场,协助医师积极实施救治,使其获得及时、正确的急救,治疗和照料受害者,最大程度地减少伤亡。对受害者进行分类,本着"先救命后治伤、先救重后救轻"的原则开展工作,按照国际统一的标准对伤病员进行检伤分类,分别用蓝、黄、红、黑四种颜色,对轻、重、危重伤病员和死亡人员做出标志,以便后续救治辨认或采取相应的措施。

3.**实施转运**　①对已经检伤分类待送的受害者进行复检。对有活动性大出血或转运途中有生命危险的急危重症者,应就地先予抢救、治疗,做必要的处理后再进行监护下转运。②在转运过程中要科学搬运,避免造成二次损伤。③合理分流受害者或按现场医疗卫生救援指挥部指定的地点转送,任何医疗机构不得以任何理由拒诊、拒收受害者。

4.**保护高危人群**　对疑似受害者、受害者的密切接触者以及其他高危人群,根据不同的有害因素和受害途径采取不同的保护措施及相应的医学观察。

5.**配合调查**　配合上级卫生主管部门对突发公共卫生事件进行调查,包含类型、性质、等级,已采取的措施及效果,面临的主要问题及发展趋势等。

6.**卫生防护**　在专业人员的指导下,参加突发公共卫生事件应急救援的工作人员实施标准预防,防止交叉感染和污染。

7.**心理干预**　在面对突发公共卫生事件时,患者和护理人员均易产生焦虑、恐惧等负性心理。因此,需加强护理人员、患者及家属的心理干预管理。

(张红梅　景孟娟　王淑粉)

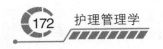
思维导图

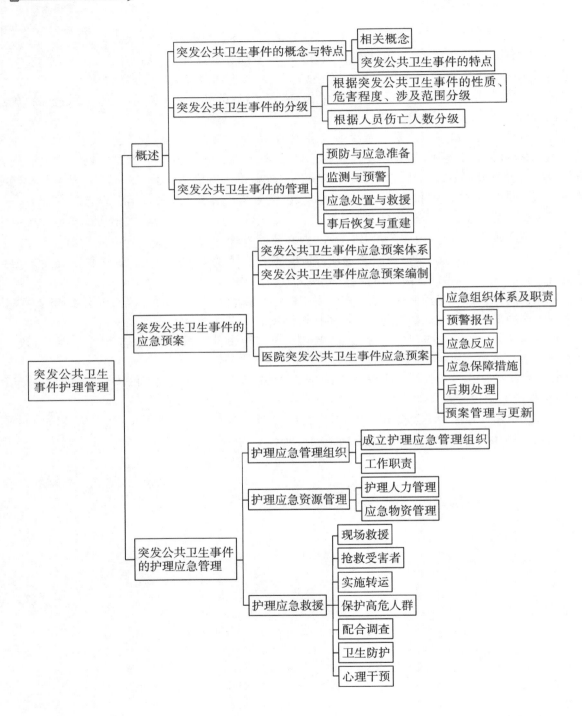

思与练

单项选择题

1. 突发公共卫生事件是指突然发生,造成或者可能造成社会公众健康严重损害的重大传染病疫情、(　　)疾病、重大食物和职业中毒以及其他严重影响公众健康的事件。

　　A. 个体性原因明确　　　　　　　　B. 群体性可以预测

　　C. 群体性不明原因　　　　　　　　D. 个体性不明原因

2. 下列哪项不属于突发公共卫生事件(　　)

　　A. 重大传染病疫情　　　　　　　　B. 慢性肺部疾患

　　C. 重大食物中毒事件　　　　　　　D. 重大职业中毒事件

3. 根据突发公共卫生事件的性质、危害程度及涉及范围,突发公共卫生事件可划分为(　　)

　　A. 三级　　　　　　　　　　　　　B. 四级

　　C. 五级　　　　　　　　　　　　　D. 六级

4. 下列哪一项不属于突发公共卫生事件特点(　　)

　　A. 突发性　　　　　　　　　　　　B. 不确定性

　　C. 后果严重性　　　　　　　　　　D. 可预测性

5. 下列哪项不属于突发公共事件的应急管理过程(　　)

　　A. 预防与应急准备　　　　　　　　B. 就地隔离与治疗

　　C. 应急处置与救援　　　　　　　　D. 事后恢复与重建

6. 应急预案制定流程不包括(　　)

　　A. 预案编制前评估　　　　　　　　B. 预案编制

　　C. 应急演练　　　　　　　　　　　D. 预警报告

7. 突发公共卫生事件护理应急管理不包含(　　)

　　A. 组建护理应急队伍　　　　　　　B. 应急护理人员培训

　　C. 抢救受害者　　　　　　　　　　D. 筹集应急物资

第九章　管理创新

案例思考

合肥市西园街道社会管理创新

西园街道位于蜀山区中部，辖区面积3.4平方公里，人口60 000多人，下辖6个社区。各类住宅小区60个，其中有物业管理的小区只有27个。因企业改制、破产倒闭等原因造成的由"单位人"变成"社会人"的达10 000多人。随着城市管理重心的下移和基层民主意识的发展，传统以行政手段为主导的思维模式和管理方式越来越不适应现代社会。基层政府面对千家万户千差万别的服务需求时显得力不从心，社区管理服务出现较多的问题。

1. 存在的具体问题

(1)没能力。主要表现在过多依靠行政手段，对社区的管理服务意识不强、服务观念不新、服务手段单一。

(2)没精力。主要是表现在政府对社区的管理缺乏足够的资源，一个社区10多个聘用员工，面对的服务对象少则10 000多人，多则两三万人，整天忙于事务，难以对社区公共服务进行创新，疲于应付，无暇研究和开展社区服务，难以对社区公共服务载体进行创新。

(3)没活力。社区服务的范围和领域比较狭窄，提供居民参与的事项很少，多为强迫式、推销式的服务，剃头挑子一头热，居民参与的热情不高。

(4)没定力。社区服务的开展无计划、无系统，规律性差，给人一种形式主义感，使居民的认同感和归属感淡化。

2. 创新管理的做法与经过

(1)平台设置：街道成立社会工作服务中心，所辖6个社区成立社区社会工作服务站，作为基层公共服务平台。具体举措：一是突出行业管理；二是突出专业指导；三是突出引导扶持。

(2)人才培养：把获得专业知识的人员充实到各类社会组织中引导居民开展活动，由专业社工来负责中心和服务站的运转,确立了社会工作专业人才队伍标准。具体举措:一是制订培养计划;二是集中组织培训;三是建立教育学院;四是建立岗位标准。

(3)载体涉及:实施社会服务项目化运作,由专业社工机构介入。街道业务科室负责对社会服务项目的确定、评估、跟踪、问效,引入第三方社会服务组织负责实施。具体举措:特殊家庭"阳光四季"帮扶服务项目;社区矫正和心理辅助服务项目;"情暖夕阳"居家养老服务项目;老少活动家园服务项目;志愿广场服务项目;"蜀苑之声"文化服务项目。

3.成效与反响

(1)取得的成效:一是规范了社会组织的发展;二是弥补了行政手段的欠缺;三是吸引了居民群众的参与;四是做实了社区服务的内容。

(2)获得的反响:居民的融入;职能的归位;专家的肯定。

针对此案例,请讨论:

该社区主要进行了哪些方面的管理创新?

思路提示:管理理念的创新、管理机制的创新、管理方法的创新、服务项目的创新等。

第一节　概　述

随着社会的进步、经济的发展及人类文明的不断提高,创新已经作为社会经济增长的内变量及人类社会进步的核心要素,普遍存在于各个领域的各项工作之中。特别是当今社会,无论是组织还是个人,均已经无法忽视创新这一组织活动不可缺少的要素,对人们生活、工作所产生的影响。因此而言,人们要想彻底融入这个新的时代,也就必须积极地拥抱创新、研究创新、实践创新。

一、管理创新的概念和内容

(一)创新的概念

美籍奥地利人、著名经济学家约瑟夫·阿罗斯·熊彼特(Joseph Alois Schumpeter,1883—1950)于1912年首次提出了"创新"的概念。创新也可称为创造。

> **记一记**
> 1.创新及管理创新的概念。
> 2.管理创新的基本内容。

通常而言,创新是指通过创造性的思维和行动,可产生显著的效果,使人类在某一个方面发生无先例变化的行动。对个体而言,指的是个体根据一定的目的和任务,运用一切已知的条件,产生出新颖、有价值的成果的活动;对企业或组织而言,则指企业或者组织在生产运营的过程中,对各种生产要素和生产条件所进行的一种从未有过的新的组合。但在不同的领域与范畴,对创新概念的解释也有所不同。从哲学的范畴看,创新是一种否定,是积极的、辩证的否定,是"扬弃"旧事物、生成新事物的过程。

管理领域所说的创新,则是指一种思想和原则,以及在这种思想和原则指导下,组织所从事的不断适应环境变化、满足社会需求的实践活动。正如熊彼特所说,创新是引进一种新产品、采用新的生产方式、开辟新的市场、开发和利用新的原材料、采用新的组织形式等生产要素的重新组合。

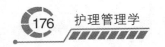

（二）管理创新的概念

20 世纪 50 年代，管理大师彼得·德鲁克（Peter Drucker,1909—2005）将创新的概念引入管理领域，认为管理创新就是赋予资源以新的创造财富能力的行为，是在原有资源的基础上，通过资源的再配置，再整合（改进），进而提高（增加）现有价值的一种手段。从宏观上看，管理可指组织内资源有效整合以达到组织目标和责任的过程；从微观上看，可指围绕目标和责任使资源有效整合的一切细小工作和活动。所以，管理创新是创造一种新的更有效的资源整合范式，这种范式可以是新的有效资源整合以达到组织目标和责任的全过程管理，也可以是新的具体资源整合及目标制定等方面的细节管理。美国著名经济学家保罗·罗默（Paul Romer）认为，管理创新是在创造和掌握新知识的基础上，主动适应新的环境，提高组织时代效能，推动生产要素在质和量上发生新变化的综合过程。

综上所述，可以将管理创新定义为：管理者利用新思维、新技术、新方法，创造一种新的更有效的资源整合方式，以激励组织的系统效益不断提高的过程。它至少包括 5 个方面：①提出一种经营思想并加以有效实施；②创设一个新的组织结构并使之有效运转；③提出一个新的管理方式方法；④设计一种新的管理模式；⑤进行一项制度的创新。

（三）管理创新的内容

根据管理创新内容的不同，可分为管理理念创新、管理手段创新和管理方法创新。理念创新是各项创新工作的基础；手段创新是理念创新的进一步具体化，它使理念创新变得切实可行；管理方法创新则保证了管理理念和手段能够为大家所接受，使理念创新和手段创新能够取得预期效益，三类创新相辅相成，形成一个完整的管理创新体系。

1. 管理理念的创新　管理理念是管理活动的主导，管理创新首先是管理理念的创新。管理理念的创新是指形成能更有效地利用资源的新概念、新看法或新构想的活动。组织管理者必须不断转变对新事物的认识，用新思想、新观念去看待组织发展过程中出现的新情况、新问题，只有不断进行理念创新并付诸实际行动，组织才能得到持续发展。例如，在实施护理管理过程中，随着人类对自身价值的认识，更加注重对生命内在质量的关怀和人格尊严的完善，护理管理者仅靠"权力"对护士一味采取强制管理的方式是远远不够的。护理管理者要注重把"以人为本"的理念渗透于护理管理过程中，把尊重、爱护、关心、调动护士的主观能动性作为护理管理创新的基本出发点，树立"管理就是服务"的新型护理管理理念，恰当运用激励机制，积极鼓励、支持、引导护理人员进行创新，奖励那些敢于创新、勇于奉献的创新者。

2. 管理手段的创新　新的管理理念的提出，必然引发一系列需要解决的管理手段问题，实现管理手段创新在大多数情况下是组织方式和管理制度的创新。一种新的管理理念只有经历了组织化、制度化、可行化过程，才能成为现实的管理手段，从而发挥应有的价值。

（1）组织创新：主要是指创新组织机构设置和结构安排，解决组织结构、运行及组织联系方面所存在的问题，使之适应组织发展需要，达到提高组织运行效率、降低组织运行成本的目的。具体组织创新包括以下几种。①职能结构的创新：指管理人员的岗位变动和薪酬变化的创新，可以激发组织成员的潜力，提高工作效率。如在医院管理中指派护理副院长为医院护理管理工作责任人，护理部主任、护士长由副院长任命，对其实施年薪制，将目标管理指标与工资奖金紧密挂钩。②组织体制的创新：是指以集权和分权为中心的、全面处理组织纵向各层间的责、权、利关系的体系。如医院市场经营理念建立所有权与经营权分离的体制，实行院长负责制，院长全权负责医院经营管理，独立承担法律、经济、民事责任，对医院资产的所有者负责。③组织结构的创新：为了促进组织管理过程的畅通、连续，把相关性强的职能科室组合到一起，做到一个基本职能设一个部门、一个完整流程设一个部门,使各部门间、部门内部职务和岗位间彼此配合更加协调。扁平化和虚拟化是组织结构创新发展的方向,例如为提高护理质量成立专项护理质量控制委员会,建立护理部、病区、个人三级护理质控体系,委员会成员分别承担相应的工作职责。④跨组织联系的创新:上述组织创新的几项内容均属于组织内部结构及其运行的创新,除此之外,组织创新还要进一步考虑组织外部相互之间的联系,护理部可以设立患者服务中心、病友联谊部门,对患者进行健康随访、了解患者的需求,通过部门合作不断完善护理服务。

(2)管理制度创新:制度是组织日常经营活动中各项具体规则的总称,是保证组织顺利运行、调节组织中各种关系的准则和规范。制度创新是组织根据内、外部环境的需求变化和自身发展壮大的需要,对组织准则、规范的调整和变革。制度创新可以不断调整和优化组织所有者、管理者、员工之间的关系,使各个方面的权利和利益得到充分体现,使组织中各种成员的作用得到充分发挥。制度创新的范围很广,涉及组织管理的方方面面。如实行护士长竞争上岗制度,护理部对全院护士长进行综合考评,对考评差的护士长实行末位淘汰制,从而增强护士长的竞争意识和业务管理能力;改革护士长夜间总值班制度,针对护理工作的薄弱环节强化护理管理,促进护理质量的全面提升,为更多的患者提供优质高效的服务。

(3)管理模式创新:是指基于新的管理理念、管理原则、管理方法,改变企业的管理流程、业务运作流程和组织形式。管理模式创新可以解决组织中主要的管理问题,降低成本和费用,提高工作效率,增加客户满意度和忠诚度。某些医院推行的医护一体化工作模式就是非常典型的管理模式创新。该模式打破了传统医护模式下医患、护患两条平行线的格局,通过成立医护协同小组,为患者提供治疗、护理、康复一体化的责任制整体医护服务,患者住院期间的一切治疗护理活动及出院后的随访与指导均由同一组医护人员负责。医护之间既有分工又有协作,医生重点关注正确诊断与规范治疗,护士重点关注患者治疗及康复过程中高危风险的防范。医护共同查房、交接班和业务学习,共同决策、解决患者存在的问题。这种全新的工作模式深化了优质护理工作内涵,优化了工作流程,提高了医疗护理效率,缩短了患者平均住院时间,节省了住院费用,同时也降低了患者并发症的发生率,显著提高了患者的满意度。

3. 管理方法的创新 管理方法是指用来实现管理目的而进行的手段、方式、途径和程序的总和。管理方法的创新是指组织根据内、外部环境的需求变化改进管理手段、方式、途径和程序,以提高管理效率,实现组织目的。管理方法通常按其普遍性程度不同分为通用管理方法及专门管理方法。通用管理方法是以不同领域的管理活动都存在某些共同的属性为依据而总结出的管理方法,如任务管理法、人本管理法、目标管理法、系统管理法等,它为人们运用专门管理方法提供思路和基本原则。专门管理方法则是对某个资源要素、某一局部或某一时期实施管理所特有的专门方法,是为解决具体管理问题的管理方法,如改进护理质量的PDCA循环管理法、六西格玛管理方法等。下面介绍两种护理领域创新的专门管理方法。

(1)流程再造:工作流程是为了实现组织目标和任务的工作路径,表现了各类工作间的顺序关系。实现组织目标和任务的工作流程往往是多种多样的,最佳的工作流程可以实现目标、技术、人员间的动态均衡,它强调以流程代替传统的职能导向的组织形式,注重流程的改造和创新,为组织创新提供了全新的思路。工作流程管理是组织管理的核心部分,通过对流程进行设计与优化,实施流程再造,实现组织变革,可以大幅度提高效率、缩短周期、降低成本。在护理管理中,运用"一切以患者为中心"的服务理念,从患者需求出发,采用取消、合并、简化、调序、一体化、自动化等方法与手段,对住院、治疗、康复等护理过程进行改造,不仅缩短了时间,保障了安全,而且给患者带来更多的方便与利益。目前,我国许多医院的护理组织在门诊就医流程、手术患者核对流程、患者转运流程、

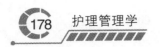

危重患者急救流程(急诊绿色通道)等方面的创新已经取得了一定成效,合理调配了资源,优化了管理流程,提高了服务效率。

(2)项目管理:项目的管理者在有限的资源约束下,运用系统的观点、方法和理论,对项目涉及的全部工作进行有效的管理,即从项目的决策开始到项目结束的全过程进行计划、组织、指挥、协调、控制和评价,以实现项目的目标。项目管理应用的领域不是在于常规任务,而是在于对某一特定项目的管理。其实施的步骤包括:①制定明确、可行、具体和可以度量的目标。②制定项目工作范围。③在项目组内分配任务职责。④统筹规划项目间的活动。

运用项目管理方法可以将不同职能部门的成员组成团队,项目经理则是项目团队的领导者,其肩负的责任就是领导团队准时、优质地完成全部工作,避免了不同部门在运作项目过程中产生的摩擦,可以快速处理需要跨领域解决的复杂问题,以实现更高的工作效率。例如,某医院护理部接到紧急申报医院护理专业建设项目的通知,如何在极短时间内完成符合要求的申报任务成为医院护理管理者面临的挑战。护理部采取项目管理方法,组织管理层认真学习文件精神,明确任务和目标;按照申报要求迅速从多种渠道收集相关资料和数据;对护理管理团队成员按申报内容分工,明确每一位成员的责任和完成任务时间;在此基础上,成员之间协调配合,所有申报材料按要求准时提交,该项目顺利通过答辩,使医院临床护理学科又迈上一个新台阶。

二、管理创新的影响因素

从宏观和微观的角度概括而言,管理创新的影响因素主要包括以下几种。

(一)社会文化因素

20世纪科学技术的迅猛发展已给世人留下了极其深刻的印象。进入21世纪,我国政府提出了"科教兴国""倡导科学创新"的口号,希望中国能尽快成为科技强国。但从总体上看,我国在科学方面仍远远落后于西方国家。分析其原因主要是中西方社会文化基因的不匹配、不吻合、不协调所致。因此,我们要想进行管理创新,必须重视中西方在文化心理结构、思维方式、价值取向和思想观念等方面的差异,需要营造有利于创新的文化环境,建设符合时代需要的创新文化。这就要求我们在继承中华优秀传统文化的同时,大胆吸收和借鉴西方文化的长处,实现文化上的创造性转化,为管理创新提供文化上的支撑。

(二)环境因素

影响管理创新的环境因素包括硬件环境因素和软件环境因素。研究表明,企业或团队组织的硬件环境对创新的影响不是呈正相关关系。在创新度达到最大值后,反而会随着越发优越的环境而呈现下降态势。因而,对度的准确把握是一个优秀管理者需要具备的重要素质。而行业、企业或团队组织的软环境,即企业文化、激励制度及知识管理实施程度的影响则能够对人的创新行为的发生产生积极和正向的作用。其目的是让每一个员工都敢于创新和精于创新。在这个过程中,需要解决信任危机、构建交流平台和应对失败的激励机制等。

(三)教育因素

纵观古今中外人类文明的发展历程,不难看出,教育对提高一个民族的文化素质、培养创新精神具有重要的意义。一个国家和民族,其教育水平越高,其民族变更旧文化的需求就越强烈,越可能发明、发现及传播新方法。尽管教育不等于创新,但是离开教育这一基础,创新就不可能产生。可见,教育孵化创新,对创新具有良好的催生作用。

(四)思维定式因素

在创新管理的过程中,除创新动机、创新敏感和创新方法是创新过程不可或缺的基本要素外,更重要的是思维定式因素对创新管理的影响。所谓思维定式,就是按照积累的思维活动经验教训和已有的思维规律,在反复使用中所形成的比较稳定的、定型化的思维、路线、方式、程序或模式。

1.思维定式的积极和消极作用 ①思维定式的积极作用:思维定式所强调的是事物间的相似性和不变性。在问题解决中,它是一种"以不变应万变"的思维策略。对于解决管理过程中的一系列问题具有极其重要的意义。在问题解决活动中,思维定式可根据面临的问题联想起曾经解决的类似问题,将新旧问题进行比较,抓住新旧问题的共同特征,使已有的知识和经验与当前问题情境建立联系,利用处理过类似旧问题的知识和经验处理新问题,或把新问题转化成一个已解决的熟悉问题,从而为新问题的解决做好积极的心理准备。②思维定式的消极作用:思维定式容易产生思想上的模仿性,养成一种机械的、千篇一律的解决问题的习惯。当新旧问题形同质异时,思维定式往往会使解决问题者步入误区。

2.创新的思维障碍 常见的创新思维障碍类型主要有以下几种,即习惯性思维、权威性思维、经验性思维、从众思维和书本思维。①习惯性思维:指人们在习惯的支配下,习惯地选择自己最熟悉、最常用、最可靠的解决问题思路,这就使人们不知不觉地走进某一个框架,走过去或者别人的老路,把思维局限在某一个狭小的范围内。②权威性思维:指人们对权威人士言行的一种不自觉的认同和盲从,常见的权威有领导权威、学术权威、明星权威等。思维中的权威定式来自后天的社会环境,是外界权威对思维的一种制约。③经验性思维:通过长时间的实践活动所积累的经验,是值得重视和借鉴的。但是,经验只是人们在实践活动中取得的感性认识,并未充分反映出事物发展的本质和规律。人们受经验定式的束缚,就会墨守成规,失去创新能力。因此,经验具有一定的狭隘性,某种情况下可对思维的广度产生一定的束缚。④从众思维:就是服从和顺从众人,随波逐流。在从众定式的影响下,别人怎样做,我也怎样做;别人怎样想,我也怎样想。⑤书本思维:书本是人类最伟大的发明,有了书本,前一代人能够很方便地把自己的观念、知识和价值体系传递给下一代人,使得下一代人能够从一开始就站在前人的肩膀上,而不必每件事情都从零开始。尽管书本知识让人们受益无穷,但有时也存在很多的局限性和不足。

三、管理创新的过程与组织

(一)管理创新的过程

从概念可以看出,管理创新并不仅是提出一种新方式、新手段,而应通过这种方式、手段的具体实施,帮助组织有效配置资源,提高效益。如果只是提出了管理方面的某一建议,却无法实施或实施后不能达到预期的效果,那么这种建议不过是一种创意。创意不等于管理的创新,创意是创新的来源,可以有很多,但通过实践,最终获得成功的创意才是创新。管理创新的过程可分成3个阶段:创意形成阶段、创意筛选阶段及创意验证实施阶段。

1.创意形成阶段 创意是创新的源泉,也是实现管理创新的根本。组织中的人可能会有各种各样的创意,但产生一些好的创意绝不是容易的事,它受到人的素质及当时各种因素的影响和制约。从组织外部环境来看,技术的进步、人口的变化、社会环境的改变、文化与价值观念的转变都可能促进创意的形成;就组织内部而言,工作中遇到的瓶颈及意外的成功和失败也可能激发创意。

2.创意筛选阶段 产生了许多创意之后,需要根据组织的现实状况及组织外部环境的状况对这些创意进行筛选,看其中哪些有实际操作的意义。创意经过尝试才有可能成为创新,而尝试是有风险的,所以对创意的筛选也应由组织中或与组织有关的人员来进行,这些人员需要有丰富的管理经验、极好的创造性潜能及敏锐的分析判断能力。

3. 创意验证实施阶段 创意的验证实施是整个管理创新过程中非常重要的阶段,创意经过上阶段的选择确认,通过一系列的具体操作方案,在组织的管理过程中得到验证,变为一项确实有助于组织资源配置的管理范式。将创意转化为具体的操作方案并实施,这是管理创新的困难所在,却也是管理创新成功的要求,许多好的创意由于找不到合适的操作方案从而导致失败,这已在科学发展史上得到充分的证明。所以,创新者必须有足够的自信心和较强的忍耐力,正确对待尝试过程中出现的失败,坚持不懈地进行尝试,并不断更新创意。

管理创新的 3 个阶段是互相联系、不断反馈的过程,指导着管理创新主体的实践活动。有创意的人也许仅有些创意而已,不一定会去筛选和验证创意,创意能否真正起作用取决于那些深入思考并认真加以实施的人。因此,有创意或对许多创意进行筛选的人,如果未进行创意的操作设计和实施,就不能被称为管理创新的主体;同样,仅仅进行创意具体操作方案的设计及实施,而自己并无创意的人也不能被称为管理创新的主体,只能算是参与了管理创新的工作。管理创新的主体应该是自始至终参与了 3 个阶段的工作,有自己的创意并成功地将其付诸实施的人。

(二)管理创新活动的组织

为使管理创新能有效地进行,还必须创造以下的基本条件。

1. 树立创新意识 在组织的内、外环境未定的情况下,管理者普遍认为自己的主要职责就是维持组织的运行,保证已制定规则的执行和计划的实现,因此,他们自觉或不自觉地扮演着现有规章制度守护神的角色。为了减少组织运行的风险,他们往往害怕创新尝试中的失败。但随组织内、外环境的巨大变迁,管理创新对组织的发展有至关重要的作用。所以,要求现代护理管理者要重新理解自己的职责,重视管理者的角色,树立创新意识,不仅自身要坚持带头创新,而且要为护理人员提供和创造一个有利于创新的环境,积极鼓励、支持、引导护理人员进行创新。

2. 营造创新氛围 创新是一项高风险的活动,是一个艰苦的过程,创新者必须投入大量的时间和精力,管理者要善于发现创新人才,积极加以培养,给予大力扶持。促进创新的最好方法是大张旗鼓地宣传创新,激发创新,打破权威心理和从众心理。护理管理者有责任营造一个支持创新、欣赏创新、鼓励创新的良好氛围。在民主、宽松、自由的环境中,使每一个人都奋发向上、努力进取、跃跃欲试、大胆尝试。新一代的护理人员具有极强的自主性和鲜明的个性,护理管理者要善于引导、发挥这种个性,使之在创新中发挥优势,推动护理创新工作的开展。

3. 制订弹性计划 创新意味着时间和资源的计划外占用,所以要求组织的计划必须具有弹性。首先,创新需要弹性时间。对每个人每时每刻都实行"满负荷工作制",没有让其思考的时间,创新的许多机遇就不可能发现,创新的构想也无条件产生。美国官凯尔博士认为,每个人每天除了必需的工作时间外,还应抽出一定时间去供思考用。护理管理者在妥善安排工作的前提下,应留一部分时间让护理人员自由地去探索新的设想。其次,创新活动本身就有一定的偶然性和机遇性,因此创新活动的组织过程应具有一定的灵活性。护理创新过程中需要人、财、物的支持,如果严格按照已制定计划执行,创新就永无尝试的机会,也不可能给临床护理工作带来任何实际的效果。为了使护理人员有时间去思考、有条件去尝试,护理管理者制订计划时必须考虑计划外的时间和资源支持。

4. 正确对待失败 创新的过程是不断尝试、不断失败、不断提高的过程,创新者和组织创新的护理管理者都应清醒地认识到这一点。为取得最终的成功,创新者必须有足够的自信心承受失败的打击,护理管理者也应抱有宽容的态度允许失败,决不能半途而废,否则便会前功尽弃。当然,支持尝试、允许失败并不意味着鼓励护理人员毫无把握地实施创新。护理人员面对的是患者的生命,创新不能以牺牲患者的权益为代价,护理创新必须在保障患者安全的前提下进行,如果失败,创新者应该在失败中吸取教训,有所收获,使下次创新成功的概率增加。

5. 建立奖酬制度　要激发每个人的创新热情,还必须建立合理的评价和奖酬制度。创新的原始动机也许是护理人员个人的成就感、自我实现的需要,但如果创新的努力不能得到团队或社会的承认,不能得到公正的评价和合理的奖酬,继续创新的动力就会渐渐失去。公正的评价和合理的奖励是对创新者贡献的一种肯定,同时也是培育护理团队的创新氛围、促进护理创新活动开展的需要。首先,促进创新的奖酬制度要注意物质奖励与精神奖励的结合,精神上的奖励也许比物质报酬更能满足、驱动护理人员创新的心理需要。其次,奖励不能视作"不犯错误的报酬",而是对特殊贡献,甚至是对希望做出特殊贡献的努力的报酬,应当包括那些成功以前甚至是没有获得成功的努力者,就护理队伍的发展而言,重要的不是创新的结果,而是创新的过程,如果奖酬制度能促进每个护理人员都积极地探索和创新,必将促进护理的发展。另外,奖酬制度要既能促进内部之竞争,又能保证护理人员间的合作,在奖励项目的设置上可考虑多设集体奖,少设个人奖,多设单项奖,少设综合奖,在奖金的数额上可考虑多设小奖,少设甚至不设大奖,使每一个人都有成功的希望,从而防止相互封锁和保密、破坏合作的现象。

四、管理创新的方法

(一)头脑风暴法

头脑风暴法又称畅谈法、智力激励法。是由美国创造学家亚历克斯·奥斯本(Alex Osborn)提出的一种激发创新性思维的方法。该方法是一种通过小型会议的组织形式,鼓励一切的思维,让所有参加者在自由愉快的气氛中完全放松、随心所欲地发表看法,包括看起来不可能的想法,并以此激发与会者的创意及灵感,使各种设想在相互碰撞中激起大脑中的创造性思维。

1. 适用范围　头脑风暴法一方面适合用于识别存在的问题并寻求其解决的办法,比如决策过程、学术主题探讨、产品的多样化研究,以及需要大量的构思、创意的活动项目等。另一方面还可用来识别潜在质量改进的机会,在质量改进活动中有较大的用途,可引导小组成员创造性地思考,产生质量改进的新思维,尤其在解决以下问题时,管理者及时采用头脑风暴法效果甚佳。①需要找出问题的可能原因。这种情况也可以应用于在新业务中,找出可能会出现的问题,比如新产品上市时,消费者、批发商可能对产品有哪些意见,有利于我们改正或者制订应对措施。②画龙点睛的小创意。比如,为某项活动征集广告词、为演讲稿选定标题、为一件新产品定名称等,头脑风暴法是解决这一问题的经典用法。③新流程的确定。当要确定新的工作流程时,用头脑风暴法可能会对新流程提供建设性的想法和意见,使流程更加完善,也可预先考虑在流程中可能出现的问题。

2. 运用头脑风暴法应遵循的规则　①自由畅谈。让参加者不受任何条条框框限制,放松思想,从不同角度大胆地展开想象,尽可能标新立异,与众不同,表达独创性的想法。②延迟评判。认真对待任何一种设想,而不管其是否适当和可行,都不能对别人的意见提出任何批评或评价。各种意见、方案的评判必须放到最后阶段。③追求数量。头脑风暴会议的目标是获得尽可能多的设想,提出的设想越多,产生创造性设想的可能性就越大,因此,要努力实现畅所欲言。④鼓励别人改进想法。积极鼓励参加者对他人已经提出的设想进行补充、调整或改进。

3. 头脑风暴法的步骤、方法与技术　①做好会前准备:负责人应事先对所议问题进行一定的研究,弄清问题的实质,找到问题的关键,设定解决问题所要达到的目标。同时选定参加会议人员,一般以 5~10 人为宜,时间控制在 1 h 以内为宜。之后将会议的时间、地点、所要解决的问题、可供参考的资料和设想需要达到的目标等事宜一并提前通知与会人员,让其做好充分思考和准备。②会议初始:主持人宣布开会后,先说明会议的规则,然后谈些轻松有趣的话题,营造一种自由、宽松的氛围,让大家思维处于轻松活跃、无拘无束的状态。③明确问题,进入讨论:主持人扼要地介绍有待解决的问题。介绍时须简洁、明确、不可过分周全,否则,过多的信息会限制别人的思维,干扰思维创新的想象力。④重新归纳及表述:经过一段讨论后,大家对问题已经有了较深程度的理解。此时,为了使大家对问题的表述能够具有新角度、新思维,主持人或记录人要对发言记录进行整理。通过记录的整理和归纳,找出富有创意的见解,以及具有启发性的表述,供下一步畅谈时参考。⑤畅谈:畅谈是头脑风暴法的创意阶段。主持人首先要引导大家真正做到知无不言,言无不尽,畅所欲言,然后将会议发言记录进行整理。⑥筛选:会议结束后近日内,主持人应向与会者了解大家会后的新想法和新思路,以此补充会议记录。然后将大家的想法整理成若干方案,根据可识别性、创新性、可实施性等标准进行筛选。经过多次反复比较和优中择优,最后确定 1~3 个最佳方案。这些最佳方案往往是多种创意的优势组合,是大家集体智慧综合作用的结果。

(二)亲和图法

亲和图法,又名 KJ 法、开发智慧法等,由日本学者川喜田二郎提出,是把从杂乱无章的状态中搜集来的语言资料,按相近的内容进行整理归纳,研究问题的本质并提出解决问题的方案。KJ 法的主要特点是依据事实,通过对语言文字资料的整理"触发"灵感,从而发现新思想、解决新问题;是在比较分类的基础上由综合求创新。在进行资料综合整理时,既可由个人进行,也可以集体讨论。

1. 适用范围　KJ 法的适用范围很广,尤其在全面质量管理活动中,是寻找质量问题的重要工具。例如,制定推行全面质量管理的方针和目标;制订开发新产品的方针、目标和计划;对服务对象的质量调查;促进质量管理小组活动的开展。

2. 亲和图法的步骤、方法与技术　①准备:主持人和与会者 4~7 人,准备黑板、卡片、笔、大张白纸及相关文具。召开头脑风暴式的会议,请与会者将各种设想依次写在黑板上。②制作卡片:每一个人将提出的设想概括 2~3 句短句写在卡片上。这些卡片称为"基础卡片"。③卡片分成小组:让与会者按自己的思路将卡片各自分组,把内容在某点上相同的卡片归在一起,并加一个适当的标题,用绿色笔写在一张卡片上,称为"小组标题卡"。不能归类的卡片,每张自成一组。④卡片并成中组:将每个人所写的小组标题卡和自成一组的卡片都放在一起。经与会者共同讨论,将内容相似的小组卡归在一起,再给一个适当标题,用黄色笔写在一张卡片上,称为"中组标题卡"。不能归类的自成一组。⑤卡片归成大组:经讨论再把中组标题卡和自成一组的卡片中内容相似的归纳成大组,加一个适当的标题,用红色笔写在一张卡片上,称为"大组标题卡"。⑥对卡片分组图解形成文字说明与规律性总结:将所有分门别类的卡片,以其隶属关系,按适当的空间位置贴到事先准备好的大纸上,并用线条把彼此有联系的连接起来。如编排后发现不了有何联系,可以重新分组和排列,直到找到联系。⑦确定方案:将卡片分类后就能暗示出解决问题的方案或最佳设想。经过会上讨论或会后专家评判来确定方案或最佳设想。

第二节 护理管理创新

在经济全球化发展、科学技术日新月异、市场需求瞬息万变、各种关系日益复杂的今天,作为21世纪的护理管理者,如果因循守旧、墨守成规,就无法适应新形势的挑战。因此,时代的发展要求护理管理者必须清醒地认识到,创新是21世纪护理事业发展的主旋律和根本动力,是护理事业快速发展的根本需要,从而树立创新型管理意识,培养创新管理能力,勇于开展护理创新实践,把创新渗透到护理管理的全过程,只有这样才能适应现代护理工作快速发展的需要。

> **思一思**
> 护理管理创新的概念、内容、策略与方法。

护理管理创新指在护理管理过程中,管理者将护理管理的人、财、物、信息、时间、空间等要素,以及新的护理管理模式、管理方法和手段进行更为科学有效的组合,继而引入护理管理过程,促使更为有效地完成组织目标的活动过程。

一、影响护理管理创新的因素

影响护理管理创新的因素主要有3类,即护理组织结构、文化因素和人力资源因素。

1. **护理组织结构** 常用的直线组织结构因其组织关系简明,各部门以及个人目标明确,对创新有正面影响;拥有富足的资源能为创新提供重要保证;单位间密切的沟通有利于克服创新的潜在障碍。

2. **文化因素** 充满创新精神的组织文化通常有如下特征:接受模棱两可及风险,容忍不切实际和冲突,外部控制少,注重结果甚于过程,强调开放系统。

3. **人力资源因素** 有创造力的组织积极地对其员工开展培训,使其保持知识的更新;同时,它们还给员工提供高工作保障,以减少他们担心因犯错而遭解雇的顾虑;组织也鼓励成员成为革新能手,一旦产生新思想,革新能手们会主动而热情地将思想予以深化,并克服阻力积极验证。

二、护理管理创新的意义

1. **创新是经济全球化发展的需要** 21世纪,经济呈全球化发展的态势,医疗护理市场早已从原来的卖方市场转向了现在的买方市场。医院要想在医疗护理市场竞争中获胜、求生存、促发展,就必须不断地进行战略创新,做大、做强,加快发展,从而在医疗护理市场竞争中立于不败之地。

2. **创新是护理学模式转变的需要** 随着医学模式从生物医学模式转变为生物-心理-社会医学模式,护理学模式也随之发生了巨大的变化。护理工作对象从单纯的患者扩大到社会人群;护理工作的性质从针对疾病的护理延伸到对患者身心的整体护理;护理工作的范围从临床护理发展到预防、保健、康复等护理。护理学模式的转变,要求护理人员具备整体观念,不断地进行理念创新,为患者提供知识密集型的、全方位的、全过程满意的护理。

3. **创新是患者渴望高标准医疗服务的需要** 随着社会的发展进步和人们生活水平的提高,损伤小、效果好的微创技术深受患者的欢迎,舒适、人性化的护理服务备受患者的青睐。以技术和服务创新为主要形式的医疗机构,将在激烈的市场竞争中独领风骚。

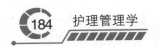
4. 创新是医院护理科学化管理的需要　护理管理创新是护理组织中成员之间正式关系的调整和变革。管理创新是创新的保证,在整个创新体系中居于基础和保障地位。无论是战略创新、观念创新还是技术创新,如果不与管理创新相结合,将事倍功半。

思政课堂

《全国护理事业发展规划(2021—2025 年)》

为推进"十四五"时期我国护理事业高质量发展,提高人民群众健康水平,国家卫生健康委员会制定了《全国护理事业发展规划(2021—2025 年)》,其中提到"十四五"时期护理事业发展基本原则之一是坚持改革创新发展。顺应护理事业发展面临的新形势新要求,聚焦护理领域人民群众新期待,把握护理工作特点,创新护理服务模式,着力推动护理服务业改革与发展。加大护理领域改革创新力度,破除制约护理事业发展的体制机制障碍,持续增强护理发展动力。

启示:随着社会经济的发展,人民大众对护理服务的需求越来越高,未来医院管理者需在国家政策的指引下,持续赋能护理人员,运用新技术、新手段深化优质护理,丰富和拓展护理服务的广度和内涵,从管理创新、模式创新等层面推动护理事业的高质量发展。

三、护理管理创新的内容和特点

(一)护理管理创新的内容

1. 护理观念创新　管理观念又称为管理理念,指管理者或管理组织在一定的哲学思想支配下,由现实条件决定的经营管理的感性知识和理性知识构成的综合体。一定的管理观念必定受到一定社会的政治、经济、文化的影响,是企业战略目标的导向、价值原则,同时管理的观念又必定映射在管理的各项活动中。从 20 世纪 90 年代开始,经济发达国家的许多优秀企业、专家提出了许多新的管理思想和观念。如知识增值观念、知识管理观念、全球经济一体化观念、战略管理观念、持续学习观念等。我国的护理管理存在着目标不明确等诸多问题,缺乏时代创新精神。因此,要尽快适应现代社会的需要,各级各类医院的护理管理工作者必须结合自身条件,构建自己独特的护理管理理念,迎合护理发展新趋势,做到管理决策科学化、管理手段信息化、信息传递快速化、管理人员专业化、管理方法人性化、管理研究科学化、经营管理企业化、管理模式多样化、管理效能高效化。

2. 护理管理创新　护理管理创新是管理模式及管理方法的创新,包括制度管理、质量管理、人力管理、环境布局管理、物资管理、教学和科研管理等。在实施管理创新的过程中,护理管理者要注重把以人为本的理念渗透于护理管理的创新过程中,把尊重、爱护、关心和调动护士的主观能动性作为护理管理创新的基本出发点,营造自主管理的环境和氛围。

3. 护理组织创新　在组织创新方面,要致力于护理组织形式的变革和发展,以创建高效能护理服务团队为宗旨,并使该团队具备下列特征:①清晰和开放的目标。②高水平的工作技能。③团队成员之间相互信任。④团队成员对组织高度忠诚。⑤沟通良好。⑥化解冲突。⑦有效的领导。⑧环境支持。从而促使护理组织的每一个成员均能够从敬业走向精业,创建一流的护理服务质量。

4. 护理制度创新　所谓的制度创新就是企业根据内外环境需求的变化和自身发展壮大的需要,对企业自身运行方式、原则规定的调整和变革。制度创新在整个创新管理体系中居于基础和保障地位。无论是质量管理还是物资管理,如果不与制度创新相结合,其结果不是有名无实,就是事倍功半。制度创新要以反映经济运行的客观规律、体现企业运作的客观要求、充分调动组织成员的劳动积极性为出发点和落脚点。那么,护理制度的创新也是一样,也需要根据医院内外环境、社会环境和人文环境的变化,以及护理队伍自身发展的需要,对以往的护理管理模式、方法、手段等进行调整和变革,制订更加符合时代要求、更能促进护理事业发展以及与发达国家先进的护理管理模式接轨的管理制度,更为重要的是新的管理制度的制定和实施,要和组织文化相渗透,使其制度文化化、文化制度化。

5. 护理技术创新　护理技术的创新是护理管理创新的主要内容。因此,护理技术创新也可以被视为医院护理管理创新的同义词。现代医院管理的一个主要特点是在管理过程中广泛运用先进的医疗护理科学技术,技术水平是反映医院医疗护理实力的一个重要标志。特别是医院的护理工作要在激烈的市场竞争中处于主动地位,就必须不断进行护理技术创新。而护理技术创新主要表现在护理服务过程中诸多要素的创新、要素组合方法的创新及护理服务项目创新3个方面。如随着生命科学的发展,护理范畴和内涵逐步扩大,传统的护理技术已经远远不能满足现代临床医疗和护理工作的需要,亟待新一代护理技术和设施出现。

6. 护理服务创新　护理服务是医院向外界最重要的输出方式和形式之一,也是组织对社会做出的贡献。服务创新包括护理服务的种类和护理服务结构的创新。服务种类创新要求医院护理管理者根据人们健康需求的变化,根据服务对象偏好的转变,及时调整护理管理的服务方向和服务结构,不断开发出服务对象喜欢的服务项目;服务结构创新在于不改变原有服务种类的基本性能,对现有服务结构进行改进,降低服务成本,使护理服务内容更完善、更安全、更具市场竞争力。如随着人民生活水平的提高,健康服务需求也在日益增加。人们在贫困时苦于缺医少护、温饱时要求有医有护、小康时要求好医好护、富裕时要求健康长寿,这是人民健康服务需求发展趋势的共同规律。不仅要求病中的治疗性护理服务,而且要求病前、病后的保健性护理服务。而我国目前由于护理人力资源的匮乏,传统"重技术、轻服务"思想的影响,护理服务品质、内涵已远远不能满足人民日益增长的服务需求,亟待创新更为人性化、个性化、多样化、标准化的护理服务模式。因此,护理管理者要积极转变服务观念,创新服务方式,紧贴患者需要和临床实际,针对不同的服务对象,从护患沟通、护患冲突的防范、健康宣教、便民措施等不同的环节和角度出发,追求零缺陷,为患者提供"增值服务""亲情服务""人性化服务",让患者有宾至如归的感觉,不断地提高护理服务的内涵和品质。同时,护理管理者也要积极创新激励机制,从而更为有效地调动和维持护理人员的服务热情。

7. 护理环境创新　无论是社会的人文环境还是自然环境,均是医院护理管理良好运营的土壤,同时也制约着医院护理管理的发展。这里的环境创新不是指医院为适应外界变化而调整内部结构或活动,而是指通过医院护理系统积极的创新活动去改造环境,去引导环境向有利于护理管理的方向变化。例如,通过全方位护理、预见性护理、延伸性护理、无缝隙管理、六西格玛管理等一系列护理模式和管理新理论的实施,促使患者获得全面的康复,继而使更多的人消除对护理工作的偏见,给予医院护理工作更多的支持、理解、配合和关注;护理人员走向社区,通过对不同社会群体的自觉健康责任意识和自觉健康行为自我效能的调查与分析,对我国相关法律、法规的制定产生影响等。

8. 护理组织文化创新　目前,现代管理发展到文化管理阶段,可以说已经到达顶峰。组织文化通过员工价值观与企业价值观的高度统一,通过组织独特的管理制度体系和行为规范的建立,使得管理效率有了较大提高。就医院的护理组织文化而言,与医院的护理系统凝聚力、指挥力、执行力密切相关。护理组织文化是在护理活动中形成的特定文化观念和历史传统,以共同的价值标准、道德标准和文化信念为核心,最大限度地调动护理人员的积极性和潜能,将护理组织内各种力量聚集于共同的宗旨和哲理之下,齐心协力地实现护理组织的目标。鉴于此,护理组织文化创新要在对现有组织文化进行提炼的基础上,根据护理组织的特色和实际需求,针对护理事业发展前景、护理服务宗旨、理念、守则、口号、制度、规范、礼仪等进行组织文化的再设计,进一步地注重形象塑造,倡导强化,实践提高,巩固维持,适时发展。

9. 护理服务市场创新　护理学模式的转变,不仅带动着护理服务内涵的进一步延伸,同时也促使护理服务外延的进一步拓展,人民群众的健康保健意识也逐步由治向防转变,护理管理者要积极拓展护理服务市场,洞悉市场导向和需求。对于一般人群的需求,要根据不同的生活水平、不同的健康需求,分层次地开发护理市场。另外,我国有8亿多由妇女、儿童和老人等组成的弱势群体,对这一特殊的人群,护理工作者也要根据市场需求,有针对性地拓展护理服务的内涵和外延。21世纪,护理工作的机遇与挑战同在,风险与收益并存。作为护理管理者要清醒地认识到只有不断创新,勇于创新,带头创新,积极鼓励、支持、引导组织成员进行创新,大张旗鼓地宣传创新,激励创新,使护理团队奋发向上、努力进取,才能不断地推动护理事业的发展与进步。

(二)护理管理创新的特点

管理创新是不同于一般的"创新",其特点来自创新和管理两个方面。因此而言,护理管理创新和一般的管理创新不一样,具有创造性、长期性、风险性、效益性和艰巨性等特点。

1. 创造性　指的是以原有的护理管理思想、护理管理方法和护理管理理论为基础,充分结合护理实际工作环境与特点,积极吸取国内外护理管理领域的各种先进的思想、知识和观念,并在汲取合理内涵的同时,创造出新的护理管理思想、方法和理论。其重点在于突破原有的思维定式和框架,创造具有新属性的、增值的知识、物品或财富。

2. 长期性　护理管理创新是一项长期的、持续的、动态的工作过程。

3. 风险性　风险是无形的,对护理管理进行创新具有挑战性。鉴于我国目前的护理管理现状,进行护理管理创新并不是总能获得成功。而且,护理管理创新作为一种具有创造性的过程,包含着许多可变因素、不可知因素和不可控因素,这种不确定性使得护理管理创新必然存在着许多风险,这也就是创新的代价。但是存在风险并不意味着要一味地冒险,去做无谓的牺牲。因此,护理管理者要理性地看待风险,要充分认识不确定因素,尽可能地规避风险,使成本付出最小化,成功概率最大化。

4. 效益性　护理管理创新并不是为了创新而创新,而是为了更好地实现护理组织的目标,取得更好的效益和效率。如通过护理技术创新提高护理服务的技术含量,使其具有技术竞争优势,获取更高、更好、更大的社会效益和经济效益。

5. 艰巨性　管理创新因其综合性、前瞻性和深层性而颇为艰巨。人们的观念、知识、经验及组织目标、组织结构、组织制度,关系到人的意识、权力、地位、管理方式和资源的重新配置,这必然会牵涉各个层面的利益,使得护理管理创新在设计与实施中充满艰辛。

四、护理管理创新的策略和方法

(一)护理管理创新的策略

借鉴管理创新的一般理论和方法,将护理创新管理的策略归纳如下。

1. 根据创新的程度不同分类　可以分为首创型创新策略、改创型创新策略和仿创型创新策略。

(1)首创型创新策略:指护理管理、护理服务的观念上和结果上有根本突破的创新,通常是首次推出,但对经济和社会发展产生重大影响的护理服务新产品、新技术、新的管理方法和理论。这类创新本身要求全新的技术、工艺以及全新的组织结构和管理方法。

(2)改创型创新策略:指在自己所独有但尚未系统化或完全成熟的管理方式的基础上,借鉴别人先进的管理理念,进行大胆创新,探索出新的护理管理思路、方式、方法。

(3)仿创型创新策略:是创新度最低的一种创新活动,其基本特征在于模仿性。在创新理论的创始人约瑟夫·阿罗斯·熊彼特看来,模仿不能算是创新,但是模仿是创新传播的重要方式,对于推动创新的扩散具有十分重要的意义。

2. 根据创新的过程分类　根据创新的过程是量变还是质变,可分为渐进式创新策略和突变式创新策略。

(1)渐进式创新策略:指通过不断的、渐进的、连续的护理管理的局部创新,最后实现护理管理整体创新的目的。由于许多大创新需要与之相关的若干小创新的辅助才能发挥作用,而且局部创新的渐进积累效应常常促进创新发生连锁反应,促使整体创新的出现,所以,单个局部创新虽然带来的变化是局限的,但它的重要性不可低估。如随着医学模式的转变和护理学科的不断发展,护理工作模式也在护理学发展的过程中逐渐完善,从个案护理、功能性护理、小组制护理,发展到今天各级各类医院全面开展的责任制整体护理,以及逐渐开展的临床路径、循证护理等,既能提供个性化服务、全方位服务,最大限度地满足不同类型和不同层次患者的需求,同时又能充分调动护理人员的工作积极性。

(2)突变式创新策略:指企业的管理首先在前期管理创新的基础上运行,经过一段时间,直到创新的条件成熟或企业运行到无法再适应新情况时,就打破现状,实现管理创新质的飞跃。它具有突变性,创新的周期相对较短,而创新的效果相对较好。如某医院开展"优质服务我先行"百日竞赛活动,活动内容主要包括:坚持"以患者为中心",大力推行人性化服务,把人文关怀贯穿到医疗服务全过程,医务人员要态度热情、和蔼,尊重患者,对患者多一份问候,多一份关怀,普及文明用语和服务礼仪,杜绝服务忌语和服务态度"生、冷、硬、顶、推"现象,严格遵守各项规章制度和技术操作规程,进一步提高医疗服务质量,减少服务瑕疵,严防医疗事故发生,坚决纠正"收受红包""回扣""开单提成""乱收费"等医疗服务中的不正之风。行政、后勤等部门要从满足临床一线服务出发,以一切服务临床、一切服务患者为宗旨,为临床创造优质服务环境,使全院上上下下、时时处处都形成浓厚的优质服务氛围。尽管时间短暂,但通过对该活动一系列方案的实施,该医院的服务质量和社会知名度等均得到了大幅度的提高。

3. 根据创新的独立程度分类　可以分为独立型创新策略、联合型创新策略和引进型创新策略。

(1)独立型创新策略:特点是依靠自己的力量,自行研制并组织生产。同时独立型创新的成果往往具有首创性。如医院护理人员进行的能够弥补国内护理领域空白的某项发明创造等。

(2)联合型创新策略:是若干组织相互合作进行的创新活动。联合创新往往具有公关性质,可以更好地发挥各方的优势。但是这种创新活动涉及面广,组织协调及管理控制工作比较复杂。然而,随着科学技术的发展、高新技术的兴起,许多重大的创新项目,无论从资金、技术力量以及该创新项目内容的复杂性,均并非一个企业或组织所能承担。因此,联合创新就变得日益重要。联合不仅包括企业和企业之间的合作,还包括企业和科研机构以及高校进行联合创新等。如为了培养更多的高精尖护理人才,诸多医学院校启动卓越护理人才培养模式,开展校企合作、院院合作、工学结合等办学手段。

(3)引进型创新策略:是从事创新的组织从其他组织引进先进的技术、生产设备、管理方法等,并在此基础上进行创新。这种创新的开发周期相对较短,创新的组织实施过程有一定的参照

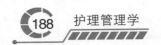

系,风险性相应降低。但是这种创新策略需要对引进的技术进行认真的评估和消化。如为了提高医院护理科研水平,聘请国外护理科研专家指导,或者引进海外留学回国的护理人才,作为学科带头人,利用其自身的优势,再结合医院的具体情况,而开展创新性的护理实践研究等。

(二)护理管理创新的方法

护理管理创新的方法主要是对现有的管理创新方法,进行理解、消化、实践和诠释。常用的方法如下。

1. 头脑风暴法 这种方法的目的在于创造一种自由奔放的思考环境,诱发创造性思维的共振和连锁反应,产生更多的创造性思维。讨论 1 h 能产生数十个乃至几百个创造性设想,适用于问题比较单纯、目标较明确的决策。这种方法在应用中又发展出"反头脑风暴法",做法与头脑风暴法一样,对一种方案不提肯定意见,而是专门挑毛病、找矛盾。它与头脑风暴法一反一正,正好可以相互补充。

2. 综摄法 该方法是由美国麻省理工学院教授戈登在 1952 年发明的一种开发潜在创造力的方法。它是以已知的事物为媒介,把毫不相关、互不相同的知识要素结合起来创造出新的设想,也就是吸取各种产品和知识精华,综合在一起创造出新产品或知识。这样可以帮助人们发挥潜在的创造力,打开未知世界的窗口。综摄法有两个基本原则:①异质同化,即"变陌生为熟悉"。这实际上是综摄法的准备阶段,是指对待不熟悉的事物要用熟悉的事物、方法、原理和已有的知识去分析对待它,从而提出新设想。②同质异化,即"变熟悉为陌生"。这是综摄法的核心,是对熟悉的事物、方法、原理和知识去进行观察分析,从而启发出新的创造性设想。

3. 逆向思维法 是顺向思维的对立面。顺向思维往往使人形成一种思维"框框",阻碍着人们创造力的发挥。这时如果转换思路,用逆向法考虑,就可能突破这些"框框",取得出乎意料的成功。逆向思维法由于是反常规、反传统的,因而它具有与一般思维不同的特点。

4. 检核表法 此种方法几乎适用于任何类型与场合的创造活动,因此又被称作"创造方法之母"。它是用一张一览表对需要解决的问题逐项进行核对,从各个角度诱发多种创造性设想,以促进创造发明、革新或解决工作中的问题。实践证明,这是一种能够大量开发创造性设想的方法。

5. 信息交合法 通过若干类信息在一定方向上的扩展和交合,来激发创造性思维,提出创新性设想。信息是思维的原材料,大脑是信息的加工厂。通过不同信息的撞击、重组、叠加、综合、扩散、转换,可以诱发创新性设想。要正确运用信息交合法,必须注意抓好搜集信息、拣选信息、运用信息3 个环节。

综上所述,创新是一个国家兴旺发达的象征,也是一所医院在竞争中赢得胜利和保持优势的可靠保证,是医院生存和发展的根基。作为医院组织不可缺少的重要组成部分,开展护理创新活动,可提高护士的服务意识、竞争意识和效率意识,形成浓厚的学习文化及讲科学、求创新的良好人文环境,使护理管理创新活动由单项创新转向综合创新,由个人创新带动团队创新,由局部创新带动整体创新,用创新引领我国护理管理事业不断地发展和进步。

(赵美玉)

思维导图

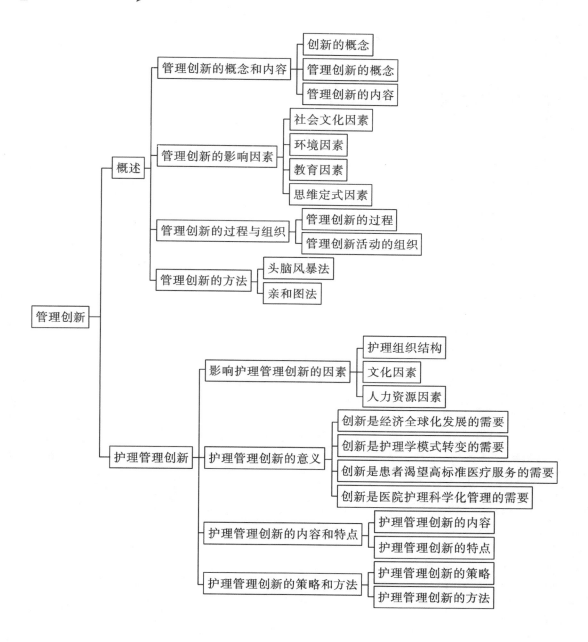

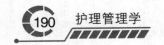

思与练

简答题
1. 什么是创新？什么是管理创新？
2. 简述管理创新的内容。
3. 简述护理管理创新的影响因素。
4. 举例说明思维定式对创新的影响。

第十章　护理信息管理

案例思考

2022 年 5 月 12 日,央视新闻直播间栏目播出《今天是国际护士节"互联网+护理服务"试点提供高效便捷服务》的新闻,讲述了各地医院通过开展"互联网+护理服务"试点,运用互联网等信息技术,为患者提供便捷高效护理服务的建设成果。在湖北省十堰市太和医院神经疾病诊疗中心智慧病房,移动护理查房车可完成发药、输液、信息处理等多项护理工作;通过专用管道,药品、标本等小型物品,可实现智能化点对点传输;按一下呼叫器,就可以与护理站的护士们进行视频或语音;在护士站,值班护士通过显示屏,可实时掌握住院患者的输液情况。湖南省妇幼保健院通过 5G 远程医疗平台,将护理服务延伸到社区和家庭,利用可穿戴监测设备对孕产妇和新生儿进行全程健康管理。北京市鼓励医疗机构以"线上申请、线下服务"的模式提供居家护理服务,也就是常说的"网约护士"。截至 2021 年底,全市有 7 300 多人注册网约护士,可为居民提供临床护理、康复护理、安宁疗护等 39 项服务。

针对此案例,请思考:

互联网、大数据等信息化技术为护理工作带来了哪些改变?

思路提示:护理信息管理的发展趋势。

大数据时代背景下,信息化技术的快速发展为护理事业创造了新条件,也给护理管理模式带来极大的影响,护理管理也逐渐由传统的管理模式转变为信息化、智能化管理模式。护理信息化是智慧医院建设的重要环节,作为护理管理者应将云计算、大数据、物联网、移动计算和数据融合技术等先进技术应用于护理管理中,以患者为中心,创新管理模式,方便护士借助信息技术手段为患者提供优质、安全的护理服务。

第一节 信息的概念、特点与种类

一、信息的概念

信息是人类对客观事物的反映。从本质上看,信息是对自然界、社会事物本质及规律的描述,以认识和改造世界。

二、信息的特点与种类

(一)信息的特点

1. 依附性 信息本身不是实体,只是消息、情报、指令、数据和信号中所包含的内容,必须依靠某种媒介进行传递。在信息传播中,携带信息的媒介被称为信息载体,包括图形、符号、数据、语言、文字、视频等。

> **思一思**
> 信息的特点有哪些?

2. 可感知性 信息能够通过人的感觉器官被感知和识别,信息载体运用声波、光波、电波等介质传递信息,由人的听觉感受器、视觉感受器、皮肤感受器等感知和识别。

3. 可加工性 人的认知过程就是对信息的加工过程,包括如何注意、选择和接收信息,如何对信息进行编码、内在化和组织,以及如何利用这些信息做出决策和指导自己的行为等。

4. 传递性 信息传递的效率取决于信息载体的特征,从语言、文字,到电报、电话、无线电,信息载体不断更新发展,现如今信息技术的飞速发展,计算机、光纤、通信卫星等新的信息运载工具已应用于各行各业,推动经济社会发展的数字化信息化转型。

5. 价值性 信息能够满足人们某些方面的需要,但信息使用价值的大小取决于接收者的需求及其对信息的理解、认识和利用能力。

6. 时效性 信息价值的时效周期分为升值期、峰值期、减值期和负值期 4 个阶段。信息传递的时间越短,使用信息越及时,使用程度越高,时效性越强。

7. 共享性 信息与其他资源相比,具有在使用过程中不会消耗的属性,这种属性决定了它的可共享性。信息的共享性主要表现在信息在一定的时空范围内可以被多个认识主体接收和利用,这可以大大提高信息的使用率和工作效率,进而推动了人类社会的发展。

8. 真实性 真实性指信息反映和描述客观世界及其变化的准确程度。信息的真实性要求人们从客观实际出发,实事求是,不能人为地夸大或缩小,也不能随意修饰,使之变异。

(二)信息的种类

信息是对客观事物运动状态和变化的描述,它所涉及的客观事物是多种多样并普遍存在的,因此信息的种类也很多。信息可以依据不同的标准划分为不同的种类。

1. 根据信息的产生来源分类 可分为自然信息、生物信息和社会信息。①自然信息是指一切非生命物体发出的信息,如天气变化、地壳运动、天体演化等,自然信息一般是以光、形、声、色、热等形式表达。②生物信息是指自然界中具有生长、发育和繁殖能力的各种动物、植物和微生物之间相互传递的种种信息。③社会信息是指人与人之间交流的信息,既包括通过手势、身体、眼神所传达的非语义信息,也包括用语言、文字、图表等语义信息所传达的一切对人类社会运动变化状态的描述。按照人类活动领域,社会信息又可分为科技信息、经济信息、政治信息、军事信息、卫生信息和文化信息等。

2. 根据信息载体类型分类　可分为声音信息、图像信息、文本信息和数据信息等。①声音信息是由物体振动产生声波,通过介质(空气或固体、液体)传播并能被人或动物听觉器官所感知。②图像信息是指在一个二维空间中用轮廓划分出的若干空间形状,属于视觉符号。③文本信息是指用文字来记载和传达的信息,同属于视觉符号形式,可突破时间和空间限制进行传递,是信息的主要存在形态。④数据信息是指计算机能够生成和处理的所有事实、数字、文字和符号等。随着科技的发展,数据信息变得越来越重要。

3. 根据信息的传播范围分类　可分为公开信息、内部信息、机密信息。①公开信息是指传递和使用的范围没有限制,可在国内外公开发表的信息。②内部信息是指传递范围设有限制,只供内部掌握和使用的信息。③机密信息是指必须严格限定使用范围的信息,可进一步划分为秘密信息、机密信息和绝密信息等类型。

第二节　护理信息

护理信息是指在护理活动中产生的各种情报、消息、数据、指令、报告等,是护理管理中最活跃的因素。

> **记一记**
> 护理信息的概念。

信息管理是指信息资源的管理,包括微观上对信息内容的管理,即信息的收集、组织、检索、加工、储存、控制、传递和利用的过程,以及宏观上对信息机构和信息系统的管理。信息管理的实质就是对信息获取到利用全过程各信息要素与信息活动的组织与管理。

护理信息管理是为了有效地开发和利用信息资源,以现代信息技术为手段,对医疗及护理信息资源的利用进行计划、组织、领导、控制和管理的实践活动。简单地说,护理信息管理就是对护理信息资源和信息活动的管理。

一、护理信息的种类

医院的护理信息种类繁多,主要分为护理业务信息、护理科技信息、护理教育信息和护理管理信息。

> **思一思**
> 护理信息的种类有哪些?

1. 护理业务信息　主要是来源于护理临床业务活动中的一些信息,这些信息与护理服务对象直接相关,如患者的入院信息、医嘱信息、临床护理信息、护理文件书写资料、转科信息、出院信息等。

2. 护理科技信息　包括国内外护理新进展、新技术,护理科研成果、论文、著作、译文、学术活动情报、护理专业考察报告、护理专利、新仪器、新设备、各种疾病的护理常规、卫生宣教资料等。同时还包括院内护理科研计划、护士的技术档案资料、护理技术资料、开展新业务新技术情况等。

3. 护理教育信息　主要包括教学计划、实习见习安排、教学会议记录、进修生管理资料、继续教育计划、培训内容、业务学习资料、历次各级护士考试成绩及标准卷等。同时包括护士出国留学与

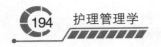

就业信息。

4. 护理管理信息　是指在护理行政管理中产生的一些信息,这些信息往往与护士直接相关,如护士基本情况、护士配备情况、排班情况、出勤情况、考核评价情况、奖惩情况、护理管理制度、护理工作计划、护理会议记录、护理质量检查结果等。

二、护理信息的特点

护理信息来源于医疗护理实践,因此,护理信息除具有信息的一般特点外,还有其专业本身的特点。对这些信息进行正确的判断和处理,直接关系到护理质量和管理效率。

1. 生物医学属性　护理信息与人的健康与疾病相关,因此具有生物医学属性的特点。在人体这个复杂的系统中,由于健康与疾病处于动态变化状态下,护理信息又具有动态性和连续性。如脉搏就汇集着大量的信息,既反映人体心脏的功能、血管的弹性,还反映血液的血容量等信息。

2. 相关性　护理信息就其使用来讲,大多是若干单个含义的信息相互关联互为参照来表征一种状态。例如发热与感染的关系,感染的主要表现为机体的体温升高超出正常的体温界限,但不是所有的发热都是由感染所导致的,如无菌性坏死组织吸收、变态反应、内分泌与代谢疾病、体温调节中枢功能失常、自主神经功能紊乱都会引起发热。感染的诊断,除了发热的体征外,还需要结合实验室检查,如血常规、临床病原体检查等信息。

3. 不完备性　医护人员在进行病情判断时,能够获得的信息是不完整的、不全面的。护理信息来自患者,不能像拆机器一样,将患者"打开",找到确切的病变部位,而是需要通过患者的主诉、体格检查、实验室检查和影像学检查结果等进行判断。尤其是抢救危重患者时,在分秒必争的情况下,不能等所有检查结果齐全后再进行救治与护理,这就需要医护人员不仅能够准确地进行病情观察,还要能够利用有限的信息进行病情诊断,同时要考虑到其他的可能性。此外,对于一些病因未明,或无法治愈的疾病,由于医学技术的局限性,只能采取对症治疗的方法。

4. 准确性　护理信息中,一些信息是可以用客观数据表达的,如患者的呼吸、脉搏、血压、血糖、学历、患者平均住院日等,通过查询或测量获得。而另一部分来自护士的主观判断,如患者意识障碍、心理状态的判断,这就需要护士能够掌握评价指标的含义与标准,通过观察获得准确的信息,并进行综合分析与判断。

5. 复杂性　护理信息种类繁多,来源广泛,内容复杂。护理信息包含护理业务信息、护理科技信息、护理教育信息和护理管理信息。以护理业务信息为例,其来源包括患者、医生、护士等,如患者的一般信息和患者的疾病相关信息,以及在治疗护理过程中产生的信息,如医生开具的医嘱,护士填写的护理文书,患者使用的药品、设备、装置的类别。由于护理工作贯穿于患者从入院到出院的整个过程中,并且与医疗、医技、药剂、后勤等多个部门有着紧密联系,所以护理信息涉及面广、信息量大、内容复杂。

三、护理信息收集和处理的基本方法

(一)人工处理

人工处理是指信息的搜集、加工、传递、存储都是以人工书写、口头传递等方法进行。

1. 口头方式　抢救患者时的口头医嘱和晨交班等都是以口头方式传递信息,是较常用的护理信息传递方式。它的特点是简单易行。口头传递信息虽然快,但容易发生错误,且发生错误后有时难以追查责任。

2. 文书传递　　是护理信息最常用的传递方式。如交班报告、护理记录、规章制度等,这是比较传统的方式。优点是保留时间长,有据可查,缺点是信息的保存和查阅有诸多不便,资料重复收集和资料浪费现象普遍。

3. 简单的计算工具　　利用计算器作为护理信息中数据的处理工具,常用作统计工作量、计算质量评价成绩等。其局限于无法将结果进行科学的分析,因此它已滞后于现代护理管理的发展。

(二)计算机处理

利用计算机处理信息,运算速度快,计算精确度高,且有大容量记忆功能和逻辑判断能力,是一种先进的信息管理方式。利用计算机进行信息管理可显著节省护士人力并减轻护理工作负荷,改变以往护士手工抄写、处理文书的烦琐方法,使工作效率和护理工作质量有显著的提高。目前在护理管理中应用计算机管理系统的主要方面有:临床信息系统,主要用于处理医嘱,制订标准护理计划等;护理管理信息系统,主要用于护理质量管理,如护士注册处理系统;护理知识库信息系统,主要用于护理论文检索和护理诊断查询。

四、护理信息管理的发展趋势

《全国护理事业发展规划(2021—2025 年)》中提出,充分借助云计算、大数据、物联网、区块链和移动互联网等信息化技术,结合发展智慧医院和“互联网+医疗健康”等要求,着力加强护理信息化建设。利用信息化手段,创新护理服务模式,为患者提供便捷、高效的护理服务。优化护理服务流程,提高临床护理工作效率,降低护士不必要的工作负荷。同时,建立基于问题和需求为导向,具备护士人力调配、岗位培训、绩效考核、质量改进、学科建设等功能的护理管理系统,逐步实现护理管理的现代化、科学化、精细化。

1. 优化数据采集方式　　随着现代信息技术的发展,世界已跨入了互联网+大数据时代,大数据正深刻影响着人们的思维、生产和生活方式,也将带来新一轮产业和技术革命。患者住院期间的病情记录、治疗过程、检查结果等,都会在系统中形成完备的数据;此外,患者使用的多功能监护仪或可穿戴监测设备,其中的动态信息可被护理信息系统自动提取、储存、记录和分析,可以实现对危重、慢性病、普通术后、心血管疾病、精神病等患者的动态实时监控。

2. 推进循证护理实践发展　　循证护理实践强调护理活动应以客观的科学研究结果作为决策依据,寻找最佳证据是循证护理实践的重要步骤之一。随着信息网络技术的发展以及物联网的广泛应用,护理工作流程中产生的大量数据,被护理信息系统收集和存储,方便护士及时获取最佳证据。大数据时代的到来,以及不间断采集医疗数据的可穿戴设备出现,样本数据的稀缺等问题将逐渐消失;伴随大数据出现的云计算将提高证据分析与处理的效率;自动整理大数据的数据融合技术以及自动提取证据并建立决策模型的深度学习技术,将大大提高证据提取及护理方案决策分析的效率。

3. 促进决策支持系统广泛应用　　循证护理实践是将数据转化为知识,而临床决策支持系统的运用就是将得到的知识应用于实践。通过建立患者病情(症状、体征)、护理诊断、相关因素、护理措施等字典库,利用人工智能、数据挖掘及知识管理等技术,实现智能化决策判断,辅助护士进行科学决策,如辅助护士进行护理诊断、制订护理计划及评价护理决策质量,以此有效减少决策失误、合理配置医疗资源及提高医疗服务质量。例如护士通过系统菜单选择压力性损伤位置、深度、性质及颜色等,系统即会根据预设标准进行评估,准确进行压力性损伤分期判断,提高压力性损伤分期评估的准确性。

4. 实现临床护理路径信息化　　临床路径是指针对某一疾病建立一套标准化治疗模式与治疗程

序,是一个有关临床治疗的综合模式,以循证医学证据和指南为指导来促进治疗组织和疾病管理的方法。其意义在于规范医疗行为,减少变异,降低成本,提高质量。利用信息化手段,将临床路径管理贯通入医院实际工作流程中,实现临床信息共享、医护患之间的互通及治疗护理流程的电子化,是医院信息管理的必然趋势。

5.推动护理信息标准化建设　在大数据时代,为了实现护理信息的共享,护理信息标准化建设尤为重要。护理信息标准化包括护理术语标准化、护理工作流程标准化、护理数据标准化等,其中术语标准化是学科发展的基础,它对标准化工作的开展具有至关重要的作用。护理术语标准化的过程就是尽可能将护士对患者的描述和临床观察用标准表达方式表示。目前,我国现有的信息化建设缺乏统一的标准来进行电子病历和临床护理实践的记录,尚未形成统一的护理信息标准体系,限制了医院与医院之间、我国与其他国家之间护理信息的交流与资源共享。因此,建立适合我国国情标准化护理信息系统已迫在眉睫。

6.拓宽远程护理发展空间　"互联网+"医疗健康服务模式加快了远程医疗的发展。作为远程医疗的重要组成部分,远程护理是指护士通过可穿戴设备或移动工具,随时监控慢性病、普通术后、心血管疾病、精神疾病等患者的指标,借助电话、电子邮件、视频等电子通信方式对患者进行护理保健并指导护理实践。远程护理除应用在慢病管理外,还将在个体化健康管理、老年人群智能照护等方面发挥积极作用,必将拓宽护理工作领域,让患者获得更加方便、快捷的医疗服务。

7.推进智慧护理建设　目前,我国将"互联网+"战略提升到国家战略的高度,国家加大物联网基础建设投入,推进"互联网+"下的技术创新,云计算、大数据、物联网等信息技术的发展必将推动智慧护理进入"快车道"。智慧护理是智慧医院建设的一部分,是基于现代护理学,以患者为中心,围绕临床护理、护理管理、智慧病房、延续护理、护工管理等业务场景,利用云计算、大数据、物联网、移动互联网、人工智能等新一代信息技术,构建标准化、系统化、智能化、平台化的新一代护理信息系统,以实现医疗资源共享,为制定出最佳的临床决策、护理方案、健康管理方案提供依据。

8.开展"互联网+护理服务"工作　"互联网+护理服务"主要是指医疗机构利用在本机构注册的护士,依托互联网等信息技术,以"线上申请、线下服务"的模式为主,为出院患者或罹患疾病且行动不便的特殊人群提供的护理服务。2020年国家卫生健康委办公厅发布《国家卫生健康委办公厅关于进一步推进"互联网+护理服务"试点工作的通知》,要求进一步扩大试点范围,规范开展试点工作,增加护理服务供给,加大护士培训力度,积极防范执业风险,探索价格和支付政策等。"互联网+护理服务"是贯彻落实党中央、国务院积极应对人口老龄化、实施健康中国战略部署的重要措施。网络信息技术的发展让"互联网+护理服务"等新型模式更加专业化、便捷化、多元化。

9.加强护士信息专业队伍建设　21世纪初,美国等国家已将护理信息学作为一门独立的学科,拥有专业的教学与研究师资队伍,并将护理信息学作为特定的资格认证领域。我国护理信息学起步较晚,尚缺乏护理信息学骨干人才及学科带头人。护士不应该是护理信息化建设的被动执行者,而应该是主动参与者,甚至是设计者。护理信息系统只有与护理管理理念和文化相融合,才会具有重要的价值潜能。目前,国内多家医院已开设信息护士岗位,主要工作内容包括:收集并反馈护理信息系统存在的问题、协助护理信息项目的开发和运行、协助护理部建设护理信息团队。信息护士不仅有丰富的临床经验、熟悉护理程序,并且掌握一定信息技术,能充分发挥既懂护理又懂信息的优势,优化临床护理工作流程,为患者安全保驾护航。

第三节　护理信息系统

护理信息系统是指一个由计算机和网络设备等硬件组成,利用信息技术、计算机技术和网络通信技术等技术构建的应用软件,对临床护理业务信息、护理管理信息和护理教育等信息进行收集、组织、加工、储存、控制、检索、传递和利用的系统,以提高护理管理质量为目的的信息系统,是医院信息系统的重要组成部分。

一、护理信息系统的硬件设施

1. **中心护理工作站**　中心护理工作站是位于病房的护士站,由电脑、打印机、条码标签打印机和手持扫码器组成。中心护理工作站除了可以完成医嘱核对、打印执行单和条码外,还可以完成患者的入院和出院工作。此外,护士站中央大屏幕作为护士站临床数据的智能交互中心,能配合医院已有的护士工作站和移动医疗设备,实时监控患者的治疗情况,还可以加快护理部与临床科室之间的信息传输速度,使得护理人员的信息沟通更为顺畅与精确。

2. **移动护理工作站**　移动护理工作站兼具治疗车和移动终端的功能,能够实现医嘱执行、体征采集、标本采集、工作提醒、护理记录等功能。移动护理工作站以医院医疗信息系统为中心,利用院内无线网络及院外4G/5G/无线网络为数据承载交互平台,以平板电脑、掌上电脑、智能手机终端为载体,将护理信息系统的应用从中心护理工作站延伸至患者床旁,改变了过去基于纸质病历和各种纸质执行单的信息传递方式,在保证患者得到及时恰当处理的基础上,避免了来回奔波的困境,提高了工作的效率。

3. **个人数字助手**　个人数字助手(personal digital assistant,PDA)又称为掌上电脑,可以帮助医护人员实现在移动中工作。PDA具有扫描一维条形码/二维码、摄像头拍照、无线数据通信、GPS卫星定位等功能,可以实现核对医嘱、执行医嘱,读取、编辑和存储患者信息,完成对药品、器械和物资的清点、查询或定位追溯记录管理等功能。医护人员可以摆脱时间与空间的限制,随时随地查询患者信息,根据护理任务清单进行护理,使护理工作更便捷与高效,达到改善护士执业环境、提升护士工作效率的目的。

4. **智能护理呼叫系统**　智能护理呼叫系统是基于物联网传输技术,实现医护人员与患者之间直接、可靠的信息联络。患者不仅可以通过视频或语音的方式与护士沟通,护士也可通过可穿戴智能设备,在动态情况下接收到病房患者的呼叫。智能护理呼叫系统可与其他护理信息系统互联,实现护理信息

> **思一思**
> 常见护理信息系统有哪些?

一体化,通过患者端显示器可实时更新与显示"患者信息、责任医生护士、护理等级、饮食要求、注意事项"等护理信息,从而取代了纸质的床头卡,简化了护理流程,保障了信息的准确性。在护理管理方面,支持将各个病区的呼叫记录汇总,进行统计分析,有助于管理层掌握临床护理的基本信息。还可收集患者对医院服务的评价,为医院服务改进提供数据依据。

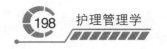

二、常见护理信息系统

(一)临床护理信息系统

1. **住院患者信息管理系统** 该系统主要应用于患者基本信息管理和出入院信息管理。新入院的患者办理完住院手续后,信息会在中心护理工作站电脑终端及时显示,有利于护士做好接纳新患者的准备工作,如对于一般患者,要及时准备床单位;对于急诊患者,要准备好急救器材及药品,并通知医生,配合医生做好抢救准备。在系统中的病区患者信息一览表中,护士可以了解病区患者收治数量和患者情况,如护理级别、手术人数、新入院患者情况。此外,该系统信息可以与药房、收费处、病案室等相关部门共享,强化了患者信息的动态管理,也提高了工作效率,减少了人、财、物等资源的耗用。

2. **住院患者医嘱管理系统** 医生使用该系统可对住院患者的住院病历、诊断、治疗、处方和医疗医嘱、病程记录、会诊、转科、手术、出院等进行存储和查询。医嘱处理是医疗执行的关键环节,医生在系统内录入医嘱,护士在中心护理工作站核实无误后,即可产生各种执行单及当日医嘱变更单、医嘱明细表,通过移动护理工作站和 PDA 手持端等移动终端均可查看;在确认领取当日、明日药后,药房自动产生请领总表及单个患者明细表;该系统与住院患者费用管理系统互联,实现自动划价收费。

3. **住院患者费用管理系统** 患者费用随着医嘱的执行,根据药品与治疗项目的单价,自动划价后与收费处联网入账。在病区电脑终端上设有退药功能,在患者转科、出院、死亡及医嘱更改时可及时退药。患者就诊卡刷卡后,患者信息可与药房、检验科、收费处、病案室等部门共享,能够满足患者信息的及时更新与传递,强化了动态管理,简化了工作流程,提高了工作效率,并避免因此可能产生的医疗纠纷。

4. **口服给药管理系统** 经医生开具口服给药医嘱、护士核对确认生成医嘱后,由药师审方、自动摆药系统完成药品的分包装工作,并在药师复核后,经专业人员运送至病区。护士接收并核对药品后,发放口服药至患者。发放药品时,护士用 PDA 扫描药袋上的条码,进入"口服药医嘱执行"界面,显示药袋内药品的信息,包括名称、剂量、计划执行时间等信息,再扫描患者手腕带条码,系统核对无误后提示"执行成功"。如果出现药袋信息与患者信息不符,系统会自动提示。口服给药管理系统实现了口服药物管理的机械化、自动化过程,提高了摆药的准确性,保证了患者的用药安全;摆药全过程密封操作,避免了药品污染;同时提高了工作效率,使医疗服务工作更加高效和规范。

5. **静脉用药调配中心信息管理系统** 静脉药物集中调配中心是指在符合国际标准、依据药物特性设计的操作环境下,经过药师审核处方,由受过专门培训的药学技术人员,严格按照标准操作程序,进行全静脉营养、细胞毒性药物和抗生素等静脉药物的配置。该系统的具体操作流程为:医生在系统中开具医嘱,护士核对后确认医嘱,生成医嘱打印输液卡,发送 PIVAS 药品单,静脉药物集中调配中心配置药物后,运送人员送至病区,护士为患者执行该医嘱。护士执行医嘱时,使用 PDA 扫描输液袋"PIVAS 二维码",扫描患者手腕带条形码,核对药物标签,包括药液名称、配置药物名称、配药时间,核对无误后执行医嘱。PIVAS 信息管理系统的建立规范了静脉用药的安全性、合理性与有效性,提高了护理人员与配置人员的工作效率。

6. **护理电子病历系统** 指以电子化方式记录患者就诊信息的系统,涉及患者信息的采集、存储、传输、质量控制、统计和利用,包括体温单、入院评估单、病程记录、检查检验结果、医嘱处理、手术记录、护理记录单,以及患者跌倒、压力性损伤、深静脉血栓发生的风险评估等。护理电子病历系统可与监护仪器无缝衔接,进行信息的自动读取和传输,同时随着移动护理工作站的应用,护理电子病历系统还可以和移动护理工作站终端相关联,方便护士在床旁执行医嘱后记录。

7.手术患者信息管理系统　该系统涵盖各手术病区电脑终端输入手术患者的信息,如拟行手术方式,是否需安排洗手护士,麻醉、术前用药,特殊准备意见等,使病区与手术室之间紧密衔接。它覆盖了从患者入院、术前、术中和术后的手术过程,直至患者出院。通过与监护设备的集成、数据自动采集,对手术麻醉全过程进行动态跟踪,达到麻醉信息电子化,使手术患者管理模式更具科学性,并能与全院信息系统的医疗信息数据共享。

8.重症监护患者信息管理系统　该系统通过数据自动采集、数据引用、手动输入等多种方式整合患者信息。如利用计算机通信技术,对监护仪、呼吸机、输液泵等设备输出数据进行自动采集,并对采集结果是否异常进行初步判定,起到警示作用。通过模块化数据输入,将手动输入内容和自动采集数据整合后自动生成重症监护单、护理记录和治疗措施等各种医疗文书。该系统主要应用于重症监护病房的信息管理工作中,覆盖护理评估、护理执行等重症监护相关的各个临床工作环节,能够促进日常工作标准化、流程化和自动化,大大提高了工作效率。

9.消毒供应追溯系统　该系统实现对各类无菌物品的身份识别、监控管理,为各个无菌物品构建唯一身份标识,进行规范化标识管控。实现器械回收、清洗消毒、打包、灭菌、存储、发放和各科室使用环节的跟踪和管理,达到可追溯。采用预约机制,使消毒供应中心与临床科室之间配合更顺畅,交互流程更具可追溯性,提高灭菌物品使用的工作效率。使用报警机制,过期预警,提前提醒,并准确定位库存摆放位置,快速查找,针对已经发放的物品,发送警示通知,及时提醒回收过期或有质量问题的物品和医疗器械,建立有效的灭菌物品召回流程,避免患者和医护人员的感染。对流程操作环节实施控制,出现不符合要求的操作时会报警提醒,有效管理人员操作的随意性。该系统具有信息快速流转、数据共享、规范化管理、操作方便快捷的特点,减少工作量、提高工作效率,并能运用分析统计,实现成本核算、人员绩效统计等功能,提高管理效率,实现成本管理的信息化处理。

(二)护理管理系统

1.护理人力资源管理系统

(1)护理人事档案管理系统:是指基于办公自动化平台的护理人事档案管理系统,可实现对护理人员档案的电子化管理。该系统方便各级管理者实现对人力资源信息的查询,包括护士的基本信息、分布情况、总数增减、人员变动、岗位配置以及岗位能力培训、护士考核情况等信息。同时管理者可对人力资源信息进行更新维护,包括信息更改、注销、人员调动等操作。该系统实现了档案的规范化管理,减少了档案遗失、泄露的风险,并能及时、便捷地进行档案的检索、查看、管理,提升档案管理工作效率,对科学开展人力资源管理起着积极作用。

(2)护理排班管理系统:在人力资源配置方面,护士长可通过系统进行排班,依据病区内患者数量、患者病情情况及患者护理级别、护士层级,落实责任分区进行排班,以确保病区安全,同时统筹安排护士的轮值与休假。护理部可实时了解护士的上岗情况,根据各科室的实际工作量和床护比要求进行护士调配。

(3)护理绩效考核系统:在绩效考核方面,坚持按劳分配、多劳多得和优绩优酬的原则,通过统计护理基础工作量、工作质量、岗位风险程度、工作技术含量、患者满意度及教学科研情况等综合指标进行护士的绩效考核,考核结果与护理人员的收入分配、奖励、评先评优、职称评聘和职务晋升等挂钩,建立科学合理的激励机制,最大限度地调动护理人员的积极性,实现护理人力资源的科学管理。

（4）护理成本核算系统：随着医院成本化意识的不断增强，越来越多的管理者认识到护理是基本的成本中心。如何降低护理成本、实现护理资源的优化配置，成为管理者关注的问题。护理成本核算系统是将过去手工统计工作量的方法改为利用计算机输入数据。例如使用 NIS 系统测定录入患者生命体征，不仅节省人力成本的费用，降低劳动强度，还可大大提高统计工作的质量和速度，减少管理成本。

2. 护理质量与安全管理系统　包括护理质量管理、不良事件管理、敏感指标管理等模块。各医院结合实际情况，根据护理质量的关键要求，制定护理质量考核与评价标准并建立数据库，护理部、护士长、质控组长等将检查结果及时、准确地录入系统，由系统完成相关信息的存储、分析和评价。通过信息反馈，护理管理者可及时得知各护理单元的护理质量状况，从而快速发现问题，纠正问题，减少护理差错事故的发生，提高护理工作质量。

（1）护理质量管理系统：主要包括护理单元质量管理、护理风险动态评价、护理安全（不良）事件管理、护理文书书写质量监控、患者满意度调查等部分。由于信息处理过程方便快捷，管理者能及时了解各单元的护理质量，早发现、早处理、早预防，突出了环节质量控制，将终末质量管理变为环节质量控制，减少护理差错事故的发生，有利于提高护理质量，实现护理质量的科学化、精细化管理。此外，应用该系统可量化考评信息，减少人为主观性，使考评结果更具客观性。

（2）不良事件管理系统：威胁患者安全事件的发生往往是多个环节存在问题所致，因此建立一个非惩罚性的不良事件主动上报系统，对于建设医院安全文化氛围、保证患者安全是十分重要的。通过汇集不同类型事件的报告，以折线图、柱状图、饼状图等方式来图形化展现不良事件发生原因、事件当事人、事件发生患者的年龄、护理级别等相关信息，通过统计分析数据使管理者掌握不良事件的发生趋势。管理者需对不良事件进行讨论，利用护理管理工具如头脑风暴法、鱼骨图等管理方法对不良事件的发生原因进行分析，制定切实有效的改进措施，并针对改进措施进行临床跟踪评价，保障改进措施的有效执行，达到减少不良事件的发生、保证患者安全和医护人员安全、提高临床护理质量的目的。

（3）敏感指标管理系统：该系统依据国家卫生健康委员会医院管理研究所护理管理与康复研究部编制的《护理质量指标监测基本数据集实施指南（2022 版）》，通过集成平台和智慧护理系统，完成全自动采集、统计分析等过程，以满足国家平台及本省质控平台关于敏感指标数据上报要求，并形成指标化管理体系，包含自评数据完整性和可靠性、指标比较、追问原因、确定短板、拟订改进策略等环节。该系统可以帮助管理者掌握护理质量现状及动态，明确自身在业界的位置，发现质量问题或潜在问题，分析质量问题的影响因素，有效提升护理质量，改善患者健康结局。

3. 护理教学与科研管理系统　主要应用于学习记录、护理科研、护士专业档案、学时学分管理等方面。个人可查看学习班、学术会议、业务学习、在读学历信息等，导入论文、著作、课题、相关证书等，护理部、护士长可实时了解护士的教育和科研情况，同时，可以提醒医院所有护理人员当年所需的各类学分总分完成的情况，以及是否达标。利用现代信息技术实现了教学管理的自动化、科学化，大大地提高了工作效率与准确性。

4. 库存物资信息管理系统　主要用于医疗库存物资核算以及管理，包括库存物资的入库、出库、库存，使用和维护等处理，提供各种账簿管理，包括过往库存、物资出库明细、物资入库明细、出入流水、物资账页汇总、会计账页等，以及各种查询、报表，如物资进、出、存月报表，库存物资增减汇总等，节约了医疗物资成本，实现了护理资源的优化配置。

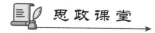

思政课堂

运用信息化手段优化医疗服务流程

2021 年 12 月 27 日,中央网络安全和信息化委员会印发《"十四五"国家信息化规划》(以下简称《规划》),对我国"十四五"时期信息化发展做出安排部署。

《规划》将"构建普惠便捷的数字民生保障体系"作为 10 项重大任务和重点工程之一。《规划》指出,提供普惠数字医疗。统筹开展国家级健康医疗大数据资源目录体系建设,完善智慧医院分级评估体系和互联网医疗服务监管体系。加强人工智能、大数据等信息技术在智能医疗设备和药物研发中的应用。深化和拓展医疗信息化应用范围,普及应用居民电子健康码,加快异地转诊、就医、住院、医保等医疗全流程在线办理。加快医保电子凭证推广应用,建成全国统一的医疗保障信息平台。积极探索运用信息化手段优化医疗服务流程,创造舒心就医新体验。创新发展互联网医院、远程医疗、在线健康咨询、健康管理等服务,持续提升偏远农村地区远程医疗设施设备普及。提升基层卫生医疗机构和妇幼保健机构在疾病预防和诊疗、慢病管理中的数字化、智能化水平。推动中医药健康服务与互联网深度融合。

《规划》中将"建设医疗重大基础平台"作为数字公共服务优化升级工程之一。加快建设医疗专属云,推动各级医疗卫生机构信息系统数据共享互认和业务协同,建设权威统一、互通共享的各级全民健康信息平台。持续加强中医馆健康信息平台建设,全面提升基层中医药信息化能力。

(毋婧茹)

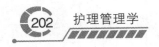 思维导图

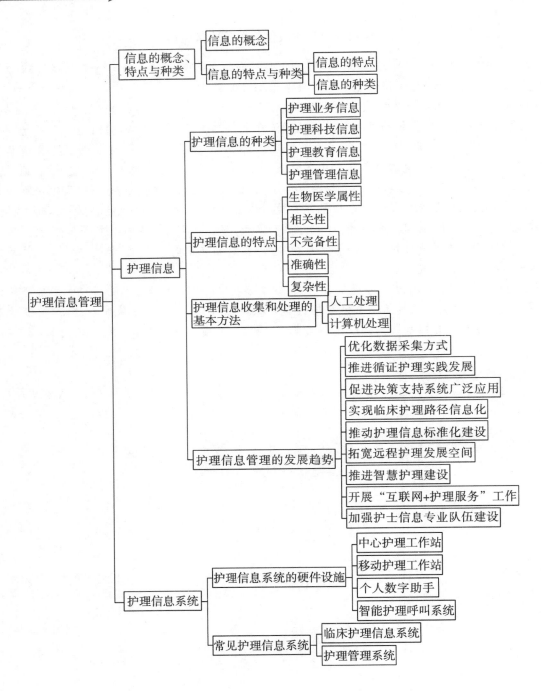

思与练

一、单项选择题

1. 信息依据( )可分为自然信息、生物信息和社会信息
   A. 产生来源   B. 载体类型
   C. 价值特征   D. 时间特征

2. 各级护理技术人员工作的质量标准属于( )
   A. 护理业务信息   B. 护理教育信息
   C. 护理管理信息   D. 护理质量信息

3. "护理信息储存于电脑中,各级护理人员可以通过医院的电脑网络方便地获得信息资源"说明了护理信息的( )
   A. 依附性   B. 可感知性
   C. 可加工性   D. 可传递性

4. 目前护理信息管理系统中不包括( )
   A. 住院患者信息管理系统   B. 住院患者医嘱处理系统
   C. 住院患者药物管理系统   D. 手术患者信息管理系统

二、简答题

1. 信息的特点有哪些?

2. 护理信息系统的硬件设备有哪些?分别具有什么功能?

3. 举例说明护理信息系统的临床应用有哪些。

4. 结合护理信息管理的发展趋势,谈谈信息化建设为护理服务模式带来了哪些机遇与挑战。

第十一章 护理管理与医疗卫生法律法规

::::::::: 学习目标 :::::::::

1. 掌握:护理管理相关法律法规和政策。
2. 熟悉:护士的执业权利与义务。
3. 了解:卫生法、护理法、医疗事故等相关概念,卫生法律体系、护理法的组成。
4. 应用:应用护理管理相关法律法规指导临床护理和护理管理实践,做到依法执业、安全执业。
5. 素养:具有良好的语言表达能力、沟通协调能力和自律能力,以及学法、懂法、用法、护法,维护自身执业权利的意识。

案例思考

李某,男,50岁,因病毒性脑炎入住离家较近的某医院,医生给予李某相关检查及治疗,一级护理,留陪一人。李某经积极治疗后病情逐渐稳定,可仍时常出现神志恍惚等症状。某日15:00,陪护人员其妻孙某离开病房回家取物品,返回后李某不在病房,孙某寻找无果,请求主治医生及医院领导派人协助寻找,因诸多原因医院未能派人。当日21:00,值班护士及医生按常规巡查病房时,李某仍未返回病房,至次日上午其家人多方寻找仍未果,该医院向辖区派出所报了案,后经孙某家人反复寻找,直到距李某走失后的第6天,才发现李某已溺亡在该市郊区附近一水沟内,其妻孙某遂提起诉讼,要求该医院承担各项损失合计20万元。

针对此案例,请思考:

患者在医院住院治疗期间走失死亡,医院是否承担法律责任?

思路提示:护士的义务。医院对患者实施一级护理,护士应按要求每小时巡视1次,并给予相应护理。

第一节　护理立法

一、法的概述

1. **法的概念**　法是社会规则的一种,通常指由国家制定或认可,并由国家强制力保证实施的,以规定当事人权利和义务为内容的,具有普遍约束力的社会规范。我国的法律体系由宪法及宪法相关法、民法、商法、行政法、经济法、社会法、刑法、诉讼和非诉讼程序法等门类构成。

2. **法的特征**　法的主要特征包括社会共同性、强制性、公正性和稳定性。

3. **法的作用**　法作为一种社会规范,一方面用于调整人们的行为,即法的规范作用;另一方面,法对社会产生作用,即对社会或社会关系产生作用和影响,以维护国家利益,执行社会公务。

二、护理立法相关问题

护理立法是指国家立法机关依照法定程序,制定、修改或废止有关护理活动的规范性文件。护理立法的目标是明确护理法条文应该涉及的范围,其内容应以符合本国现状,且尽可能与国际惯例相适应为基本准则。

(一)护理立法的意义

1. **保护护理人员的职业权利**　护理立法使护理人员的地位、作用和职责范围有了明确的法律依据,护理人员在履行自身法律职责、行使护理工作权利等方面可最大限度地受到法律的保护,从而增加了护理人员对工作的使命感和安全感,使他们能够充分发挥自己的聪明才智,保障公民的健康权益,提高全民的健康水平。

2. **促进护理服务规范化和专业化**　护理立法为护理专业人才的培养和护理服务实践制定了一系列法制化的规范及标准。这些标准的颁布与实施,使护理服务的各项制度都统一在护理立法的指导纲领之下,使得护理服务更趋规范化和专业化。

3. **推进护理管理法制化进程,保障护理安全**　护理立法为护理管理提供了有力的法律保障和约束,不仅规范了护士上岗的执业资质,还使护理工作中的一切活动与行为均以法律为准绳,做到有法可依、违法必究,将护理管理纳入规范化、法制化的轨道,保证了护理工作的安全,提高了护理质量。

4. **促进护理教育更趋完善**　护理立法明确规定了护理人员资格认证条件、注册制度、护理行为规范等,以法律的手段督促护理人员必须不断接受学习和培训。只有不断更新知识、提高技能,方可依法从业。这对于保证和提高护理质量、推动护理专业的整体发展具有深远的意义。

5. **维护护理对象的正当权益**　护理立法一方面约束了护理人员的行为及活动,另一方面也给护理对象提供了一个标准,对于不符合这一标准的护理行为,护理对象有权依据相关法律法规追究护理人员的法律责任,因此护理立法同样最大限度地保护了护理对象的合法权益。

(二)护理立法的基本原则

1. **以宪法为最高准则**　在所有的法律中,宪法拥有至高无上的权力。护理法的制定必须在宪

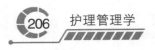

法的总则下进行,不允许与宪法相抵触。同时,护理立法不能与国家已经颁布实施的其他任何法律条款相冲突。

2. 符合我国护理实际的原则 护理法的制定,一方面要借鉴发达国家先进的护理立法经验,另一方面必须从我国的基本国情出发,兼顾全国不同地区护理教育和护理服务的发展水平,确立切实可行的法规。

3. 遵循医学科学发展基本规律的原则 医疗卫生领域的立法活动必须遵循医学科学的客观规律,护理的基本属性是医疗活动,但它具有专业性、服务性的特点,并以其专业化知识与技术为人类健康提供服务。因此,护理领域的立法活动也必须遵守医学科学发展的基本规律,使其更具科学性。

4. 体现法律基本特征的原则 护理法与其他所有法律一样,应具有法律的基本特征,所以制定的法律法规必须体现社会共同性、强制性、公正性和稳定性。

5. 具有国际化趋势的原则 不管是立法的理论研究,还是立法实践,都可借鉴国外成熟的立法经验,使我国法制与国际接轨。制定护理法时也必须考虑世界法治文明的进程,使各条款尽量同国际要求相适应。

(三)护理立法的程序

1. 建立起草委员会 护理法起草委员会是由国家或卫生主管部门指派、宣布、授权而具有立法机构权威性的非常设机构。其成员一般由护理专家、卫生行政管理人员、司法工作者组成,是唯一具备护理法条文解释权的法定代表。

2. 确定护理立法目标 由护理法起草委员会确定护理法立法的目标,即明确护理法条文应涉及的范围。

3. 起草法律文件 一般按照集体讨论拟定与分工起草相结合的办法,形成草案初稿,然后通过相关的组织或会议审议,形成"试行草案"。

4. 审议和通过 经过地方乃至全国人民代表大会或政府主管部门审议通过后,法律草案可由政府颁布试行。

5. 评价、修订与重订 护理法的实施大多经过试行和正式施行两个阶段。试行期一般为2～3年,试行期结束前,国家授权起草委员会全面收集意见,作进一步修订,再提交立法机构和政府主管部门审议通过或批准,最后由政府宣布施行。护理法的重订,一般是在正式施行若干年后,根据国家经济文化的状况而定。

第二节 与护理管理相关的法律法规

一、卫生法体系与护理法

1. 我国的卫生法体系 卫生法是指由国家制定或认可的,并有国家强制力作保证,用以调整人们在医疗卫生活动中各种社会关系的行为规范总和,是我国法律体系的重要组成部分。立法的目的在于维护国家安全,维护卫生事业的公益性地位,及时有效地控制突发性公共卫生事件,维护卫生事业健康有序地发展。

目前我国还没有一部统一、完整的卫生法典,只有以公共卫生与医政管理为主的单个法律法规构成的一个相对完整的卫生法体系。

2. 护理法　护理法是由国家制定的,用以规范护理活动(如护理教育、护士注册和护理服务)及调整这些活动而产生的各种社会关系的法律规范的总称。护理立法始于20世纪初,1919年英国率先颁布了本国的护理法——《英国护理法》;1921年荷兰颁布了护理法;1947年国际护士委员会发表了一系列有关护理立法的专著;1953年世界卫生组织发表了第一份有关护理立法的研究报告;1968年国际护士委员会特别成立了一个专家委员会,制定了护理立法史上划时代的文件——《系统制定护理法规的参考指导大纲》,为各国护理法必须涉及的内容提供了权威性的指导。目前我国尚未颁布护理法,正在执行的是《护士条例》以及与护理工作相关的法律、规章及规范性文件。

二、我国与护理管理相关的法律法规和政策

(一)《护士条例》

1.《护士条例》的施行　《护士条例》经2008年1月23日国务院第206次常务会议通过,2008年1月31日中华人民共和国国务院令第517号公布,自2008年5月12日起施行;共6章、35条,重点强调了护士的执业注册、执业权利和义务,医疗卫生机构的职责、法律责任等。根据2020年3月27日中华人民共和国国务院令第726号《国务院关于修改和废止部分行政法规的决定》进行了第一次修订。《护士条例》是我国首部保护护士劳动权益的法规,《护士条例》的出台,为保障护士的合法权益筑起了强有力的法律保证,使护士执业活动中维权做到有法可依。

2.《护士条例》的六大特点　①政府在护理管理中要加强宏观监督管理。②医疗机构要配备一定数量的护士,保障护士的工资、福利待遇等。③维护护士的合法权益。④明确了护士的权利和义务。⑤强调护士执业规则及护士执业活动中必须遵循的行为规范。⑥规定了卫生行政机关、医疗卫生机构和他人侵犯护士权益等应负的法律责任。

> **思一思**
> 护士在执业活动中有哪些情形,会由县级以上地方人民政府卫生主管部门依据职责分工责令改正,给予警告?

3. 护士的法律责任　护士在执业活动中有下列情形之一的,由县级以上地方人民政府卫生主管部门依据职责分工责令改正,给予警告;情节严重的,暂停其6个月以上1年以下执业活动,直至由原发证部门吊销其护士执业证书:①发现患者病情危急未立即通知医师的。②发现医嘱违反法律、法规、规章或者诊疗技术规范规定,未依照本条例第十七条的规定提出或者报告的。③泄露患者隐私的。④发生自然灾害、公共卫生事件等严重威胁公众生命健康的突发事件,不服从安排参加医疗救护的。护士在执业活动中造成医疗事故的,依照医疗事故处理的有关规定承担法律责任。

(二)《护士执业注册管理办法》

《护士执业注册管理办法》于2008年5月4日经卫生部部务会议讨论通过,2008年5月6日卫生部令第59号发布,自2008年5月12日起施行,根据2021年1月8日《国家卫生健康委关于修改和废止〈母婴保健专项技术服务许可及人员资格管理办法〉等3件部门规章的决定》(国家卫生健康委员会令第7号)修订,共24条。它在《护士条例》的基础上进一步规范了护士执业注册管理,明确了护士执业注册应具备的条件及延续注册、变更注册的规定等。

(三)《中华人民共和国传染病防治法》

1.《中华人民共和国传染病防治法》的施行与修订　《中华人民共和国传染病防治法》由中华人民共和国第七届全国人民代表大会常务委员会第六次会议于1989年2月21日通过,于2004年

8月28日第十届全国人民代表大会常务委员会第十一次会议修订,自2004年12月1日起施行;根据2013年6月29日第十二届全国人民代表大会常务委员会第三次会议《关于修改〈中华人民共和国文物保护法〉等十二部法律的决定》修正。新修订的《中华人民共和国传染病防治法》共9章、80条,分别就传染病预防、疫情报告、通报和公布、疫情控制、医疗救治监督管理等做了修订和说明。

2. 传染病的分类　本法规定的传染病分为3类。

(1)甲类传染病包括鼠疫、霍乱。

(2)乙类传染病包括严重急性呼吸综合征、艾滋病、病毒性肝炎、脊髓灰质炎、人感染高致病性禽流感、麻疹、流行性出血热、狂犬病、流行性乙型脑炎、登革热、炭疽、细菌性和阿米巴性痢疾、肺结核、伤寒和副伤寒、流行性脑脊髓膜炎、百日咳、白喉、新生儿破伤风、猩红热、布鲁氏菌病、淋病、梅毒、钩端螺旋体病、血吸虫病、疟疾。《中华人民共和国传染病防治法》(修订草案征求意见稿)中新增人感染 H_7N_9 禽流感和新型冠状病毒感染2种乙类传染病。

(3)丙类传染病包括流行性感冒、流行性腮腺炎、风疹、急性出血性结膜炎、麻风病、流行性和地方性斑疹伤寒、黑热病、棘球蚴病、丝虫病,除霍乱、细菌性和阿米巴性痢疾、伤寒和副伤寒以外的感染性腹泻病。

(4)国务院卫生行政部门根据传染病暴发、流行情况和危害程度,可以决定增加、减少或者调整乙类、丙类传染病病种并予以公布。

(5)对乙类传染病中严重急性呼吸综合征、炭疽中的肺炭疽和人感染高致病性禽流感,采取本法所称甲类传染病的预防、控制措施。

(6)其他乙类传染病和突发原因不明的传染病需要采取本法所称甲类传染病的预防、控制措施的,由国务院卫生行政部门及时报经国务院批准后予以公布、实施。省、自治区,直辖市人民政府对本行政区域内常见、多发的其他地方性传染病,可以根据情况决定按照乙类或者丙类传染病管理并予以公布,报国务院卫生行政部门备案。

3. 传染病预防、控制预案　包括:①传染病预防控制指挥部的组成和相关部门的职责。②传染病的监测、信息收集、分析、报告、通报制度。③疾病预防控制机构、医疗机构在发生传染病疫情时的任务与职责。④传染病暴发、流行情况的分级以及相应的应急工作方案。⑤传染病预防、疫点疫区现场控制,应急设施、设备、救治药品、医疗器械以及其他物资和技术的储备与调用。

4. 传染病救治　医疗机构应当对传染病患者,或者疑似传染病患者提供医疗救护、现场救援和接诊;书写病历记录及其他有关资料,并妥善保管;执行传染病预检、分诊制度;对传染病患者、疑似传染病患者,应当引导至相对隔离的分诊点进行初诊;不具备相应救治能力的,应当将患者及其病历记录复印件一并转至具备相应救治能力的医疗机构,具体办法由国务院卫生行政部门规定。

5. 传染病疫情报告　①疾病预防控制机构、医疗机构和采供血机构及其执行职务的人员发现本法规定的传染病疫情或者发现其他传染病暴发、流行以及突发原因不明的传染病时,应当遵循疫情报告属地管理原则,按照国务院规定的或者国务院卫生行政部门规定的内容、程序、方式和时限报告。②任何单位和个人发现传染病患者或者疑似传染病患者时,应当及时向附近的疾病预防控制机构或者医疗机构报告。③地方各级人民政府未依照本法的规定履行报告职责,或者隐瞒、谎报、缓报传染病疫情,或者在传染病暴发、流行时,未及时组织救治、采取控制措施的,由上级人民政府责令改正,通报批评,造成传染病传播、流行或者其他严重后果的,对负有责任的主管人员,依法给予行政处分,构成犯罪的,依法追究刑事责任。

(四)《中华人民共和国民法典》

1.《中华人民共和国民法典》的施行　2020年5月28日,第十三届全国人民代表大会第三次会议表决通过了《中华人民共和国民法典》，自2021年1月1日起施行。《中华人民共和国民法典》是新中国第一部以法典命名的法律，在法律体系中居于基础性地位，共7编、1260条，各编依次为总则、物权、合同、人格权、婚姻家庭、继承、侵权责任以及附则，第七编第六章为"医疗损害责任"。

　　2. 医疗损害责任　①患者在诊疗活动中受到损害，医疗机构或者其医务人员有过错的，由医疗机构承担赔偿责任。②医务人员在诊疗活动中应当向患者说明病情和医疗措施。需要实施手术、特殊检查、特殊治疗的，医务人员应当及时向患者具体说明医疗风险、替代医疗方案等情况，并取得其明确同意；不能或者不宜向患者说明的，应当向患者的近亲属说明，并取得其明确同意。医务人员未尽到前款义务，造成患者损害的，医疗机构应当承担赔偿责任。③因抢救生命垂危的患者等紧急情况，不能取得患者或者其近亲属意见的，经医疗机构负责人或者授权的负责人批准，可以立即实施相应的医疗措施。④医务人员在诊疗活动中未尽到与当时的医疗水平相应的诊疗义务，造成患者损害的，医疗机构应当承担赔偿责任。⑤患者在诊疗活动中受到损害，有下列情形之一的，推定医疗机构有过错：违反法律、行政法规、规章及其他有关诊疗规范的规定；隐匿或者拒绝提供与纠纷有关的病历资料；遗失、伪造、篡改或者违法销毁病历资料。⑥因药品、消毒产品、医疗器械的缺陷，或者输入不合格的血液造成患者损害的，患者可以向药品上市许可持有人、生产者、血液提供机构请求赔偿，也可以向医疗机构请求赔偿。患者向医疗机构请求赔偿的，医疗机构赔偿后，有权向负有责任的药品上市许可持有人、生产者、血液提供机构追偿。⑦患者在诊疗活动中受到损害，有下列情形之一的，医疗机构不承担赔偿责任：患者或者其近亲属不配合医疗机构进行符合诊疗规范的诊疗；医务人员在抢救生命垂危的患者等紧急情况下已经尽到合理诊疗义务；限于当时的医疗水平难以诊疗。⑧医疗机构及其医务人员应当按照规定填写并妥善保管住院志、医嘱单、检验报告、手术及麻醉记录、病理资料、护理记录等病历资料。患者要求查阅、复制前款规定的病历资料的，医疗机构应当及时提供。⑨医疗机构及其医务人员应当对患者的隐私和个人信息保密。泄露患者的隐私和个人信息，或者未经患者同意公开其病历资料的，应当承担侵权责任。⑩医疗机构及其医务人员不得违反诊疗规范实施不必要的检查。⑪医疗机构及其医务人员的合法权益受法律保护。干扰医疗秩序，妨碍医务人员工作、生活，侵害医务人员合法权益的，应当依法承担法律责任。

　　（五）《医疗事故处理条例》

　　1.《医疗事故处理条例》的施行　《医疗事故处理条例》于2002年2月20日由国务院第55次常务会议通过，2002年4月4日中华人民共和国国务院令第351号公布，自2002年9月1日起施行，共7章、63条。该条例分别就医疗事故的预防与处置、医疗事故的技术鉴定、医疗事故的行政处理与监督、医疗事故的赔偿等进行了说明，为正确处理医疗事故，保护患者和医疗机构及其医务人员的合法权益，维护医疗秩序，保障医疗安全，促进医学科学的发展打下了坚实基础。

　　2. 医疗事故的概念　医疗事故是指医疗机构及其医务人员在医疗活动中，违反医疗卫生管理法律、行政法规、部门规章和诊疗护理规范、常规，过失造成患者人身损害的事故。根据对患者人身造成的损害程度分为4级：一级医疗事故是造成患者死亡、重度残疾的；二级医疗事故是造成患者中度残疾、器官组织损伤导致严重功能障碍的；三级医疗事故是造成患者轻度残疾、器官组织损伤导致一般功能障碍的；四级医疗事故是造成患者明显人身损害的其他后果的。

　　3. 医疗事故的预防与处置

　　（1）医疗机构及其医务人员在医疗活动中，必须严格遵守医疗卫生管理法律、行政法规、部门规章和诊疗护理规范、常规，恪守医疗服务职业道德。

　　（2）医疗机构应当对其医务人员进行医疗卫生管理法律、行政法规、部门规章、诊疗护理规范、常规的培训和医疗服务职业道德的行业培训。

(3)医疗机构应当设置医疗服务质量监控部门或者配备专(兼)职人员,负责监督医务人员的医疗服务工作,检查医务人员执业情况,接受患者对医疗服务的投诉,向其提供咨询服务。

(4)应当按照国务院卫生行政部门规定的要求,书写并妥善保管病历资料,因抢救急危患者,未能及时书写病历的,有关医务人员应当在抢救结束后6 h内据实补记,并加以注明。

(5)严禁涂改、伪造、隐匿、销毁或者抢夺病历资料。

(6)患者有权复印或者复制其门诊病历、住院志、体温单、医嘱单、化验单(检验报告)、医学影像检查资料、特殊检查同意书、手术同意书、手术及麻醉记录单、病理资料、护理记录以及国务院卫生行政部门规定的其他病历资料;医疗机构应当提供复印或者复制服务并在复印或者复制的病历资料上加盖证明印记,复印或者复制病历资料时,应当有患者在场。

(7)在医疗活动中,医疗机构及其医务人员应当将患者的病情、医疗措施、医疗风险等如实告知患者,及时解答其咨询。但是,应当避免对患者产生不利后果。

(8)医疗机构应当制定防范、处理医疗事故的预案,预防医疗事故的发生,减轻医疗事故的损害。

(9)医务人员在医疗活动中发生或者发现医疗事故、可能引起医疗事故的医疗过失行为或者发生医疗事故争议的,应当立即向所在科室负责人报告,科室负责人应当及时向本医疗机构负责医疗服务质量监控的部门或者专(兼)职人员报告,负责医疗服务质量监控的部门或者专(兼)职人员接到报告后,应当立即进行调查、核实,将有关情况如实向本医疗机构的负责人报告,并向患者通报、解释。

(10)发生医疗事故的医疗机构应当按照规定向所在地卫生行政部门报告。发生下列重大医疗过失行为的,医疗机构应当在12 h内向所在地卫生行政部门报告:①导致患者死亡或者可能为二级以上的医疗事故;②导致3人以上人身损害后果;③国务院卫生行政部门和省、自治区、直辖市人民政府卫生行政部门规定的其他情形。

(11)发生或者发现医疗过失行为,医疗机构及其医务人员应当立即采取有效措施,避免或者减轻对患者身体健康的损害,防止损害扩大。发生医疗事故争议时,死亡病例讨论记录、疑难病例讨论记录、上级医师查房记录、会诊意见、病程记录应当在医患双方在场的情况下封存和启封,封存的病历资料可以是复印件,由医疗机构保管。

(12)对疑似输液、输血、注射、药物等引起不良后果的,医患双方应当共同对现场实物进行封存和启封,封存的现场实物由医疗机构保存,需要检验的,应当由双方共同指定的、依法具有检验资格的检验机构进行检验,双方无法共同指定时,由卫生行政部门指定,疑似输血引起不良后果,需要对血液进行封存保留的,医疗机构应当通知提供该血液的采供血机构派员到场。

(13)患者死亡,医患双方当事人不能确定死因或者对死因有异议的,应当在患者死亡后48 h内进行尸检,具备尸体冻存条件的,可以延长至7 d。

(14)患者在医疗机构内死亡的,尸体应当立即移放太平间,死者尸体存放时间一般不得超过2周,逾期不处理的尸体,经医疗机构所在地卫生行政部门批准,并报经同级公安部门备案后,由医疗机构按照规定进行处理。

4. 医疗事故的技术鉴定规定 有下列情形之一的,不属于医疗事故:①在紧急情况下为抢救垂危患者生命而采取紧急医学措施造成不良后果的。②在医疗活动中由于患者病情异常或者患者体质特殊而发生医疗意外的。③在现有医学科学技术条件下,发生无法预料或者不能防范的不良后果的。④无过错输血感染造成不良后果的。⑤因患方原因延误诊疗导致不良后果的。⑥因不可抗力造成不良后果的。

5. 医疗事故的处罚规定　有下列情形之一的,由卫生行政部门责令改正,情节严重的,对负有责任的主管人员和其他直接责任人员依法给予行政处分或纪律处分。①未如实告知患者病情、医疗措施和医疗风险的。②没有正当理由,拒绝为患者提供复印或者复制病历资料服务的。③未按照国务院卫生行政部门规定的要求书写和妥善保管病历资料的。④未在规定时间内补记抢救工作病历内容的。⑤未按照本条例的规定封存、保管和启封病历资料和实物的。⑥未设置医疗服务质量监控部门或者配备专(兼)职人员的。⑦未制定有关医疗事故防范和处理预案的。⑧未在规定时间内向卫生行政部门报告重大医疗过失行为的。⑨未按照本条例的规定向卫生行政部门报告医疗事故的。⑩未按照规定进行尸检和保存、处理尸体的。

(六)《中华人民共和国献血法》

1.《中华人民共和国献血法》的施行　《中华人民共和国献血法》于1997年12月29日由中华人民共和国第八届全国人民代表大会常务委员会第二十九次会议通过,1997年12月29日中华人民共和国主席令第九十三号公布,自1998年10月1日起施行,共24条。为保证医疗临床用血需要和安全,保障献血者和用血者身体健康,发扬人道主义精神,促进社会主义物质文明和精神文明建设提供了法律保障。

2. 临床用血安全　临床用血的包装、储存、运输,必须符合国家规定的卫生标准和要求;医疗机构对临床用血必须进行核查,不得将不符合国家规定标准的血液用于临床。为保障公民临床急救用血的需要,国家提倡并指导择期手术的患者自身储血,动员家庭、亲友、所在单位及社会互助献血,为保证应急用血,医疗机构可以临时采集血液,但应当依照本法规定,确保采血用血安全,医疗机构临床用血应当制定用血计划,遵循合理、科学的原则,不得浪费和滥用血液。

3. 血站违反有关操作规程和制度采集血液的处理　由县级以上地方人民政府卫生行政部门责令改正,给献血者健康造成损害的,应当依法赔偿,对直接负责的主管人员和其他直接责任人员,依法给予行政处分,构成犯罪的,依法追究刑事责任。有下列行为之一的,由县级以上地方人民政府卫生行政部门予以取缔,没收违法所得,并处十万元以下的罚款,构成犯罪的,依法追究刑事责任:①非法采集血液的。②血站、医疗机构出售无偿献血血液的。③非法组织他人出卖血液的。

4. 医疗机构的医务人员违反本法规定的处理　将不符合国家规定标准的血液用于患者的,由县级以上地方人民政府卫生行政部门责令改正,给患者健康造成损害的,应当依法赔偿,对直接负责的主管人员和其他直接责任人员,依法给予行政处分,构成犯罪的,依法追究刑事责任。

(七)《医疗机构从业人员行为规范》

1.《医疗机构从业人员行为规范》的施行　《医疗机构从业人员行为规范》是2012年6月26日,由卫生部、国家食品药品监督管理局、国家中医药管理局联合印发的规范性文件,自公布之日起施行,共60条。根据医疗卫生有关法律法规、规章制度,结合医疗机构实际情况对医疗机构从业人员行为进行了规范。

2. 医疗机构从业人员基本行为规范　①以人为本,践行救死扶伤、防病治病的宗旨,发扬大医精诚理念和人道主义精神,以患者为中心,全心全意为人民健康服务。②遵纪守法,依法执业。自觉遵守国家法律法规,遵守医疗卫生行业规章和纪律,严格执行所在医疗机构各项制度规定。③尊重患者,关爱生命。遵守医学伦理道德,尊重患者的知情同意权和隐私权,为患者保守医疗秘密和健康隐私,维护患者合法权益,尊重患者被救治的权利,不因种族、宗教、地域、贫富、地位、残疾、疾病等歧视患者。④优质服务,医患和谐。言语文明,举止端庄,认真践行医疗服务承诺,加强与患者的交流与沟通,积极带头控烟,自觉维护行业形象。⑤廉洁自律,恪守医德。弘扬高尚医德,严格自律,不索取和非法收受患者财物;不利用执业之便谋取不正当利益;不收受医疗器械、药品、试剂等生产、经营企业或人员以各种名义、形式给予的回扣、提成;不参加其安排、组织或支付费用的营业性娱乐活动;不骗取、套取基本医疗保障资金或为他人骗取、套取提供便利;不违规参与医疗广告宣传和药品医疗器械促销,不倒卖号源。⑥严谨求实,精益求精。热爱学习,钻研业务,努力提高专业素养,诚实守信,抵制学术不端行为。⑦爱岗敬业,团结协作。忠诚职业,尽职尽责,正确处理同行同事间关系,互相尊重,互相配合,和谐共事。⑧乐于奉献,热心公益。积极参加上级安排的指令性医疗任务和社会公益性的扶贫、义诊、助残、支农、援外等活动,主动开展公众健康教育。

3. 护士行为规范　①不断更新知识,提高专业技术能力和综合素质,尊重关心爱护患者,保护患者的隐私,注重沟通,体现人文关怀,维护患者的健康权益。②严格落实各项规章制度,正确执行临床护理实践和护理技术规范,全面履行医学照顾、病情观察、协助诊疗、心理支持、健康教育和康复指导等护理职责,为患者提供安全优质的护理服务。③工作严谨、慎独,对执业行为负责。发现患者病情危急,应立即通知医师,在紧急情况下为抢救垂危患者生命,应及时实施必要的紧急救护。④严格执行医嘱,发现医嘱违反法律、法规、规章或者临床诊疗技术规范,应及时与医师沟通或按规定报告。⑤按照要求及时准确、完整规范书写病历,认真管理,不伪造、隐匿或违规涂改、销毁病历。

(八)《突发公共卫生事件应急条例》

1.《突发公共卫生事件应急条例》的施行　《突发公共卫生事件应急条例》于2003年5月7日,经国务院第7次常务会议通过;2003年5月9日,中华人民共和国国务院令第376号予以公布,自公布之日起施行;2011年1月8日,根据《国务院关于废止和修改部分行政法规的决定》(中华人民共和国国务院令第588号)修订,能有效预防、及时控制和消除突发公共卫生事件的危害,保障公众身体健康与生命安全,维护正常的社会秩序。

2. 医疗机构违反本法规定的处理　《突发公共卫生事件应急条例》规定,医疗卫生机构不履行报告职责,隐瞒、缓报、谎报的;未及时采取控制措施的;未依照规定履行突发事件监测职责的;拒绝接诊患者的,以及拒不服从应急处理指挥调度的,责令改正、通报批评、给予警告;情节严重的,吊销《医疗机构执业许可证》;对主要负责人、负有责任的主管人员和其他直接责任人依法给予纪律处分;造成传染病传播、流行或者对社会公众健康造成其他严重危害后果,构成犯罪的,依法追究刑事责任。

(九)《药品不良反应报告和监测管理办法》

1.《药品不良反应报告和监测管理办法》的施行　《药品不良反应报告和监测管理办法》于2010年12月13日经卫生部部务会议审议通过,2011年5月24日中华人民共和国卫生部令第81号发布,自2011年7月1日起施行,共8章、67条。为药品上市后的监管,规范药品不良反应报告和监测,及时、有效控制药品风险,公众用药安全提供了保障。

2. 相关概念

(1)药品不良反应:是指合格药品在正常用法用量下出现的与用药目的无关的有害反应。

(2)药品不良反应报告和监测:是指药品不良反应的发现、报告、评价和控制的过程。

(3)严重药品不良反应:指因使用药品引起以下损害情形之一的反应。①导致死亡。②危及生命。③致癌、致畸、致出生缺陷。④导致显著的或者永久的人体伤残或者器官功能的损伤。⑤导致住院或者住院时间延长。⑥导致其他重要医学事件,如不进行治疗可能出现上述所列情况的。

(4)新的药品不良反应:是指药品说明书中未载明的不良反应。说明书中已有描述,但不良反应发生的性质、程度、后果或者频率与说明书描述不一致或者更严重的,按照新的药品不良反应处理。

（5）药品群体不良事件：是指同一药品在使用过程中，在相对集中的时间、区域内，对一定数量人群的身体健康或者生命安全造成损害或者威胁，需要予以紧急处置的事件。同一药品指同一生产企业生产的同一药品名称、同一剂型、同一规格的药品。

（6）药品重点监测：是指为进一步了解药品的临床使用和不良反应发生情况，研究不良反应的发生特征、严重程度、发生率等，开展的药品安全性监测活动。

3. 药品不良反应报告制度

（1）基本要求：①药品生产、经营企业和医疗机构获知或者发现可能与用药有关的不良反应，应当通过国家药品不良反应监测信息网络报告；不具备在线报告条件的，应当通过纸质报表报所在地药品不良反应监测机构，由所在地药品不良反应监测机构代为在线报告。报告内容应当真实、完整、准确。②各级药品不良反应监测机构应当对本行政区域内的药品不良反应报告和监测资料进行评价和管理。③药品生产、经营企业和医疗机构应当配合药品监督管理部门、卫生行政部门和药品不良反应监测机构对药品不良反应或者群体不良事件的调查，并提供调查所需的资料。④药品生产、经营企业和医疗机构应当建立并保存药品不良反应报告和监测档案。

（2）个例药品不良反应：①药品生产、经营企业和医疗机构应当主动收集药品不良反应，获知或者发现药品不良反应后应当详细记录、分析和处理，填写《药品不良反应/事件报告表》并报告。②新药监测期内的国产药品应当报告该药品的所有不良反应；其他国产药品，报告新的和严重的不良反应。进口药品自首次获准进口之日起 5 年内，报告该进口药品的所有不良反应；满 5 年的，报告新的和严重的不良反应。③药品生产、经营企业和医疗机构发现或者获知新的、严重的药品不良反应应当在 15 d 内报告，其中死亡病例须立即报告；其他药品不良反应应当在 30 d 内报告。有随访信息的，应当及时报告。④药品生产企业应当对获知的死亡病例进行调查，详细了解死亡病例的基本信息、药品使用情况、不良反应发生及诊治情况等，并在 15 d 内完成调查报告，报药品生产企业所在地的省级药品不良反应监测机构。⑤个人发现新的或者严重的药品不良反应，可以向经治医师报告，也可以向药品生产、经营企业或者当地的药品不良反应监测机构报告，必要时提供相关的病历资料。⑥设区的市级、县级药品不良反应监测机构应当对收到的药品不良反应报告的真实性、完整性和准确性进行审核。严重药品不良反应报告的审核和评价应当自收到报告之日起 3 个工作日内完成，其他报告的审核和评价应当在 15 个工作日内完成。设区的市级、县级药品不良反应监测机构应当对死亡病例进行调查，详细了解死亡病例的基本信息、药品使用情况、不良反应发生及诊治情况等，自收到报告之日起 15 个工作日内完成调查报告，报同级药品监督管理部门和卫生行政部门，以及上一级药品不良反应监测机构。⑦省级药品不良反应监测机构应当在收到下一级药品不良反应监测机构提交的严重药品不良反应评价意见之日起 7 个工作日内完成评价工作。对死亡病例，事件发生地和药品生产企业所在地的省级药品不良反应监测机构均应当及时根据调查报告进行分析、评价，必要时进行现场调查，并将评价结果报省级药品监督管理部门和卫生行政部门，以及国家药品不良反应监测中心。⑧国家药品不良反应监测中心应当及时对死亡病例进行分析、评价，并将评价结果报国家市场监督管理总局和卫生健康委员会。

（3）药品群体不良事件：①药品生产、经营企业和医疗机构获知或者发现药品群体不良事件后，应当立即通过电话或者传真等方式报所在地的县级药品监督管理部门、卫生行政部门和药品不良反应监测机构，必要时可以越级报告；同时填写《药品群体不良事件基本信息表》，对每一病例还应当及时填写《药品不良反应/事件报告表》，通过国家药品不良反应监测信息网络报告。②设区的市级、县级药品监督管理部门获知药品群体不良事件后，应当立即与同级卫生行政部门联合组织开展现场调查,并及时将调查结果逐级报至省级药品监督管理部门和卫生行政部门。省级药品监督管理部门与同级卫生行政部门联合对设区的市级、县级的调查进行督促、指导,对药品群体不良事件进行分析、评价,对本行政区域内发生的影响较大的药品群体不良事件,还应当组织现场调查,评价和调查结果应当及时报国家市场监督管理总局和卫生健康委员会。对全国范围内影响较大并造成严重后果的药品群体不良事件,国家市场监督管理总局应当与卫生健康委员会联合开展相关调查工作。③药品生产企业获知药品群体不良事件后应当立即开展调查,详细了解药品群体不良事件的发生、药品使用、患者诊治以及药品生产、储存、流通、既往类似不良事件等情况,在7 d内完成调查报告,报所在地省级药品监督管理部门和药品不良反应监测机构;同时迅速开展自查,分析事件发生的原因,必要时应当暂停生产、销售、使用和召回相关药品,并报所在地省级药品监督管理部门。④药品经营企业发现药品群体不良事件应当立即告知药品生产企业,同时迅速开展自查,必要时应当暂停药品的销售,并协助药品生产企业采取相关控制措施。⑤医疗机构发现药品群体不良事件后应当积极救治患者,迅速开展临床调查,分析事件发生的原因,必要时可采取暂停药品的使用等紧急措施。⑥药品监督管理部门可以采取暂停生产、销售、使用或者召回药品等控制措施。卫生行政部门应当采取措施积极组织救治患者。

(4)境外发生的严重药品不良反应:①进口药品和国产药品在境外发生的严重药品不良反应(包括自发报告系统收集的、上市后临床研究发现的、文献报道的),药品生产企业应当填写《境外发生的药品不良反应/事件报告表》,自获知之日起30 d内报送国家药品不良反应监测中心。国家药品不良反应监测中心要求提供原始报表及相关信息的,药品生产企业应当在5 d内提交。②国家药品不良反应监测中心应当对收到的药品不良反应报告进行分析、评价,每半年向国家食品药品监督管理局和卫生部报告,发现提示药品可能存在安全隐患的信息应当及时报告。③进口药品和国产药品在境外因药品不良反应被暂停销售、使用或者撤市的,药品生产企业应当在获知后24 h内书面报国家市场监督管理总局和国家药品不良反应监测中心。

(5)定期安全性更新报告:①药品生产企业应当对本企业生产药品的不良反应报告和监测资料进行定期汇总分析,汇总国内外安全性信息,进行风险和效益评估,撰写定期安全性更新报告。定期安全性更新报告的撰写规范由国家药品不良反应监测中心负责制定。②设立新药监测期的国产药品,应当自取得批准证明文件之日起每满1年提交1次定期安全性更新报告,直至首次再注册,之后每5年报告1次;其他国产药品,每5年报告1次。首次进口的药品,自取得进口药品批准证明文件之日起每满1年提交1次定期安全性更新报告,直至首次再注册,之后每5年报告1次。定期安全性更新报告的汇总时间以取得药品批准证明文件的日期为起点计,上报日期应当在汇总数据截止日期后60 d内。③国产药品的定期安全性更新报告向药品生产企业所在地省级药品不良反应监测机构提交。进口药品(包括进口分包装药品)的定期安全性更新报告向国家药品不良反应监测中心提交。④省级药品不良反应监测机构应当对收到的定期安全性更新报告进行汇总、分析和评价,于每年4月1日前将上一年度定期安全性更新报告统计情况和分析评价结果报省级药品监督管理部门和国家药品不良反应监测中心。⑤国家药品不良反应监测中心应当对收到的定期安全性更新报告进行汇总、分析和评价,于每年7月1日前将上一年度国产药品和进口药品的定期安全性更新报告统计情况和分析评价结果报国家市场监督管理总局和卫生健康委员会。

4.医疗机构不良反应报告的法律责任 医疗机构有下列情形之一的,由所在地卫生行政部门给予警告,责令限期改正,逾期不改的,处3万元以下的罚款。情节严重并造成严重后果的,由所在地卫生行政部门对相关责任人给予行政处分。①无专职或者兼职人员负责本单位药品不良反应监测工作的。②未按照要求开展药品不良反应或者群体不良事件报告、调查、评价和处理的。③不配合严重药品不良反应和群体不良事件相关调查的。药品监督管理部门发现医疗机构有前款规定行为之一的,应当移交同级卫生行政部门处理。卫生行政部门对医疗机构作出行政处罚决定的,应当及时通报同级药品监督管理部门。

第三节　护理管理中常见的法律问题

一、护士的执业权利和执业义务

护士是社会的一员,应该具有相应的权利,这些权利包括所有社会公民有的基本权利,同时也包括从事护理专业所特有的权利。当然,权利和义务是相辅相成的,有相应权利的同时,也应该承担相应的义务。这些权利和义务都在《护士条例》中有明确的规定。

(一)护士的执业权利

护士的执业权利主要包括了以下几个方面。

1. 保障护士的工资、福利待遇　护士作为社会公民,应该具有所有公民具有的权利,同时护士作为特定执业的工作人员,依法执业,履行工作职责,具有与其他卫生技术人员平等的就业权利。《国务院关于建立城镇职工基本医疗保险制度的决定》《护士条例》等规定,护士执业有按照国家有关规定获取工资报酬、享受福利待遇、参加社会保险的权利。任何单位或者个人不得克扣护士工资,降低或者取消护士福利等待遇。

2. 护理工作的职业卫生防护　《护士条例》中规定,护士执业有获得与其所从事的护理工作相适应的卫生防护、医疗保健服务的权利。从事直接接触有毒有害物质、有感染传染病危险工作的护士,有依照有关法律、行政法规的规定接受职业健康监护的权利;患职业病的,有依照有关法律、行政法规的规定获得赔偿的权利。

3. 职称晋升和参加学术活动的权利　护士有按照国家有关规定获得与本人业务能力和学术水平相应的专业技术职务、职称的权利;有参加专业培训、从事学术研究和交流、参加行业协会和专业学术团体的权利。

4. 拥有职业知情权、建议权　护士有获得疾病诊疗、护理相关信息的权利和其他与履行护理职责相关的权利,可以对医疗卫生机构和卫生主管部门的工作提出意见和建议。

5. 拥有护理决策的权利　护理决策权是护士职业活动应该享有的基本权利。在注册的执业范围中,护士有权根据患者的情况进行必要的问诊、查体,选择适当的护理方案、预防措施、保健方法等帮助患者恢复健康;有权根据病情、疫情的需要进行疾病调查。

6. 护士的其他执业权利　在护士培训、医疗机构配备护理人员的比例、政府对护理人员表彰等方面,也要充分体现对护理人员权利的保障。护理管理者在管理过程中,要保护护理工作人员的权利不被侵犯,同时还要帮助护理工作者维护其合法权利。

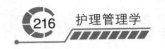

护士处方权

护士处方权是指护士针对患者的心理、饮食、用药及护理级别和疾病的发展所做出的判断和决策等,以及护理人员在临床实践中被授予开具药物和相关检查的权利。我国《处方管理办法》中规定了注册执业医生在执业地点有开具处方的权利,药师可对处方进行审核、调配和核对,并未对护士在处方的权利做相关规定。目前,已有20余个国家的护士有了一定范围的处方权,并且呈逐年上升趋势。

国内安徽省率先试点了护士处方权,但是至今我国还未出台相关法律法规,也未见对处方权护士的资质、培训、认证、考核、法律责任以及护理处方权内容做出统一要求的报道。2018年1月,山西医科大学第一医院、山西医科大学护理学院及山西省护理学会共同制定《新时代护士处方权内容专家共识》,共涵盖9个方面,包括分级护理决策主体护士资格、护士处方权申请资格、临床护理工作决策主体内容、特定情况下非专科临床护士药物处方权内容等,为我国护士处方权相关法律法规的制定和规范实施奠定了基础。

实施护士处方权对我国护理专科门诊的设立和护理队伍的建设有着积极的意义。护理管理者应重视对专科护理人才的培养,建立学校和医院合作教学培养体系,重视护士药理学知识的学习,积极挖掘相关专业的发展方向,关注国内外对于护理事业发展的相关政策与法律要求,以顺应时代发展,做好处方权的认证资格准备,因势利导,推进我国护士处方权的实施。

(二)护士的执业义务

护士在享有相应权利的同时,也应该承担起相应的义务,护士的执业义务包括以下几种。

1. 依法执业义务 护士执业过程中通过法律、法规、规章和诊疗技术规范的约束,履行对患者、患者家属及社会的义务。例如,完成护理工作的人必须具有护士执业资格,严格按照规范进行护理操作;为服务对象提供良好的环境,确保其舒适和安全;主动征求服务对象及家属的意见,及时改进工作中的不足;认真执行医嘱,注重与医生之间相互沟通;积极开展健康教育,指导人们建立正确的卫生、健康观念和培养健康行为,唤起民众对生命及健康的重视,促进地区或国家健康保障机制的建立和完善。

2. 紧急处置义务 护士在执业活动中,发现患者病情危急,应当立即通知医生;在紧急情况下为抢救垂危患者生命,应当先行实施必要的紧急救护:一是将患者病情及时报告医生,以便医生尽早对患者病情做出正确判断,提出更为专业的救治方案;二是要力所能及地采取救治措施缓解患者病情,不能坐等医生的到来被动执行医嘱。

3. 问题医嘱报告义务 护士发现医嘱违反法律、法规、规章或者诊疗技术规范规定时,应当及时向开具医嘱的医生提出;必要时,应当向该医生所在科室的负责人或者医疗卫生机构负责医疗服务管理的人员报告。在执行医嘱的过程中如发现以下情况:①医嘱书写不清楚。②医嘱书写有明显错误,包括医学术语错误和剂量、用法错误。③医嘱内容违反诊疗常规、药物使用规则。④医嘱内容与平常医嘱内容有较大差别。⑤其他医嘱错误或有疑问者。首先,护士应当向开医嘱的医生提出,要求该医生核实,经核实无误应当由医生签字确认。其次,在向开具医嘱的医生提出疑问后医生未予理睬或者找不到开具医嘱的医生时,护士应当向该医生所在科室的负责人或者医疗卫生机构负责医疗服务管理的人员报告。

4. **尊重关爱患者,保护患者隐私**　护士应当尊重、关心、爱护患者,保护患者的隐私。

5. **服从国家调遣的义务**　护士有义务参与公共卫生和疾病预防控制工作。发生自然灾害、公共卫生事件等严重威胁公众生命健康的突发事件,护士应当服从县级以上人民政府卫生主管部门或者所在医疗卫生机构的安排,参加医疗救护。

护士的义务,是护士在工作中应该完成的基本任务。这些任务的完成,仅仅靠护士的自觉性是很难做到的,这就要求护理管理人员在工作中不断地监督和检查,并督促护理工作者完成其任务,对完成任务较好的护士应该给予奖励,同时对没有完成任务的护士进行惩罚,促进其在以后的工作中履行自己应尽的义务。

二、依法执业

(一)护士执业注册

在从事护理工作之前,护士应该获得护理执业的资格,在《护士条例》中明确地规定了护士执业资格获取的要求。

> **记一记**
> 护士执业注册应符合的条件和护士执业注册的有效期。

1. **护士执业注册条件**　护士执业注册,应当具备的条件:①具有完全民事行为能力。②在中等职业学校、高等学校完成教育部和卫生部规定的普通全日制 3 年以上的护理、助产专业课程学习,包括在教学、综合医院完成 8 个月以上护理临床实习,并取得相应学历证书。③通过卫生部组织的护士执业资格考试。④符合下列健康标准:无精神病史;无色盲、色弱、双耳听力障碍;无影响履行护理职责的疾病、残疾或者功能障碍者。

2. **护士执业注册应提交的材料**　①护士执业注册申请审核表。②申请人身份证明。③申请人学历证书及专业学习中的临床实习证明。④护士执业资格考试成绩合格证明。⑤省、自治区、直辖市人民政府卫生行政部门指定的医疗机构出具的申请人 6 个月内健康体检证明。⑥医疗卫生机构拟聘用的相关材料。

3. **护士执业注册申请**　应当自通过护士执业资格考试之日起 3 年内提出;逾期提出申请的,除应当具备上述护士注册需具备的条件外,还应当在符合国务院卫生主管部门规定条件的医疗卫生机构接受 3 个月临床护理培训并考核合格。

4. **护士执业资格考试**　护士必须通过执业资格考试合格获得护士执业资格证方可上岗。执业资格考试办法由国务院卫生主管部门会同国务院人事部门制定。

申请护士执业注册的,应当向拟执业地省、自治区、直辖市人民政府卫生主管部门提出申请。收到申请的卫生主管部门应当自收到申请之日起 20 个工作日内作出决定,对具备本条例规定条件的,准予注册,并发给护士执业证书;对不具备本条例规定条件的,不予注册,并书面说明理由。

5. **护士执业注册管理**　护士执业注册有效期为 5 年,遇有下列情况者,依照规定妥善处理。

(1)延续注册:护士执业注册有效期届满需要继续执业的,应当在有效期届满前 30 d,向原注册部门申请延续注册。护士申请延续注册,应当提交护士延续注册申请审核表和申请人的《护士执业证书》。收到申请的卫生主管部门对具备本条例规定条件的,准予延续,延续执业注册有效期为 5 年;对不具备本条例规定条件的,不予延续,并书面说明理由。医疗卫生机构可以为本机构聘用的护士集体申请办理护士执业注册和延续注册。

(2)变更注册:护士在其执业注册有效期内变更执业地点等注册项目的,应当向批准设立执业医疗机构或者为该医疗机构备案的卫生健康主管部门报告,并提交护士执业注册申请审核表和申请人的《护士执业证书》。收到报告的卫生主管部门应当自收到报告之日起7个工作日内为其办理变更手续。护士跨省、自治区、直辖市变更执业地点的,收到报告的卫生主管部门还应当向其原执业地省、自治区、直辖市人民政府卫生主管部门通报。

(3)重新注册:有下列情形之一的拟在医疗卫生机构执业时,应当重新申请注册。①注册有效期届满未延续注册的。②受吊销《护士执业证书》处罚,自吊销之日起满2年的。重新申请注册应按照规定提交材料,中断护理执业活动超过3年的,还应当提交在省、自治区、直辖市人民政府卫生行政部门规定的教学、综合医院接受3个月临床护理培训并考核合格的证明。

此外,护士有行政许可法规定的应当予以注销执业注册情形的,原注册部门应当依照行政许可法的规定注销其执业注册。

(二)侵权行为与犯罪

侵权行为是指医护人员对患者的权利进行侵害导致患者利益受损的行为。侵权行为主要涉及侵犯患者的自由权、生命健康权和隐私权。侵权行为是违反法律的行为,情节严重者要承担刑事责任。患者的自由权受《中华人民共和国宪法》保护,护士执业时,应重视患者的自由权,保证患者的自由权。如护士以治疗的名义,非法拘禁或以其他形式限制或剥夺患者的自由,是违反《中华人民共和国宪法》的行为。《中华人民共和国刑法》第三百三十五条规定:医务人员由于严重不负责任,造成就诊人死亡或者严重损害就诊人身体健康的,处三年以下有期徒刑或拘役。护士执业时,错误使用医疗器械,不按操作规程办事,造成患者身体受损;护士执业时,使用恶性语言和不良行为损害患者利益,均属侵犯患者生命健康权的行为。

(三)失职行为和渎职罪

主观上的不良行为或明显的疏忽大意,造成严重后果者属于失职行为。例如,对急危重症患者不采取任何急救措施或转院治疗,不遵循首诊负责制原则,不请示医生进行转诊以致耽误治疗或丧失抢救时机,造成严重后果的行为;擅离职守,不履行职责,以致耽误诊疗或抢救时机的行为;护理活动中,由于查对不严格或查对错误,不遵守操作规程,以致打错针、发错药的行为;不认真执行消毒、隔离制度和无菌操作规程,使患者发生交叉感染或院内感染的行为;不认真履行护理基本职责,护理文书书写不实事求是的行为等。违反护士职业道德要求,如为戒酒、戒毒者提供烟酒或毒品是严重渎职行为。窃取病区哌替啶(杜冷丁)、吗啡等毒麻限制药品,自己使用成瘾者视为吸毒,贩卖捞取钱财则构成贩毒罪,将受到法律严惩。

(四)护理记录不规范

护理记录不仅是检查和衡量护理质量的重要资料,也是医生观察诊疗效果、调整治疗方案的重要依据,在法律上有其不容忽视的重要性。不认真记录、漏记、错记等均可导致误诊、误治,引起医疗纠纷。护理记录在法律上的重要性,还表现在记录本身也能成为法庭上的证据,若与患者发生了医疗纠纷或者与某刑事犯罪有关,护理记录则成为判断医疗纠纷性质的重要依据,或成为侦破某刑事案件的重要线索。因此,对原始记录进行添删或随意篡改都是违法行为。

(五)执行医嘱的问题

医嘱通常是护理人员对患者施行诊断和治疗措施的依据。一般情况下,护理人员应一丝不苟地执行医嘱,随意篡改或无故不执行医嘱都属于违规行为,但如发现医嘱有明显的错误,护理人员有权拒绝执行,并向医生提出疑问和申辩。反之,若明知该医嘱可能给患者造成损害,酿成严重后果,仍照旧执行,护理人员将与医生共同承担其所引起的法律责任。

（六）麻醉药品与物品管理

"麻醉"药品主要指的是哌替啶、吗啡类药物。临床上只用于晚期癌症或术后镇痛等，护理人员若利用职权将这些药品提供给一些不法分子倒卖或吸毒自用，这些行为事实上已构成了参与贩毒、吸毒罪。因此，护理管理者应严格抓好这类药品管理制度的贯彻执行，并经常向有条件接触这类药品的护理人员进行法律教育。另外，护理人员还负责保管、使用各种贵重药品、医疗用品、办公用品等，绝不允许利用职务之便，将这些物品占为己有。如占为己有且情节严重者，可被起诉犯盗窃公共财产罪。

（七）明确实习护生的职责范围

实习护生是正在学习的护理学专业学生，尚不具备独立工作的权利。如果在其执业护士的指导下，因操作不当给患者造成损害，或发生护理差错、事故，除本人负责外，带教护士也要负法律责任。实习护生如果离开了注册护士的指导，独立进行操作，对患者造成了损害，就应负法律责任。所以，带教老师要严格带教，护士长在排班时，不可只考虑人员的短缺而将实习护生当作执业护士使用。

三、执业安全问题

执业安全是防止职工在执业活动过程中发生各种伤亡事故为目的的工作领域及在法律、技术、设备、组织制度和教育等方面所采取的相应措施。护士在执业的过程中，有获得与其所从事的护理工作相适应的卫生防护、医疗保健服务的权利。《护士条例》第 33 条明确规定，"扰乱医疗秩序，阻碍护士依法开展执业活动，侮辱、威胁、殴打护士，或者有其他侵犯护士合法权益行为的，由公安机关依照治安管理处罚法的规定给予处罚；构成犯罪的，依法追究刑事责任。"由于工作环境、服务对象的特殊性，护理人员面临着多种职业危害，主要有生物性危害、化学性危害、物理性危害、运动功能性危害、心理社会性危害，目前也是护理人员较关心的问题。因此，护理管理者要重视护理职业安全，加强教育，提高护士的防护意识，增加护士的防护知识，为护士提供必要的防护用具、药品和设备，最大程度地保障护士的职业安全。

（卓莉俊）

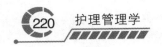 思维导图

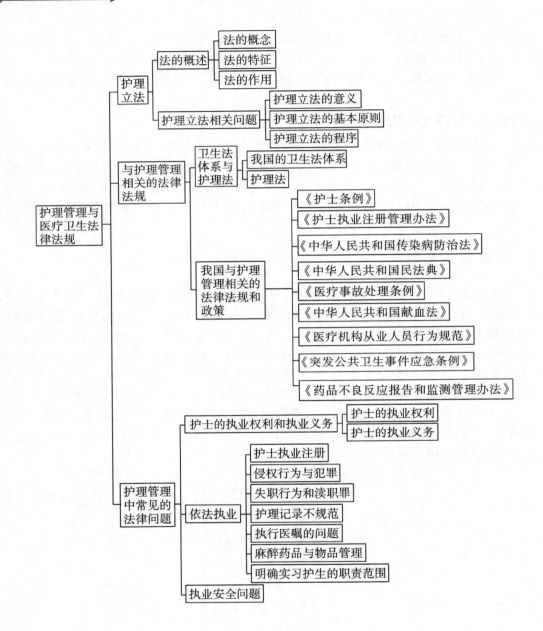

思与练

简答题

1. 与护理管理相关的法律法规有哪些?

2. 护士注册需要具备哪些条件?

3. 护士的执业权利和义务有哪些?

第十二章 护理管理面临的挑战和发展趋势

案例思考

某三级甲等医院的护理部主任吴某，从事护理工作30多年。近年来，随着医药卫生体制改革深化、国际交流与合作日趋深入、医学专科不断细化，吴主任要面临护理学科发展、国际人才培养、护理信息化建设等问题，她也深刻认识到传统的经验型管理模式已不再适用于当今医疗环境。

针对此案例，请思考：

1. 从学科发展的角度阐述护理管理面临的挑战有哪些？

思路提示：护理教育模式变革、临床护理实践专科化、护理研究滞后。

2. 为提升护理专科内涵，吴主任应如何带领团队迎接挑战？

思路提示：管理队伍专业化、管理手段信息化、人才资源管理精细化、人才培养系统化、管理研究科学化、人才培养国际化和精准化。

护理专业作为医疗卫生服务的重要组成部分，护士在卫生保健体制改革中承担着日益重要的责任。随着现代医学飞速发展，护理管理日益完善，对医疗质量、医院形象、医院建设和发展起到了积极作用。但是，医学模式的转变、人类健康观念的更新、医疗体制改革的深入、信息化在医疗领域的不断渗透，使护理的工作内涵和服务范围发生改变，这对护理管理者提出了更高的要求。如何顺应社会的发展趋势，为社会大众提供优质的护理服务，在健康中国战略中发挥重要作用，我国护理管理面临着一系列的挑战与机遇。

第一节　护理管理面临的挑战

一、社会环境变迁的挑战

1. 疾病谱和人口结构变化的影响　随着社会经济和医疗技术的发展,疾病谱及社会人口结构均发生了明显的变化。与生活方式、心理、社会因素密切相关的慢性非传染性疾病的发病率逐年增高,已成为威胁社会人群健康和生活质量的重要因素之一。人口老龄化进程不断加快,目前我国老年人口规模已超2亿,对康复护理、老年护理等的需求日益突出。随着三孩生育政策的实施,新增出生人口也将逐渐增加,对妇产、儿童、生殖健康等护理服务亦提出了更高的要求。同时,新型冠状病毒感染疫情再次提示我们,新发、突发传染病仍会不断出现,护士在重症护理、传染病护理方面的专业能力需要进一步提高。因此,制定与社会需求相适应的护理战略目标,发展适合我国国情的护理服务迫在眉睫。

2. 经济全球化和发展不均衡的影响　经济全球化改变了护理工作模式、卫生保健服务形式以及护理教育的环境和方式。护理领域中日益扩大的国际交流与合作为专业发展提供了机遇,但同时也给管理者带来了一系列有关人才流失和人才引进的工作挑战。经济全球化进程中最为显著的特征就是对人才的竞争,因此,如何在进一步加强国际交流与合作,以适应国际技术、服务、人才相互开放的同时,吸纳并保留更多的高水平护士是管理者必须思考的问题。同时,由于经济发展的差异性,国内东西部地区之间、城市大医院和基层医疗服务机构之间存在着医疗资源配置不合理的问题。如何解决护理资源分布不均的问题,保障护理服务的公平,给管理者带来了一系列挑战。

3. 信息化时代的影响　云计算、移动互联网、大数据等信息化技术的快速发展,为信息收集、优化医疗卫生服务流程、提高工作效率等提供了有利条件,这也必将推动护理服务模式和管理模式的深刻转变。管理者需要运用先进的信息化技术对资源进行优化配置,大力推动移动护理的发展和应用,建立新型护理服务模式并对其进行持续改进。

4. 护理法律法规体系尚未完善　随着国家对护理工作的重视,政府部门逐步出台了相关扶持政策,促进了护理事业的蓬勃发展,但与国外相比,我国的卫生管理体制、护理法律还有待进一步完善。因此,建立健全护理法律法规体系,完善护士执业保障制度,维护我国护士的合法权益,有利于稳定护士队伍,让护士在更加安全的工作环境中为人民大众的健康保驾护航。

二、医疗卫生体制改革的挑战

1. 护理人力资源管理　"十三五"期间,我国护理队伍持续发展壮大,护士总数迅速增长,整体素质显著提升。但相比广大人民群众日益提高的健康服务需求以及国家对医疗卫生服务体系的要求,我国的护理人力仍处于相对缺乏的状况。不仅表现为护士整体数量的不足,而且高层次护理人才尤其匮乏,护理人才梯队尚未建立。如何利用有限的护理人力资源,从数量、结构两个方面合理配置护理人力,提高人力资源使用效率,对护理管理者提出挑战。

2. 护理服务体制改革　疾病谱和人口结构的改变,使护理工作重点从医院延伸至社区、家庭,逐步拓展老年护理、慢性病护理、安宁疗护等领域,护理服务领域的拓展必然带来护理管理体制的改革,即从以往单一的临床护理管理体制扩展为针对医院、社区、家庭的全方位管理。因此,改革护理行政管理体制,建立长效的护理服务体系运行机制,满足社会对护理服务的高品质化和多元化的需求,成为护理管理者需要深入思考的问题。

3.护理资源配置管理　护理资源同其他卫生资源一样存在着"相对稀缺性",如何合理、高效配置护理资源,以完成医院护理、社区服务、康复保健等工作有待探索。

三、护理学科发展的挑战

1.护理教育模式变革　护理学自 2011 年成为一级学科后,相应二级学科的建设有待加强。在院校教育中,护理教育层次结构尚未完善,必须加快护理教育教学改革力度,形成稳定、明晰的二级学科人才培养、科学研究方向;在继续教育中,毕业后教育刚刚起步,培训内容、培训过程、培训师资队伍的建设、教学评价机制及继续教育体制仍有待完善。护理管理者应思考以社会需求为导向,建立具有护理专业特色继续教育模式,完善终身护理教育,培养更多优质专业人才;要紧跟教育改革的步伐,建立起护理人才培养与行业需求密切衔接的机制,要以岗位胜任力为核心,逐步建立院校教育、毕业后教育、继续教育相互衔接的护理人才培养体系。

2.临床护理实践专科化　随着护理学科范围扩展及专业方向的细化,临床护理工作内容及形式也日趋多样化和专业化,尤其是精准医疗的提出,临床护理工作日益向专科化方向发展。近些年来,专科护士的培养和使用已成为护理管理者关注的重要议题。此外,随着循证护理在临床实践中的重要性日益被认可,如何将护理科研成果与临床护理实践进行有机结合,如何在遵循证据的基础上规划临床实践和管理活动,也是管理者面临的重要挑战。

3.护理研究发展　护理服务技术性强、内涵丰富且具有一定的风险性,需要有科学的理论和研究作为基础或指导。尽管近些年来,护理研究发展迅速,但具有学科特色的理论研究仍相对滞后,研究问题、研究方法等在深度和广度上也存在较大局限。在经济飞速发展和医疗技术不断进步的大环境下,管理者要抓住机会,善于发现新的护理现象和护理问题,采用适宜的护理研究方法和手段进行研究,用科学的证据来指导临床实践,以加快护理学科的发展进程。

第二节　护理管理的发展趋势

一、顺应环境变化的发展趋势

1.围绕健康中国建设,发挥护理力量　护士将成为大健康背景下实现健康中国目标的重要力量。护理发展必须坚持以人民健康为中心,精准对接群众护理需求,积极发展老年护理、社区护理、居家护理、安宁疗护、母婴照护等,创新护理技术、服务模式,努力为人民提供全方位、全周期的护理服务,不断满足群众多样化、多层次的护理需求,与时代发展和国家需求同频共振,在大健康视域下,通过多学科深度交叉融合,发挥护理的力量、价值与优势。

2.突发公共卫生事件管理,体现责任担当　护士已成为应对重大突发公共卫生事件的主要力量。以 2020 年暴发的新型冠状病毒感染为例,全国派出

> **思一思**
> 如何利用信息化手段提升护理管理效能?

精锐医疗力量4.2万人驰援武汉,其中护士2.86万人,占医疗队总人数的68%,他们为挽救患者生命、促进患者康复、降低病死率、提高治愈率做出了积极的贡献。突发公共卫生事件逐渐呈现出常态化的迹象,在突发公共卫生事件和常态卫生服务需求激增的态势下,应该加快推进创新型复合型护理人才培养,提升健康护理能力和突发公共卫生事件的应对能力。

3.完善护理法律法规,保障护士与患者权益　国家的法律法规、政策、发展规划等对护理发展至关重要。进一步争取政府部门对护理的政策支持,推动护理立法,对已经推行的政策和颁布的法律法规,根据其实施情况和效果适时地进行修改和完善。用政策、法律的形式明确护理的地位、职能、作用和组织形式,维护护士和患者的合法利益,稳定护士队伍。同时,提升护理政策及法律法规的执行力度,积极推动护理政策及法律法规的落实,制定符合护理工作特点的规章制度,建立健全护理内部管理体制,促进护理工作规范化、制度化和科学化。

4.强化护理学科建设,促进护理事业长足发展　护理学科建设的重点在于科学研究、人才培养,护理管理者应充分认识到护理科学技术对于护理事业发展的重要性,努力营造护理科研氛围,发现创新人才并积极加以培养,培养科学技术人才,形成人才梯队,健全科研管理组织制度,加强对护理人才、护理技术、护理资源的统筹管理,进而提升整体护理科研水平。

思政课堂

军中南丁格尔——黎秀芳

2007年7月9日,一面鲜红的党旗覆盖着一个永恒的生命、一个在烽火连天的抗战岁月中走进护士队伍的护理专家、一个把毕生奉献给祖国的人——黎秀芳。数以千计的人们最后一次去看望她,不计其数的人在心里缅怀她。

新中国成立初期,我国护士少,管理制度不健全,工作程序比较紊乱。从南京中央高级护士学校毕业的黎秀芳,白天精心照顾伤病员,晚上手提马灯挨个巡视病房。经过数百个日日夜夜的认真探索,她根据患者病情轻重和自理能力的不同,创造性地提出"三级护理"理论,一级护理是针对危重患者,二级护理是针对重患者,三级护理是针对轻患者,每级护理都规定了详细的护理内容细则。她还建立了发药治疗"三查七对"和"对抄勾对"管理制度。这套制度在西北军区总医院试行获得成功后,军内外有97家医院派人前来参观学习,迅速在全国各级医院推广应用,大大减少了护理差错事故的发生,提高了护理质量。1955年,她撰写的《三级护理》论文刊登在《中华护理杂志》上,后被苏联《护理杂志》转载,开创了我国新中国成立后科学地进行护理管理的先河。

她连续37年担任中华护理学会副理事长,先后担任过全军护理专业组副组长、组长、顾问等职。在任职期间,她对护士的学历结构、技术状况、人员配置情况进行深入调查研究,多次向政府及有关部门建议改善和提高护士待遇;为了提高护士的整体素质,她积极健全护理各级专业组织,大力倡导开展学术活动。1997年,她获得了国际护理界的最高荣誉——南丁格尔奖章。

二、提升护理管理内涵的发展趋势

1.管理队伍专业化　主要体现在3个方面。①完善的管理体制:培养和建设一支政策水平高、管理能力强、综合素质优的护理管理专业化队伍,以护理管理职能为导向,按照"统一、精简、高效"的原则,建立完善的责权统一、职责明确、精简高效、领导有力的护理管理体制及运行机制。②管理的科学性:护理管理者需要从经验型管理转向科学型管理,注重国内外先进理论或模式的学习和应用,创新管理理念,推动多学科知识的交叉以及跨学科的团队合作。③依法依律进行管理:护理管理者应进一步增强法治观念,掌握并运用各项法规,健全护理管理制度,在保障患者安全的同时也能够维护护士的合法权益。

2. **管理手段信息化**　随着信息技术在医疗领域的普及,未来护理管理的重点必然是信息系统的建立以及对大数据的管理和应用。将信息化手段全面应用于临床护理及护理管理工作,能够优化护士的工作流程,保证护理安全,提高工作效率;把计算机技术与科学化管理有机地结合起来,把综合开发利用信息资源与全面实现人财物信息的数字化管理相结合,对提高护理科学化水平和加快护理学科发展具有重要意义。目前,多数医院在护理信息系统

> **思一思**
> 如何通过护理院校教育促进临床实践能力的提升?

的建立和使用上都取得了较大成效,尤其是在护理工作模式转变、护理质量管理、人力资源管理、物资管理、教育培训以及患者安全管理等方面都探索出了各自的特色和经验。未来的护理信息化管理将着重于构建系统化、多功能、广覆盖的数字化信息网络平台。在护理管理方面,建立护理管理信息系统,包括护理质量管理、护理人力资源管理、护理研究、教学管理、考核评价等;在临床工作方面,建立临床护理信息系统,如包含护理电子病历管理、医嘱管理系统、费用管理等;在患者安全管理方面,运用信息化手段从身份识别、用药安全、无菌物品信息全流程追踪管理系统等方面保证患者安全。此外,通过信息技术平台还能进一步促进"医院-社区-家庭"护理延伸服务,对患者的健康状况、生活方式、疾病进展、治疗依从性等进行远程动态监测,提供个性化、精准的智慧健康管理。

3. **人力资源管理精细化**　按照社会主义经济体制的要求,通过市场机制来促进护理资源的合理配置和有效利用。健全以聘用制度和岗位管理制度为主要内容的用人机制,完善岗位设置管理,促进人才成长发展和合理的人才流动;强化护士分层级管理模式,优化人力资源配置,充分、全面发挥各层级护士的能力,全面保障护理安全,提升护理质量;依据护理工作量和护理工作强度,建立科学合理的人力资源调配方案,合理配置护理人力;建立以服务质量、服务数量和服务对象满意度为核心,以岗位职责和绩效为基础的考核和激励机制,以科学的管理方法促进护士的工作积极性,提高工作效率。

4. **人才培养系统化**　实施"院校教育、毕业后教育、继续教育"三阶段护理人才培养体系,建立贯穿学校到医院的终身教育体系是护理教育将来的发展方向。在院校教育方面,深化教学改革,提升护理实践能力,在高层次护理人才培养中,尝试与临床并轨培养;在临床继续教育方面,建立护士分层培养体系,从年轻护士规范化培训到护士分层培训、专科护士培养,开展不同层次的护理人才规范化教育,满足不同层次护理人员的培训需求,有利于培养一支梯队合理的护理人才队伍,适应护理学科专业化发展趋势。

5. **管理研究科学化**　在经济飞速发展和医疗技术不断进步的大环境下,护理管理者应善于发现新的护理现象和护理问题,采用适宜的护理研究方法和手段进行研究,开展护理管理模式、护理人力资源管理、护理质量管理、护理信息管理、护理文化建设、护理管理环境等方面的研究,用科学的证据来指导临床实践。护理管理者应有计划、有重点地开展不同层次护士科研培训,逐步带动、提高护理群体的科研素质,制定切实可行的科研激励机制,提升整体护理科研水平,加快护理学科的发展进程。

6. **人才培养国际化和精准化**　为了适应经济发展及人类活动全球化趋势,国内护理人才培养需要具有国际视野,加强护理领域的国际交流与合作,有助于推动我国护理事业的持续发展。管理者应积极创造条件供有发展潜力的护士出国深造、参与国际会议交流,从而更好地学习和借鉴国外

先进的护理理论、临床护理实践和管理技能。随着医学科学技术的飞速发展和新兴边缘学科的不断出现,我国临床医学专业的内部分工日趋精细,临床护理工作也日益向专科化方向发展,未来的护理人才培养模式将逐渐从通科培养转向以拥有某特定临床专科领域的知识和技能的专科护士培养,以适应护理学科专业化、护理方向精准化的发展趋势。

（张红梅　李　柳　景孟娟）

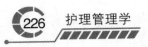 思维导图

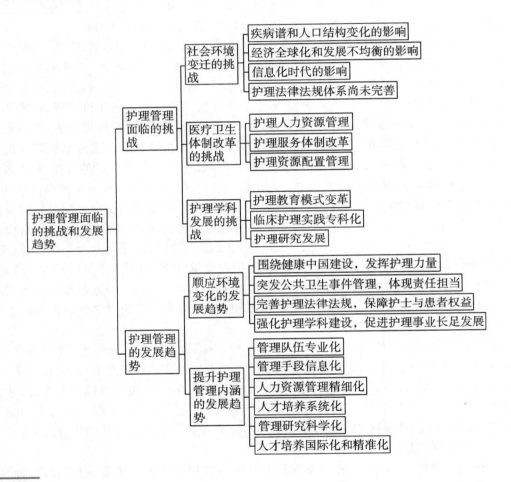

思与练

简答题

1. 简述护理管理面临的挑战。

2. 简述护理管理的发展趋势。

3. 结合护理管理面临的挑战和发展趋势,谈谈护理管理者应如何积极应对。

参考文献

[1]吴欣娟,王艳梅.护理管理学[M].5版.北京:人民卫生出版社,2022.

[2]胡艳宁.护理管理学[M].3版.北京:人民卫生出版社,2021.

[3]张振香.护理管理学[M].3版.北京:人民卫生出版社,2021.

[4]谢红,赵素梅.护理管理学[M].5版.北京:北京大学医学出版社,2019.

[5]姜小鹰,李继平.护理管理理论与实践[M].2版.北京:人民卫生出版社,2018.

[6]全小明,柏亚妹.护理管理学[M].6版.北京:中国中医药出版社,2021.

[7]李杰.护理管理学[M].2版.北京:清华大学出版社,2020.

[8]刘沐,牟绍玉.护理管理学[M].2版.南京:江苏凤凰科学技术出版社,2019.

[9]张英.医院人力资源管理[M].2版.北京:清华大学出版社,2018.

[10]全国卫生专业技术资格考试用书编写专家委员会.2022全国卫生专业技术资格考试指导[M].北京:人民卫生出版社,2021.

[11]张红梅,张俊娟.品管圈百问百答——问题解决型QCC[M].郑州:郑州大学出版社,2021.

[12]史铁英,尹安春.外科疾病临床护理路径[M].北京:人民卫生出版社,2018.

[13]魏丽丽,李环廷,修红,等.56例典型护理不良事件案例剖析[M].北京:科学出版社,2019.

[14]王春英,陈丽君,陈瑜,等.护理安全管理:不良事件案例分析[M].杭州:浙江大学出版社,2020.

[15]王春英,陈丽君,傅晓君,等.护理风险管理:经典案例分析[M].杭州:浙江大学出版社,2022.

[16]宋瑰琦,许庆珍.现代护理质量管理[M].合肥:中国科学技术大学出版社,2019.

[17]卫生部卫生应急办公室.突发公共卫生事件应急管理:理论与实践[M].北京:人民卫生出版社,2008.

[18]河南省卫生健康委员会.新发呼吸道传染病护理实践指南[M].郑州:河南科学技术出版社,2020.

[19]穆楠,周吴平,霍珊珊,等.1990年至2019年我国护理人力资源变化趋势分析[J].中华医院管理杂志,2021,37(10):848-851.

[20]刘芳,龚立超,黄兴,等.APACHE Ⅱ和改良NAS在神经内科ICU护理人力资源配置中的适用性研究[J].中国护理管理,2020,20(11):1727-1731.

[21]李峥,周滢.护理教育中护士领导力的培养[J].中国护理管理,2021,21(05):646-648.

[22]王爱美,王晓虹,杜红霞,等.新入职护士安全行为现状及影响因素的路径分析[J].中华护理杂志,2022,57(03):318-325.

[23]修红,魏丽丽,张文燕,等.护理应急队伍建设及效果分析[J].中国护理管理,2018,18(11):1507-1511.

[24]宋宫儒,谯艳波,安丽娜,等.我国国家卫生应急救援队的实践与改进探索[J].中华灾害救援医学,2019,7(4):190-193.

[25]刘义兰,黄恺,熊莉娟,等.综合医院应对突发重大传染病疫情的应急护理管理[J].中华护理杂

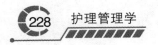
志,2020,55(7):1006-1010.

[26]申一帆,张琼,宋瑜. 突发公共卫生事件期间护士心理调适的研究进展[J]. 中华护理杂志, 2020,55(Z):834-835.

[27]GRIFFITHS P,SAVILLE C,BALL J,et al. Nursingworkload,nurse staffing methodologies and tools:A systematic scoping review and discussion [J]. International journal of nursing studies, 2020, 103:103487.

[28] LUTHUFI M,PANDEY J,VARKKEY B,et al. Nurses´ perception about Human Resource Management system and prosocial organisationalbehaviour:Mediating role of job efficacy[J]. Journal of nursing management,2021,29(7):2142-2151.

[29]MCCARTHY B,FITZGERALD S,O'SHEA M,et al. Electronic nursing documentation interventions to promote or improve patient safety and quality care:A systematic review[J]. Journal of Nursing Management,2019,27(3):491-501.

[30]WANG J,YUAN B,LI Z,et al. Evaluation of Public Health Emergency Management in China:A Systematic Review[J]. International Journal of Environmental Research and Public Health,2019,16 (18):3478.